求医不如求己

家庭健康与医疗大全集

丁瑞英 主编

江西科学技术出版社

江西·南昌

图书在版编目（CIP）数据

求医不如求己：家庭健康与医疗大全集 / 丁瑞英主编 . -- 2 版 . -- 南昌：江西科学技术出版社，2023.3

ISBN 978-7-5390-8553-1

Ⅰ . ①求… Ⅱ . ①丁… Ⅲ . ①家庭医学—基本知识 Ⅳ . ① R4

中国国家版本馆 CIP 数据核字（2023）第 051096 号

选题序号：KX2012023

求医不如求己：家庭健康与医疗大全集　　　　　丁瑞英　主编

QIUYI BURU QIUJI：JIATING JIANKANG YU YILIAO DA QUANJI

出版发行	江西科学技术出版社
社址	南昌市蓼洲街 2 号附 1 号
	邮编：330009　　电话：（0791）86623491　86639342（传真）
印刷	三河市众誉天成印务有限公司
经销	各地新华书店
开本	720mm×930mm　1/16
字数	480 千字
印张	24
版次	2023 年 3 月第 2 版
印次	2023 年 3 月第 1 次印刷
书号	ISBN 978-7-5390-8553-1
定价	48.00 元

赣版权登字 -03-2023-56

Content

目 录

第一篇　人体健康警示与常见症状判断

第三章　常见症状判断

第二篇　常见病的预防与治疗

第一章　常见的呼吸系统疾病

第二章　常见的消化系统疾病

第三篇　家庭急救手册

第四篇 家庭饮食决定健康

第五篇　保健养生

第一章　按摩保健

第四章 各类人群的日常保健

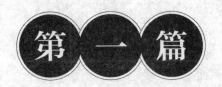

第一篇

人体健康警示与常见症状判断

第一章　头部

一　头发

·头发异常·

头发异常，症状主要表现在头发的生长脱落状况及头发的状态、颜色。

（1）不长头发。有的新生儿一生下来就不长头发。

（2）脱发。正常情况下，每人每日脱落 60～80 根头发，如一个人每天脱落的头发超过 100 根，便会引起头发稀疏，这是一种病态，称为脱发。从症状严重程度来看，有的是暂时性、局限性斑片状脱发，呈圆形、椭圆形或地图状，大小不等，边界清楚，脱发处头皮光滑无炎症，而其周围头发易被拔掉，这叫斑秃；有的数天或数月内头发全部脱落，称为全秃。按性别分，男性是从顶部和发际线开始秃露，后部及两侧不脱落；女性脱发则在整体头皮范围内呈

稀疏式脱落，脱到一定阶段，头皮也不会有明显的秃露，发际线仍然清晰可见。按阶段分，早期脱发出油多、痒、皮屑多，一洗头掉满盆头发，有时有几百根，一梳掉几十根，并持续不断地掉，有的头皮发红，起小疙瘩；中期脱发严重，头顶稀疏，风一吹露头皮；晚期头顶光滑或仅有少量绒毛。

从头发的状态看，有的易断，有的易分岔，有的干枯，有的过于油腻，有的卷曲，有的毛发竖立等。

从头发的颜色看，中国人的头发以黑色为正常，异常情况有未老头发先白、头发干枯发黄等。头发疾病指征主要有七点。

（1）新生儿不长头发，一是身体发育过程相对缓慢；二是与疾病有关，如佝偻病、某些稀有元素的缺乏或过剩、有遗传代谢疾病等。

（2）脱发的原因：①精神紧张、

忧郁、恐惧等导致神经功能紊乱，毛细血管持续处于收缩状态，毛囊得不到相应的血液供应，导致脱发。②营养不足，如缺乏维生素、氨基酸等；或动物类食品为人体合成过量的雄性激素提供了条件，导致脱发。③清洗不当，如频繁洗头，洗涤用品的刺激。④一些化疗药物，如环磷酰胺、氟尿嘧啶、博来霉素、放线菌素 D、长春碱类、秋水仙碱类、三尖杉生物碱类、阿糖胞苷等均可引起脱发；砷剂及金属铊、硒等中毒也会引起严重的脱发。⑤天气原因。脱发往往在秋冬季节发病率较高，可能是因为气候干燥会影响到人们的心理状态及皮脂腺的分泌。⑥细菌感染头皮。⑦油脂性头屑阻塞毛孔引起脱发。⑧毛母细胞及毛囊受伤引起脱发等。

（3）断发是因为毛发表面有一层鳞状毛鳞片保护头发的内部结构，如果毛鳞片受到损伤，就会导致头发变得脆弱易断；头发起油的原因是皮脂腺对某种激素的过敏。

（4）头发竖起，则是紧邻视丘下部受损害的信号。

（5）头发干枯是因为人体内气血不足，内脏功能失调；营养不良，营养失调，如缺乏维生素 A、蛋白质等，也是头发干枯的重要原因之一。此外，遗传因素、大气污染、日晒、化学物质的伤害、长期睡眠不足和疲劳过度、吸烟过多、贫血、低钾等，也是头发干枯的诱因。

（6）头发发黄主要病因有甲状腺功能低下、高度营养不良、重度缺铁性贫血和大病初愈等，导致机体内黑色素减少，黑发逐渐变为黄褐色或淡黄色。另外，经常烫发，或用洗衣粉及碱水洗发，也会使头发发黄。

（7）少白头的成因比较复杂，既与遗传、体质等因素有关，又与后天的各种因素有关。引起后天性少白头的原因有：①营养不良；②某些慢性消耗性疾病，如结核病和一些长期发热的病；③内分泌疾病，如脑垂体或甲状腺疾患，可以影响色素细胞产生色素颗粒的能力而导致头发过早变白；④脑炎、神经系统病变；⑤白化病，病人的皮肤、头发、眉毛都是白的；⑥白癜风，如发生在头皮上，头发也会变白；⑦有些年轻人在短时间内头发大量变白，则与过度焦虑、悲伤等严重精神创伤或精神过度疲劳有关。

如果脱发的原因是先天性脱发、出生时全身或局部无毛发时，通常并发其他先天性异常，如指（趾）甲、牙齿、骨骼的发育缺陷或畸形，可能为染色体异常所致；如果是雄性激素分泌过多，促使皮脂腺分泌旺盛，此时正常头皮上存在的一种噬脂性真菌就会大量繁殖，在其获取营养和排放代谢产物的过程中刺激头皮和毛囊，形成慢性炎症，使毛囊逐渐萎缩，生成功能逐渐衰退，导致脱发；脱发还暗示着内分泌障碍，如激素分泌不协调，主要是指脑垂体功能低下、甲状腺功能低下、糖尿病等。

专家提醒

（1）脱发病人可将芝麻花、鸡冠花撕碎，放入白酒内密封浸泡，数日后过滤，再将樟脑放入药酒中，使之融化，以药棉蘸药酒涂搽脱发区，每日搽上数次；或将何首乌、柏叶、干姜、荷叶花、生地、补骨脂、银杏叶，放入黄酒中浸泡数天后服用。

（2）白发病人可取黑豆、黑芝麻、红枣、首乌、熟地、当归、川芎，加入米酒浸泡，十多天后服用；或将何首乌、当归、甘草水煎当茶饮，另取桑白皮、五倍子、青葙子水煎外洗。

（3）头发发黄者，可将地骨皮、干地黄、牛膝、覆盆子、黄芪、五味子、桃仁、菟丝子、蒺藜子碾为粉末，搅入桃仁，蜜炼制丸；或将秦椒、生地黄、旋覆花、白芷研细成末，蜜炼为丸；外用可将大豆、醋、姜煮成汁洗发。

（4）头发干枯可选用肉苁蓉、菟丝子、生地黄三味药，慢火熬成膏，制成丸，饭前用温酒或盐开水送下；还可选用半夏、沉香、生姜、白芷、青木香、泽兰等水煎，用药汤外洗。

头发有问题，在一定程度上与饮食中的某些营养失衡有关。因此，每日膳食中应包含五大类食物，并轮流选用同一类中的各种食物，保持营养均衡。这五大类分别是：①谷类、薯类、干豆类；②动物性食品，如肉、禽、蛋、鱼、乳；③大豆及其豆制品；④蔬菜及水果；⑤动植物油脂及食用糖。

除了调整好心情、合理摄取营养素外，还可以经常进行局部按摩。用双手十指在头皮上向前或向后梳理头发，又称"梳头疗法"，每天进行数次，每次5分钟左右，用力大小以感觉舒适、胀热为度，通过头皮的梳理按摩，起到行气活血、理筋顺络之功效。再者，根据每个人的头皮和发质情况选用合适的洗发用品，掌握正确的洗发步骤，并保持适宜的洗发频率。一般来说，油性发质每天或隔天1次，干性发质应延长，可每周1～2次。

· 梳头有大学问 ·

每天梳头是一件极为重要的事。为什么古人总是天天梳头？因为梳头实际上就是在梳通经络。

有人说梳头多了，容易损伤毛囊，那咱们把指甲剪平了，用10个手指肚来梳，这样就损伤不了毛囊，而且还很有力量。头的侧面是胆经，有20多个穴位，梳头过程中哪里有痛感，就

证明哪里有阻塞，便可以反复揉按。你一梳头，胆经上的20多个穴位就被全部"一网打尽"了。

开始梳头的时候会发现，长期头痛或者胆囊不好、有乳腺增生这些胆经阻塞方面问题的人，头上一定有相应的阻滞点。经络是连着的，下面有堵的地方，头上也堵。所以，某处有疼痛的地方，用大拇指一点一揉，会发现里面还有一些结节、疙瘩，这时，一定要揉开。

每天梳头多长时间为好呢？坚持每天300次就非常好了。有人说我有的是时间，梳3000次怎么样？那当然更好。头为诸阳之会，如果头部经络堵塞，心血管疾病、脑梗死之类的问题便会出现。

有人说："我不敢梳头，因为头发本来就少，还总是掉。"其实，越是这样的人，越要多梳头。为什么呢？因为凡是用手指肚一梳就掉的头发，它根本就是在头上面浮搁着，你不动它，睡觉起来后也是一床头发，不如干脆先让它脱落，剩下的头发就根根都是精英了。这就跟种花似的，得把

枯叶剪下去，别让它也跟着一块吸收营养，最后剩下的那些才是茁壮的。

还有的人说："我也不敢梳头，我一梳头就跟下雪似的，全是头皮屑，没法梳。"其实，如果能坚持每天梳头至少300次，连着梳1周，你再梳的时候就会发现已经没什么"雪花"了，而且梳完以后会看到满手都是油污污的。这说明你把堵塞在毛孔里的这些黑油（中医讲的湿气、痰浊）梳出来了，这样当然就不长头皮屑了。

梳头不但可以治疗脱发，而且能治疗白发和头发无光泽。当头发浓密起来后，就证明你的气血越来越足，肝肾的功能提高了。另外，有的时候我们想补补肝、补补肾，但往往直接补不到，效力达不到肝、肾，怎么办呢？"诸病于内，必形于外"，人体的里面和外面是有通路的。谁是它的通路？头部就是它的通路。经常梳梳头，就跟肝肾通上了。人不可能头发很浓密而肝肾却很弱。头发浓密了，肝肾的功能也就提高了，这是一体的两面，只要提高一方面，另一方面就提高了。

梳头时，除了头两侧，正面也要全梳。头的正面是膀胱经，是专门抵御风寒的。有的人容易感冒，就是风寒老进来的原因。把膀胱经多梳梳，就不容易患感冒了。还有的人总觉得头晕，脑供血不足，什么原因呢？很可能是督脉堵塞住了。督脉这条中间线，下至尾骨，与肾经相通，上行巅顶百会穴，如果时时保持通畅的话，不但你不会得老年痴呆，而且会越梳越精神。

所以应该把头部全梳一遍，每天梳得越多越好。

别小看梳头这个动作，靠它就能打通人体的很多经络，是用来给身体打地基的。当经络打通后，再集中看看哪个穴位有问题，特意去揉一揉，这就是为身体添砖加瓦了。

·秃顶的预防措施·

进入中年后，谁都希望和年轻时一样，有一头乌黑油亮的头发。然而，许多人却过早秃顶，这不仅让人感到十分苦恼，而且头发早谢使大脑减少了外部保护，无疑有损健美。

1. 秃顶寻因

（1）斑秃。俗称"鬼剃头"。不论男女老少，都有可能发生，往往一夜之间头发成片脱落，呈一个或数个圆形或椭圆形的秃发斑。有的过一段时间会重新长出头发，有的则逐步加重，甚至扩展为全秃。引起斑秃的原因有精神因素、内分泌异常、营养代谢障碍、遗传因素和免疫功能低下等。

（2）脂溢性秃发。大都在男性中发生，故又称"男性秃头"。男性先是两额角毛发脱落，头发变细变软，头发油腻，头屑多而痒。由于不断搔抓，使头发脱落加剧，甚至头顶光秃。近年来，脂溢性秃发被认为与血液中雄激素增多及遗传、年龄等因素有关。

（3）早秃。一般在20岁左右的男青年中发生，先从前额两侧开始，后向上扩展，延至头顶，只在枕部及两侧颞部仍保留剩余头发。这种秃发可父子同患，兄弟同患，甚至有的在婴幼儿期就发生，多与遗传有关。

（4）弥漫性秃发。常因患伤寒、脑膜炎、高热或急性传染性疾病后引起，或者是手术后造成。大多发生在头顶部、头前部，一般35~60天秃光。

另外，还有营养代谢障碍引起的秃发，毛发变得细而干燥，毛根萎缩，脆而易落；精神因素引起的秃发，70%有精神创伤、失眠、情绪不安等心理因素；慢性肝脏疾病引起的秃发，70%的患者有头发脱落，伴腋毛、阴毛脱落状况；内分泌失常引起的秃发，如脑下垂体黏性水肿，还会伴有眉毛脱落。有人调查发现，肥胖人比正常体重的人易脱发秃顶，二者比例为15∶1。肥胖人易脱发秃顶，是因为肥胖会引起内分泌改变，降低头皮的代谢功能，造成脱发秃顶。同时，头发生长需要碘、铜、钴、铁等大量矿物质和胱氨酸，如果体内含量较少，制造毛发的原料缺乏，也易发生脱发秃顶。

2. 秃顶的预防措施

（1）饮食时摄取的维生素不足，用餐时过饱或过饥，有酗酒、嗜烟情况，都会对头发的生长有不良影响。欲使头发健美，要吃含有丰富的维生素、矿物质、低脂肪的食品，如水果、绿叶蔬菜和蛋白质食物；不要偏食，戒除不良嗜好等。

（2）经常参加适当的体育锻炼，不仅是消除精神紧张的最佳良方，还是防止身体过度肥胖的重要措施。精神紧张常常是引起脱发的一个重要原因；肥胖引起内分泌改变，从而影响毛囊的血液供应，阻碍毛发正常生长。

（3）掌握正确的洗头方法。洗发用水不可过热或过冷，选用较为温和的洗发剂。应禁用普通的碱性肥皂洗头，以免损伤头皮，影响头发生长。如果头发干枯并有头皮屑，可在洗头之前在头上涂发蜡，用毛巾把头包扎半小时，以便油膏很好地渗入头发，然后淋浴洗头。油脂多的头发应该每周用温水洗一次。洗得太勤，会刺激皮脂腺的活动，对头发反而没有好处。干燥的头发应该洗的次数更少。

（4）梳头时要按摩头皮。梳头最好选用齿稀的梳子，在头发尚未完全干透时不要梳，以免引起头发断裂。梳头时不要用力过大，应沿着头皮的发根轻轻梳理，在梳头前最好用手指按摩一会儿头皮，这对增进头皮的血液供应，改善毛囊的营养状态大有益处。

（5）染发、烫发、吹风的方法要正确。对头发有害的染料及化学烫发中的错误方法应停止使用。至多三个月烫一次发，烫发过勤会使头发变脆易断。

（6）当心气候对头发的影响。新鲜空气对头发有好处，而寒冷和炎热的天气却有损于头发。在严寒冬季，头皮血管收缩，发梢的营养供应受到破坏，头发就会变脆或脱落。因此，冬天出门时，最好戴顶棉布帽或围上围巾，以保护头发。但帽子对头发也有影响，帽子过暖过紧会使头皮多汗，皮屑增多。在酷热的夏季，阳光直射头发，会使头发变干、变细、变脆。因此，夏天出门时，戴顶轻便布帽或草帽，对保护头发，特别是干燥型头发十分有益。

（7）及时医治心理疾病，消除精神创伤；及时治疗传染病、皮肤病、内分泌腺功能失调等。上述疾病治愈后，头发就会重新正常生长。

二 头部疾病

·三叉神经痛·

三叉神经痛常常发生于寒冬季节。从头颅骨的两侧向外发出12对脑神经，它们传达大脑的运动指令，收集全身各器官的感觉情况，其中第5对脑神经就是三叉神经。三叉神经在颅骨内分成三支，即眼支——管眼以上面部的感觉；上颌支——管口与眼之间面部的感觉；下颌支——管口腔颊部、舌前2/5的黏膜，全部下颌牙和牙龈的感觉，并支配咬肌的运动。三叉神经痛就是指人的头面部三叉神经分布区域内反复发生、骤发骤停，或闪电样，或刀割样，或烧灼样的剧烈疼痛病症，三叉神经痛患者头部疼痛剧烈，痛不欲生，非常痛苦。有人甚至会由此而产生轻生的念头，有人称此痛为"天下第一痛"。虽然这种病没有生命危险，却会严重影响人们的生活质量。

1. 引发三叉神经痛的诱因

秋冬交替之时，天气会产生急剧变化，有可能诱发三叉神经痛，或者使原有的病情加重。对此，应特别注意防止容易引发该病的诱因。

（1）心情过于紧张。中医认为，精神上的刺激是引发三叉神经痛的重要因素。有些患者往往会由于情绪和心情上放不开，整天眉头紧锁，为可能要到来的头疼提心吊胆，结果造成肝郁气滞，郁久化火，上扰脑窍，从而导致疼痛发作。三叉神经痛与气滞血淤关系密切，就是所谓的"不通则痛"。在治疗三叉神经痛的"老病号"时，中医不只是单纯地使用止疼药，还会用疏肝解淤药，及时去除疼痛的内因。"怕什么来什么"也是三叉神经痛的重要诱因，在同样的疼痛刺激作用下，情绪镇静者比情绪紧张者对疼的感觉要小，疼痛反应轻。

（2）营养缺失。办公室白领一族乃三叉神经痛高发人群，主要是由于吃素或不吃主食，盲目节食，身体缺乏必要的营养成分而引发疼痛。磷脂和胆固醇等是神经组织中不可缺少的重要成分。同时，神经组织中还含有糖脂，而碳水化合物是糖脂不可缺少的成分。因此，患三叉神经痛的人群需要高碳水化合物饮食来供给能量，保护神经功能，如果人们过量吃素或者不吃主食，很可能会加重三叉神经痛。此外，维生素 B1 和维生素 C 可有效地保护神经，一旦人体缺乏维生素 B1，便很容易引起三叉神经痛，或者使原有病情更加严重。

（3）不知道如何防护疼痛触发点。大约有一半的三叉神经痛患者，在面部都有一个或多个特别敏感的"触发点"，稍不注意就会触动引发疼痛，并放射到全身的其他部位。人们"触发点"的位置、大小各不相同，甚至小到一个点或一根胡须，大多分布在嘴唇、鼻翼、脸颊、口角、舌头和眼睛等处。三叉神经Ⅲ支疼痛的发作多由于下颌动作，人们会因咀嚼、呵欠、说话或者冷热水刺激下牙而诱发疼痛。三叉神经Ⅱ支疼痛多因刺激皮肤"触发点"所致，如擤鼻涕、刷牙、洗脸、剃须等动作。因此，有三叉神经痛病史的人群，在触及或清洁这些敏感部位时，动作要轻缓。同时，气候变化也是三叉神经痛的易发因素，或被风吹着，或是乍热乍寒，都可使疼痛加剧。在天气骤变、刮风时，一定要注意做好保暖措施，以避免触发疼痛点。

（4）经常食用刺激性食品。食用过冷、过热和极具刺激性的食物，也是三叉神经痛的诱因之一。如香烟的尼古丁会使血管收缩，喝浓茶会增强神经兴奋性，引发小动脉痉挛，干奶酪、陈年的野味、腌鱼和咸菜等含有较多的酪氨酸，火腿中含有亚硝酸盐等，以上谈及的这些食物过量摄入都会引起脑血管扩张，刺激神经痛。此外，海产品、蛋类、牛奶、巧克力、啤酒、咖啡、橘子和西红柿等进入人体后，会产生 5- 羟色胺，也会导致颅脑血管收缩功能失调。对于上面提到的食物，三叉神经痛患者要慎重选择。此外，三叉神经痛患者要注意忌糖，这是因为人体在糖代谢中要消耗大量的维生素 B1，从而引发或者加重三叉神经痛。

2. 正确对待三叉神经痛

三叉神经痛主要分为原发性和继发性两种情况，发作时呈闪电式令人难以忍受的剧烈疼痛，伴有局部肌肉的抽搐。发作的时间一般为数秒或

1～2分钟，间歇期内没有异样感觉。随着病情的发展，发作的时间会越来越长，次数也会越来越多，病程可长达数十年，严重影响患者的日常饮食和休息，容易给患者造成很大的精神负担。

原发性三叉神经痛指的是骤然间发生的剧烈疼痛，呈切割样、针刺样，为阵发性。一次发作持续数秒钟至数分钟，可连续多次发作。疼痛部位严格限于三叉神经感觉支配区内，最常见的是下颚和（或）上颌区域内疼痛。一些涉及三叉神经运动功能的动作（如刷牙和咀嚼）或触及三叉神经支配区域内的一些触发点（如上下唇、鼻翼外侧等）可导致疼痛的发作。严重者在发作时伴有同侧面部肌肉的反射性抽搐。随着病程的发展，缓解期会日益缩短。一般呈单侧性，但有些病人也可能先后或者同时发生两侧性疼痛。

继发性三叉神经痛常见于青壮年人群，疼痛的部位、性质及触发点和原发性三叉神经痛相同。但是疼痛感较持久，检查可见三叉神经等损害的阳性体征，如面部感觉障碍、角膜反射迟钝及咀嚼肌瘫痪、萎缩等。因此，应检查一下是否是由于肿瘤或者其他病变压迫了三叉神经，或者阻碍了其在脑干内的通路。

专家提醒

牙疼有时很可能是三叉神经痛造成的。根据解剖学原理，上、下牙槽神经都是三叉神经的一个分支，有很多三叉神经痛的患者最初的表现症状就是牙疼，于是就在口腔科进行治疗。如果选择拔牙，然而拔掉之后还是会疼痛不已，这便是很典型的三叉神经痛。如果本身有牙疼症状，但在睡眠中没有出现过，也很可能是患上了三叉神经痛。

· 眩晕 ·

眩晕是指病人所感到的自身或周围物体旋转的主观感觉，常伴有恶心、呕吐、耳鸣和出汗等一系列症状。眩晕是因为疾病使患者定向感觉或平衡感觉障碍而引起的一种运动错觉，患者觉得自身在一定平面上转动和摇晃，站立不稳。或是感觉周围物体在旋转，不敢睁眼，常见有恶心、呕吐、面色苍白、出汗、心跳增快等症状。以上眩晕为真性眩晕（或称前庭系统性眩晕）。另一种是假性眩晕（或称非系统性眩晕），实际上是指头晕，其表现为无明确的周围环境或自身旋转感觉，只是头昏眼花，头重脚轻，也有身体摇晃不稳，甚而跌倒，少有恶心呕吐等。

为改善眩晕症状，可以用下列保健操锻炼。

1. 运目

双目以远处某一大型固定物体为目标，由左经上方再至右到下方回到左方，眼动头不动，旋转运目 10 圈。然后，再由右经上方至左到下方重复以上动作。此法有清心明目、消除眼睛疲劳之效。

2. 转颈

自然站立或取坐姿，双目微闭，先按顺时针方向大幅度缓慢转动头颈 10 次，再按逆时针方向转颈 10 次。此法可防治颈椎病及颈肩综合征。

3. 耸肩

自然站立或取坐姿，身正腰直，

双目微闭，在吸气的同时，双肩先后向上抬起，再向前、向下、向后做旋转运动 10 次。此法对活络肩关节，防止肩周炎、颈肩综合征的发生有一定益处。

4. 转掌

自然站立或取坐姿，双肩抬起至胸腹前或下垂，先按顺时针方向同时转动双手大拇指 10 圈，然后按逆时针方向转动 10 圈。按顺时针、逆时针方向转动手掌 10 圈。此法运动双掌鱼际部及小臂肌肉，有舒筋活血、增强手腕活力之效。

5. 扭腰

取站姿，脚与肩同宽，双手叉腰，四指在前、拇指在后紧顶肾俞穴（在腰部，第二腰椎椎棘突下，旁开 1.5 寸处），先按顺时针方向大幅度缓慢转动腰 10 圈，再以逆时针方向转动 10 圈。此法对腰肌劳损、腰痛等有一定防治作用。

6. 双臂画圈

自然站立，目视前方，双手自然下垂，而后如同跳绳，双臂向后、向上、向前、向下画圈 10 次，接着反方向画圈 10 次。此法活动双臂及肩，增加肺活量，有防治颈椎病、颈肩综合征之功效。

7. 揉指

双手无名指同时弯曲，接着伸展，然后用单手拇指与食指拉伸对侧无名指，并从指尖到根部轻轻地揉捏，睡前操练 1 分钟。平日也可随时操练。

8. 提脚

每天早晨在洗脸以前，首先紧闭双眼，站在镜子前面，保持 1 分钟，接着单手扶住旁边的椅子，然后轮流提起双脚，让单脚站立 30 秒钟。每天早晨操练 1 ～ 3 分钟。

三　眼睛

眼睛是五官中重要的器官，是我们接受外界信息的主渠道。无论是阅读一部精彩的小说，还是观看一场足球比赛，眼睛都是保证你享受这一过程的重要器官。严格地说，我们并不是通过眼睛看世界，而是由眼睛感知光线，辨别世间万物不同的形状、颜色。当眼睛将之转化为神经信号，传送给大脑时，才能真正看见一部有趣的小说，或是一次美妙的进球。

下面，我们借用一个苹果来说明眼睛在"看"的过程中，各个部分都是怎样工作的。

假设你面前放有一个苹果，周围光线照射到苹果发生反射后进入你的眼睛。光线经过透光的角膜、虹膜、水晶体和液态的玻璃体发生折射，会在视网膜上呈现倒立的苹果形象，并刺激视神经，再由视网膜将讯号沿视神经传送到脑中，引起大脑对视觉的判断，形成"苹果"的图像。脑部辨别时，会自动将倒立的苹果转换成正立的图像，再经过你自己的诠释（你可能会想：啊，好鲜艳的苹果，一定很美味），你就"看见"了一个红彤彤的看上去很好吃的苹果。而事实上，人与人的视觉感知是有差别的。世界上没有两片完全相同的树叶，在每个人眼里也没有完全相同的苹果。

·近视也能就此止步·

据统计，全世界患近视眼的人可能超过人口总数的 50%，而中国和日本等东亚国家，近视的比例更高，达 70%以上。

近视眼究竟是怎么回事呢？一般来说，眼睛接收从无限远处来的平行光，经过眼球屈光系折光之后，焦点会落在视网膜上，然后形成清晰倒立的物像。而近视则是焦点落在了视网膜之前，投射为不清楚的像。因此，近视患者看近处还比较清晰，如果看远处，就比较模糊了。

青少年更容易患上近视眼。如果你有小孩，就要特别注意孩子的视力情况。有的孩子喜爱看电视、玩电脑，或是看书、写字的姿势不正确，就特别容易近视。同时，近视眼的发生与"近距离"工作的关系也非常密切，如果你从事的是文字工作或其他精细工作，也比较容易近视。另外，近视还有一定的遗传因素。如果你的父母有近视的情况，你患近视的可能性就比他人大一些。

近视有单纯性近视与变性近视两种。单纯性近视患者是因为青春期眼球发育过度而形成的近视，近视度数一般都低于 6.00D，20 岁左右就停止

发展。而变性近视患者往往幼年时近视得很快，青春期进展更快，以后即减慢，这类近视度数常高于 6.00D。

患上近视确实会给人的生活带来很大不便，那有没有办法预防近视呢？只要在日常饮食和用眼习惯上多加注意，远离近视是完全有可能的。

可以多吃绿色蔬菜、动物肝脏、鱼类、鸡蛋和柑橘类水果，多喝水以防"干眼症"。

读写姿势要正确。读书写字时，后背要挺直，眼睛距离书本或电脑 30 厘米以上。每读书写字 1 小时，应休息 10 分钟。休息时，可以看看远景，活动肩颈，伸展背肌，改变一下僵硬的姿势。不要躺着看书，以免造成视力衰退。也不要在车上看书，车内光线忽明忽暗，行驶时文字晃动，易致头昏眼花，损害眼部健康。

可以多吃芝麻。芝麻含有人体所需的多种营养素，维生素 A、维生素 D、维生素 E 及 B 族维生素含量尤其丰富，它们能帮助保持眼睛正常功能。芝麻还含有丰富的油酸、亚油酸及甘油酸，这些不饱和脂肪酸不仅是人体组织细

胞的重要成分，常吃还能使眼睛明亮有神。

·白内障·

白内障是常见的主要致盲性眼病，是患者致盲和视力损伤的首要原因，非常值得我们重视。白内障是如何发生的呢？眼睛中有一个组织叫晶状体，正常情况下它是透明的。人眼能看清大千世界的五彩缤纷，就是因为光线能从眼睛的角膜穿过晶状体聚焦而投射在视网膜上。一旦晶状体由于某种原因（老化、遗传、免疫与代谢异常、营养障碍、外伤、中毒、辐射等）变得混浊，就会影响光线进入眼睛，人就会看不清东西，或是视物变形，甚至失明，由此发生了白内障。一般来说，当晶状体混浊到使视力下降到0.7时，才会被认定为临床意义上的白内障。

白内障有严重的致盲危害，因此要谨慎预防。白内障可大致分为三种，预防的方法有所区别。

先天性白内障：怀孕时，孕妇应多吃新鲜蔬菜、动物肝脏及蛋类。避免患流感、风疹等疾病。孕期别乱服药，远离放射线照射，尽可能避免孩子发生先天性白内障。

外伤性白内障：眼睛是非常娇嫩的，在生活中要尽量避免眼睛外伤。儿童尤其要远离锋利的危险物品，避免误伤眼睛，导致外伤性白内障。

老年性白内障：老人多饮水能有效预防白内障。同时要注意补充蛋白质，肉、鱼类、蛋类、乳类和豆类可适当多吃；补足维生素，尤其是维生素B与维生素C，多吃新鲜蔬菜、花生、动物肝脏等；补充微量元素，多吃牛肉、萝卜、蘑菇、白菜、葡萄等。老人还可以每天服用肠溶阿司匹林100毫克，既能防治白内障，又能预防血黏稠。

要预防白内障，吃低盐食物与戒烟是很有必要的。研究表明，经常摄入高盐食物的人比摄入低盐的人患白内障的概率增加2倍，而吸烟会增加患老年性白内障的风险。因此，为了眼睛健康，请尽量坚持清淡饮食，同时戒掉抽烟的习惯。

· 护佑"心灵的窗户"的"大补丸" ·

眼睛是"心灵的窗户"。怎样做，才能保证眼睛健康呢？好的饮食习惯与生活方式能为眼部健康打下良好的基础。

食物中的维生素是眼睛健康的好帮手。对眼睛有益处的维生素主要是脂溶性的维生素 A 和维生素 E、水溶性的维生素 B 与维生素 C。护眼维生素的补充，应以食补为主。这样既能避免服食维生素过量的副作用，又能让人体验到食物带来的美妙感受。

维生素 A 主要存在于牛奶、蛋黄、动物肝脏及黄、绿色蔬菜等食物中。黄、绿色蔬菜中的番茄、胡萝卜、木瓜等，都富含胡萝卜素和类胡萝卜素，对眼睛健康非常有好处。

维生素 E 主要存于谷类、坚果类及新鲜蔬果中。谷类中的大豆、小麦和玉米，坚果中的核桃、栗子和松子，蔬果中的甘薯、菠菜、莴苣、卷心菜、猕猴桃和山药等，都是维生素 E 的丰富来源。

维生素 B 主要存在于猪肉、动物肝脏、鱼、蛋黄、牛奶、黑米、小麦胚芽、豆类、坚果、菠菜、香菇等食物中。这些富含维生素 B 的食物，可以荤素搭配，据喜好选用。

维生素 C 以深绿色或黄红色蔬果中的含量最高，如辣椒、花椰菜、南瓜、猕猴桃、柠檬、柑橘、柿子、樱桃、草莓等。需要注意的是，维生素 C 不耐热，温度稍高就会被破坏，因此最好生吃或凉拌。

除了食物护眼以外，良好的生活习惯对眼部健康也很重要。应当早睡早起，避免熬夜。每天早晨醒来，可远眺前方。读书或看电视时，记得多眨眼，避免泪液蒸发，切忌"目不转睛"。合理使用电脑对眼部健康也非常有好处。面对电脑屏幕时，双眼宜平视或轻度向下注视。避免长时间操作电脑，连续操作 1 小时，应休息 10 分钟，可远眺以调节眼部功能。另外，最好不要佩戴隐形眼镜操作电脑，这会加重眼睛干涩的症状。如果眼部感到疲劳，用脚抓地就能有效缓解症状。将双脚放平，与肩同宽，连续做脚趾抓地的动作 60 ～ 90 次即可。还可以每天睡前熨烫双目：静坐闭目，两手掌快速摩擦发烫，迅速按抚于双眼上，这时眼睛会感到有一股暖流。如此反复数次，可改善眼部血液循环，消除疲劳。

四 鼻子

中医认为，"肺气通于鼻，肺和则鼻能知香臭矣"。鼻的通气和嗅觉功能主要依赖肺的作用。如果肺功能良好，鼻窍一定通畅，嗅觉正常；如果肺的功能不好，鼻子就会透露出隐藏的疾病信息。

（1）鼻子呈现棕黑色，表示脾脏、胰脏有问题。

（2）鼻的旁边发青，表示胃寒。

（3）鼻的旁边发黄，表示肠胃消化不良。

（4）鼻头发硬，表示胆固醇过高。

（5）鼻头发红，有可能暗示心血管疾病或者是肝功能异常。

（6）鼻子呈现蓝色或棕色，要当心胰腺和脾脏的毛病。

此外，我们还可以根据鼻子的特殊形态来判断疾病。如果鼻尖发肿，心脏有可能肿大，如果鼻子上有黑头面疮，代表吃的乳制品和油性食物太多。

·鼻窦炎·

鼻子的另一个常见病是鼻窦炎。鼻窦炎患者中很多人会出现口臭的症状。鼻窦炎的主要原因是脾胃蕴热，功能衰败。胃主通降。如果一个人总是打嗝、胃反酸、呕吐或干呕，都属于胃气不降、胃气不足。胃气没有力量往下走，往上顶着，就会出现口臭的现象。按压鼻翼两边的凹陷处，对鼻窦炎很有效。但手术不当的话，就很难治愈，因为经脉被破坏了。

·过敏性鼻炎·

目前，过敏性鼻炎为临床多发病，越来越多的人患此病，而且西医没有很好的解决办法。

从中医的角度讲，日常生活必须要用到元气。我们人之所以能活下来，就是每天调用一点点元气，而元气是不可以补的。《黄帝内经》讲元气藏于肾，肾是人体五脏中的老大。如果元气有一点点多余，它就会被藏在肾里，不是紧要关头，是不会轻易动用的。如果元气盈余比较多，就会藏在奇经八脉中。中国药学有言："没有一味药可以入奇经八脉。"因此，我们不要整天想着去补，我们现在不缺营养，只是消化和吸收的功能不好。经脉不通的时候，是补不进去的。那么，我们会面临这样一个问题：元气不能通过药物补充，而我们每天都要消耗一点元气，应该怎么办呢？有三种方法可以补充元气。元气就好像存在银行里的钱，是有利息的。这点利息的来处就是睡觉、吃饭和不生气（生气会大耗元气）。只要好好吃饭睡觉，而且每天乐观愉快，就能为元气积攒起一点点利息。所以我们要重视睡眠和吃饭，这两件事性命攸关，并且越乐观的人，免疫力越强。

鼻炎和皮肤病都是病，那么人为什么会得过敏性鼻炎或湿疹等皮肤病呢？主要跟日常生活中的三个不良因素相关。

第一是严重的焦虑。心情郁闷、压力过大都会引发过敏性鼻炎。过去西方人患这种疾病的很多，人们都以为是西方人过度清洁导致。其实不然，我们现在的生活方式已很接近西方，近年来中国患过敏性鼻炎的人也越来越多，是压力大、焦虑过度所致。焦虑会导致气机不畅，而肺主一身之气，人一焦虑，气就结住，气机郁结在哪里，哪里的皮肤就会出现问题，如结在头上，就会出现斑秃。如果肺主气的功能发挥失常，首先就会结在肺的外现——鼻窍的功能上。

第二是冷饮。中医讲过食冷饮伤肺，肺开窍于鼻，肺主皮毛。因此吃冷饮过度的人，有的人患有过敏性鼻炎，有的人患有皮肤病，比如湿疹、皮肤瘙痒症等。

这里说到喂养小孩的问题。现在的父母喂养小孩，总是纵容他们喝冷饮，有一些家长从小孩出生不久后就给他们喝凉的东西。西方的小孩特易患这种病，因为西方小孩从来喝东西都是直接从冰箱里取，所以他们易得过敏性鼻炎、皮肤病或者其他湿气重的病。中国小孩也习惯了这种生活，从而导致从小就出现湿疹、长期腹泻、注意力不集中等现象。

中国人的体质不同于西方。西方文明来自于游牧民族，是一种杀伐文明，迄今为止，西方人吃饭仍然使用刀叉，这和他们的医学也很像。

第三是空调。对空调的过分依赖是导致过敏性鼻炎很重要的因素。我们的毛皮工作很自觉：天热时毛孔会宣开，天凉时毛孔则闭合。但一进空调房，人体的毛孔就会闭住，出了空调房，毛孔又要打开宣散身体里的热量，这样反反复复就会造成毛孔不断开合，长此以往，就会削弱毛孔功能，最后人体自身皮肤的调节功能会逐渐丧失，对自然界的感知、适应能力就会下降，最后积劳成疾。另外，如果夏天过分使用空调，使人体不能正常出汗，还会引发更严重的疾病。

春天主生发，但是速度要缓，不能太过迅速。到了夏天的时候，则一定要让整个皮肤的毛孔全部打开，以便人体最大的呼吸系统——皮肤，可以充分出汗。夏天将毛孔打开，就像麦子抽穗一样，等于先把仓库腾空，有空地后才能贮藏营养。等到秋天营养物质才能进入肌肤，到了冬天也就有东西可藏。如果夏天没有充分出汗，秋天自然收不进好东西，就像收入不饱满的麦子，到冬天想藏精华的时候，没有东西可藏，等冬至阳气开始生发的时候，没有东西可以供应，人就很虚，甚至会出现猝死。

补虚的方法是"先泄后补"。"泄"不是开泄，而是"通"的意思，经脉没有通畅，什么东西都补不了。所以我们不要整天想着吃鱼翅、燕窝去补，还不如先出去跑10圈，让气血都流动起来，经脉畅通了，吃什么都补。这才是正确的"补"的原则。

过敏性鼻炎还有一个症状，西医很难医治，就是冬天喷嚏打个不停。西医一般是让患者吃抗过敏的药，但这类药往往越吃越虚，病情不但不好，反而会反复发作。

打喷嚏并非小事。寒邪不散，肾又有一定的能力攻击这个邪气，便使劲打喷嚏，所以打喷嚏是件好事，是阴阳合利的象，说明肾还有劲干活。《黄帝内经》里有"阳气合利，满于心，出于鼻，为嚏"，就是说打喷嚏是调肾气上来想把寒邪攻出去。所以感冒开始时打喷嚏，便说明身体尚可；如果连喷嚏都没打就感冒了，说明身体很虚。但是，老打喷嚏也会消耗肾气，所以要用药物帮助。

预防过敏性鼻炎的发生，还要提高免疫力，如何提高免疫力呢？古代有个"太乙真人熏脐法"，不妨一试：用乳香、没药、附子、肉桂各等分，再加上小茴香和公丁香，把这些香药研成粉，放入瓷瓶中密封，用时将药末填入肚脐中，然后，盖上生姜一块，用艾条熏灼，印堂发热、下通涌泉、四肢微汗即可。这样每星期一次，连续九周，对治疗各种慢性病都有一定的作用。

专家提醒

自我预防鼻炎：

1. 浴鼻锻炼

一年四季提倡冷水洗鼻，尤其是早上洗脸时，用冷水洗几次鼻窍，可改善鼻黏膜和血液循环，增强鼻对天气的适应能力，预防感冒及呼吸道疾病。

2. 及早防治全身有关疾病

慢性鼻炎一般都是由于急性鼻炎长期不好而造成的，所以说一定要重视急性鼻炎的治疗，勿因病小而不重视，以致长期疾病缠身，影响工作和生活。先看鼻腔，有没有鼻中隔偏曲，再看咽部有无扁桃体炎之类；其他如有面色无华，须查有无贫血；食欲较差，则检查肝脏；心悸，则检查心脏；午后低热，须查有无结核病等。

3. 保持鼻子的健康

（1）正确擤鼻涕。可用纸巾轻轻遮住两鼻孔外口，用适宜力度向外擤出。

（2）避免将异物或污染物塞入鼻腔，进入有空气污染的环境时，采取适当的保护措施，如戴口罩、防毒面具等。

（3）保持鼻腔干净。要用肥皂消毒液，然后用流水彻底洗净双手，再清除外鼻道的鼻涕和分泌物。正常情况下，每天不少于2次，每天早上起床后洗脸前、晚上睡前各1次。如遇生病引起鼻腔分泌物增多时，要随时清洁，以清除鼻腔内的各种病毒和细菌。

（4）常使鼻子湿润。鼻腔最常见的症状就是脏和干，对症方法就是清洁和湿润，可以喷洒些生理性药物雾剂，清洗掉附在鼻腔黏膜上的病菌和杂质，保持鼻腔黏膜处于湿润状态，就能预防和减缓各种呼吸道感染和鼻腔炎症的发生。

4. 注意环境卫生

（1）最好能够每个星期用热水清洗枕头、被褥，避免落尘和真菌的滋生。

（2）避免过度刺激的味道，如蚊香、烧香、油漆、清洁剂等。打扫卫生时，应尽量戴上口罩。

（3）家中不要饲养宠物，如猫、狗、鸟、兔等。

（4）避免吸烟，远离二手烟和污浊的空气。

（5）皮肤过敏者应避免过度使用清洁剂。

得了慢性鼻炎是一件很让人烦恼的事，不过在平时只要注意一些生活中的小细节，就可以防止慢性鼻炎的发生。

五 牙

· 牙痛 ·

1. 信号表现

牙痛的疼痛感一般比较强烈，并且会有牙龈红肿、遇冷热刺激疼痛、面颊部肿胀等症状。

2. 疾病指征

（1）龋齿初期一般无症状，当龋洞变大而深时，可出现进食时牙痛，吃甜食或过冷、过热的食物时疼痛加重。

（2）牙髓炎多由于深龋未补致牙髓感染，或由化学药物或温度刺激引起，其疼痛为自发性、阵发性剧痛，可有冷热刺激疼痛和叩痛。

（3）牙根尖周炎多由牙髓炎扩散到根管口，致根尖周围组织发炎。表现为持续性牙痛，触、压时疼痛明显，不能咬食物。

（4）其他如意外摔倒、碰伤或吃饭时咬到沙粒等，可能导致牙折或牙裂开等牙外伤，引起牙痛。

人在 18 ~ 30 岁之间一般会长出智齿，如果智齿萌出困难，加上口腔卫生不良，就会引起牙冠周围组织发炎，同时会有肿痛。

牙痛虽然是多种牙病都可出现的一个共同症状，但牙痛并非都是牙病所致，往往是其他病因引起的。有些冠心病病人发生心绞痛时，心脏的症状不很明显，却出现一侧或上下多个牙齿同时疼痛。这种牙痛，按牙病治疗则会误诊，含服硝酸甘油，反而会很快缓解症状。血压升高时，可引起外周小动脉硬化，若发生痉挛，可致牙龈出血、牙组织营养不足，出现牙痛。三叉神经为面部感觉神经，当一侧三叉神经下支发生疼痛时，酷似牙痛，其疼痛剧烈难忍，呈跳痛或刺痛，比普通牙痛厉害得多。流行感冒由流感病毒引起，常常侵犯呼吸系统。如侵犯口腔黏膜时，就会出现牙齿阵发性胀痛。上颌窦位置接近上牙，当其发生炎症时，可殃及牙齿，出现牙痛。有些患神经衰弱的人，牙神经也比一般人敏感，当受到外界刺激时，也可发生牙痛。既然牙痛并非都是牙病所致，所以当牙痛时，不仅需要想到牙病，还要警惕其他疾病，以免贻误治疗时机，造成不良后果。

专家提醒

牙痛不算病，痛时却会给人带来极大的痛苦。对这种一般不值得去医院诊治的疼痛，我们可以采用一些家庭治疗方法。

（1）咬黄荆根。取黄荆根一小段，洗净捣烂后咬于患牙处，15～30分钟后吐掉。切勿将药吞入，一般于3～5分钟后见效，复发时可反复应用。

（2）针刺牙痛点。牙痛点位于手掌面第3、4掌骨之间，距指掌横纹一寸（人体寸，余同）。用1寸毫针快速穴位进针，深5分许，大幅度捻转提插，同时用口深吸气，当有酸重胀感时，留针5分钟即可（右侧牙痛取左手，左侧牙痛取右手）。

（3）咬嚼啤酒花。牙痛时，将啤酒花1枚放入口中，用牙咬住，嚼碎后咽下。

（4）吹杏仁灰。取杏仁一个，放在火上点燃，吹灭后将杏仁灰吹于痛处，连续2～3次。

（5）打碗花、胡椒泥填塞。鲜打碗花3份捣烂，与白胡椒1份研末，混匀塞入龋齿孔，几分钟后吐出。

（6）咬生姜片。牙痛时，切一片生姜咬于牙痛处。

（7）细辛末涂搽。细辛少许研末，涂搽于牙龈痛处。适于小蛀牙。

（8）大蒜煨熟熨烫。独头蒜2～3个去皮，煨熟，趁热切开熨烫疼痛牙。蒜凉后更换，连续多次。

（9）药液含漱。花椒6克，蜂房6克，盐少许，煮后含漱，反复至不痛。

（10）花椒泡酒涂搽。花椒15克，泡于50克白酒内10～15天，去渣留酒，含漱，或用棉球蘸酒塞入龋齿蛀孔。

· 牙龈出血 ·

1. 信号表现

牙龈出血是指牙龈自发性的或由于轻微的刺激（如吸吮、刷牙等）引起的少量流血或唾液中带血。牙龈出血轻，血量少，仅在吸吮、刷牙、咬硬食物时，唾液中带有血丝；重者在牙龈受到轻微刺激时，即出血较多；更严重者，可自发性出血，血流不止。

2. 疾病指征

（1）龈缘炎、牙周炎和增生性龈炎常因口腔卫生不良，牙面上堆积有软垢、牙菌斑、牙石，或因牙齿排列不齐、创伤、食物嵌塞和不良修复体等局部刺激，引起牙龈乳头或牙龈炎症、水肿、充血，致血管壁破裂造成牙龈出血，尤其在刷牙或咬硬物时出血更加明显。

（2）坏死性龈炎表现为急性炎性症状，起病急，有明显的龈乳头坏死、疼痛、出血，常为一种自发性牙龈出血，且量较多。病人常于晚间睡眠时，带血唾液流出，引起家属或本人惊恐而就医。

（3）牙龈毛细血管瘤、牙龈癌，当刷牙、咀嚼等机械性刺激时，可出现严重的牙龈出血，也可有自发性出血。

（4）血液病如白血病、血友病、恶性贫血、再生障碍性贫血、血小板减少性紫癜等，可引发牙龈出血，多为广泛性自动出血，量多，不易止住。

（5）其他肝硬化、脾功能亢进、肾炎后期、某些热性疾病等均可引发牙龈出血，维生素C缺乏也可导致牙龈出血。此外，由于内分泌原因，如月经期、妊娠等也可使牙龈充血、肿胀，引起牙龈出血。妊娠时，牙龈乳头可出现瘤样增生，称为妊娠性龈瘤，极易出血，一般在经期或分娩后，龈瘤和出血症状可消失。

专家提醒

常见的局部病变引起的牙龈出血，只要及时处理病灶，如消炎，即可止血。应当警惕的是，某些全身性疾病，如急性或慢性白血病、血友病、肝硬化、脾功能亢进等导致的凝血功能低下，都可能引起牙龈出血症状。所以，对那些去除局部刺激因素和消炎等治疗后，仍牙龈出血不止者，应及早去血液病科或内科做进一步检查，明确病因，及时治疗，以免误诊误治。

·取穴合谷·

1.何为"同身寸"

合谷的位置如何取穴？中医用"手指同身寸"法。"手指同身寸"的意思是根据患者本人手指为尺寸折量标准来取腧穴的定位方法。"同身寸"有两种取法，1寸可以是大拇指的指间关节的宽度的距离，也可以是人的中指中节桡侧两端纹头之间的距离。因为人与人的高矮胖瘦各不相同，所以寸尺也就不尽相同。

2.合谷穴的位置

合谷穴的取法为，把一手大拇指的指间横纹处卡在另一手的虎口横纹处，然后往下一压，有酸麻胀痛感处为合谷穴。

如果人下牙疼痛，用力掐合谷穴可止痛，因为合谷穴是位于大肠经上的一个重要穴位。

3.让灵魂跟上脚步

有一些技艺超群的针灸师，他们不一定要把针扎在穴位上。对于一些气血特别虚的人来说，他的气血根本就过不来，所以在这种情况下，扎针的高手就会等候气的来到，俗称"候气"。比如要扎合谷穴，但他们会根据气血的运行情况扎在上合谷或者是下合谷的位置，而非在正上方。

在登山中，有经验的向导常会让大家适当休息，他们会说这是"让灵魂跟上脚步"，听着很有意思，实际也有道理。我们在生活中也常要这样去做，人不能总让自己的身体冲在前面，也要让气和灵魂跟上，让身心与灵魂合为一体，这样才能健康地生活下去。

六　耳朵

耳朵是我们感知世界的重要器官，它能辨别振动，将振动发出的声音转换成神经信号，然后传给大脑。大脑又将这些信号转换成我们思维可以理解的词语、音乐和其他形式，这样你就"听见"声音了。

人的耳朵由外耳、中耳和内耳组成。外耳有耳壳和听管两部分。人的耳壳一般不能转动，而哺乳动物大多能转动耳壳，这使人在辨别声音方向和收集音波时不够灵敏。生活中，有部分人的耳壳还可以稍微活动，这是他们耳后的动耳肌尚未退化的结果，是天生的遗传，并非人人都能做到。听管内有脂腺的分泌物（这就是我们常说的耳垢），管壁内层有毛，能阻止异物进入耳朵造成伤害。中耳是一个小空腔，中有三块横向衔接的听小骨。我们的外耳接收了音波，振动鼓膜后，可经由该三小骨向内耳传递。内耳是复杂曲折的管道，由耳蜗、前庭和三个半规管组成。耳蜗内有听觉受器，当中耳传来音波振动时，耳蜗里的淋巴会相应振动，刺激听觉受器，由听觉神经传至大脑皮层而产生听觉。内耳中的前庭和半规管还与人体平衡感密切相关。

你可能会感到奇怪，为什么我们的耳蜗不能凸出体表接收声音，而必须经由复杂如迷宫的耳道传递呢？这难道是因为耳朵太重要，必须很好地保护吗？眼睛和鼻子同样重要，但也是凸出体表的。究竟原因何在呢？事实上，只要你用手捂住耳朵，试试"咽口水"，你就会明白，内耳的结构是让我们将外界的"细微"声音"放大"，帮助我们聆听。哪怕只有很小的声音，耳朵的特殊结构也能让我们清晰地感知它们。

人类的听觉范围是有限的。人的

听力为 20 ～ 20000 赫兹，这比很多动物的听力要差。因此，你很难完全听见世间万物的声音。同时，人的听力会随着年龄的增加而减退，这就是老年人的听力不及年轻人的原因。

耳朵不仅是重要的听觉器官，还能帮助身体保持平衡。我们内耳有 3 个充满了淋巴液的半规管。它们互相垂直，位于 3 个不同的平面上，头部朝任何方向转动，淋巴液都会流动，听觉神经就会向脑部发送信号，脑部就会发出指令，确保身体平衡，这是半规管产生的动的平衡觉。比如人类习惯水平活动，假如你坐在一辆异常颠簸的汽车上，身体上下移动，半规管就会受到不寻常的刺激，产生晕车的感觉。人内耳中的前庭则会在头部静止时感知头部的位置，产生静的平衡觉。例如，你倒立时就会刺激前庭，信号传到大脑，你就会感觉头部位置和平时不同。

· 耳鸣 ·

1. 信号表现

耳鸣病人常觉耳内或颅内有"嘶"声、"隆隆"声或蝉鸣等单调声。

2. 疾病指征

有 60% 的耳鸣病人可以找到病因，归纳如下。

（1）耳毒性药物。许多药物可引起耳鸣，如抗惊厥药、麻醉性镇痛药、抗癌药物、抗生素及抗寄生虫药物等。

（2）噪声。一般来说，超过安全噪声标准（85 ～ 90 分贝）强度的噪声都有可能造成耳鸣及耳聋。

（3）外耳与中耳疾病。外耳异物（耵聍）等触及鼓膜时可引起耳鸣；中耳的血管畸形及病变也可能引起耳鸣。通过耳科临床医生检查和治疗，此类耳鸣大部分可以治愈。

（4）年龄 60 岁以上的人。耳鸣的原因是随年龄的增长，听觉神经系统的退行性改变所致。

（5）血管畸形或血液流变学。由于此类血管或血液原因，使流向颅内、耳蜗内的供血血流不规则，或者由颈部、颅腔血管异常所产生的血管性杂音传至耳内导致耳鸣。

（6）全身系统性疾患。如贫血、高血压、糖尿病、甲状腺功能低下、低血糖、梅尼埃病、听神经瘤、硬化症、头部外伤疾病等均可能伴有耳鸣。

（7）其他。尚有不能明确原因的耳鸣，约占耳鸣人数的40%。

专家提醒

治疗耳鸣的摩擦法对耳鸣病人的恢复有一定的帮助。方法是将食指与中指张开成"V"字形，像夹住耳朵似的，置于耳根部，上下摩擦耳根36次。在人的耳部周围，在前方有听宫穴、耳门穴、听会穴，下部有翳风穴，后方有瘛脉穴、颅息穴等穴位。做"V"字形耳朵摩擦，可同时刺激到此6个穴位。

经常出现耳鸣的人更要注意日常家庭护理，避免接触强烈的噪声，放松心情，避免使用加剧耳鸣的药物。长时间接触噪声，会导致耳鸣，应减少噪声源或佩戴防护耳罩、耳塞等保护听力。注意不要长时间、大音量使用随身听耳机。

长期精神高度紧张或身体处于疲劳状态时，也容易使耳鸣加重。因此，适当调整工作节奏、放松耳鸣病人的情绪、转移对耳鸣的注意力等，都是有益的。耳鸣病人由于其他疾病就诊时，不要忘记告诉医生自己患有耳鸣，因为有些药物会使已有的耳鸣症状加剧。吸烟可以使血氧饱和度下降，而内耳毛细胞又是一种对氧极其敏感的细胞，所以缺氧会对毛细胞造成损害，应当戒烟。

经常用手按摩耳郭，并轻轻地用掌心向内耳挤压和放松，或用手指不停地挤压耳屏，都可以对鼓膜起到按摩作用，对耳鸣病人是有好处的。

·耳聋·

1. 信号表现

耳聋时，常发生单侧或双侧耳朵对某种声音的听力降低。按照听力下降的性质可分为：由耳内器官病变引起的感音性听力下降，由耳道阻塞引起的传音性听力下降，及两病因兼而有之的混音性听力下降。

2. 疾病指征

（1）外耳性耳聋。外耳道的用处是收集、传导声音到中耳。外耳道中有东西阻塞，就会妨碍听力，如外耳道发炎肿胀，有大量耵聍堵塞，生疖子、长瘤子，或小孩在玩耍时，将豆子或石子等异物塞入外耳道等。这些原因引起的耳聋比较容易治疗，只要把阻塞物消除，耳朵便能恢复听力。

（2）中耳性耳聋。中耳在鼓膜的后面，能将外耳送来的声音传送到内耳，它的形状很像一个火柴盒，故名鼓室。鼓室的周围封闭得都很好，唯其下面有一条管子与喉咙相通，这条管子叫耳咽管。如患鼻炎、鼻窦炎、扁桃体炎、麻疹、百日咳、流行性感冒等病时，细菌便通过这条管子进入中耳，引起中耳炎。小儿的耳咽管短、粗、直，细菌容易由鼻咽部进入中耳，故小儿易患此病。中耳化脓后能穿破鼓膜，严重时能破坏全部听小骨，使外界的音波不能传到内耳，从而发生耳聋。

（3）神经性耳聋。内耳是听神经分布的地方，它接受中耳传来的声音，并通过听神经把它送入大脑。所以，内耳性耳聋多因听神经有病、中毒、受伤而引起，在医学上叫神经性耳聋。其原因大致可以归纳为下列几点。

①外伤性。如突然受到大炮、巨雷声音的强烈振动，就可能使听神经受到损害，发生暂时或永久的耳聋。

②职业性。一种是声波刺激性耳聋，即噪声性耳聋。如电锯工人不注意防护，就容易引起耳聋。另一种是由于铅、苯胺中毒所引起。

③中毒性。如长期或过量服用奎宁、阿司匹林、新霉素、卡那霉素、链霉素等药物，可能会引起耳聋。有的用量并不大，时间也不长，但因某些人对这些药物特别敏感，也可能引起耳聋。

④老年性。人老了，身体各器官都会渐渐衰老，两耳的听神经也同样伴随着年龄的增长而逐渐发生萎缩，因此年纪越大，听力越弱。

⑤传染性疾病。如由脑膜炎、白喉、大脑炎等引起。

专家提醒

为预防耳聋，平日不要随意掏耳朵；洗头、洗澡、游泳时要注意保护耳朵，如用棉花将两耳轻轻塞住；不要随便往耳朵里塞东西。经常用盐水漱口，不要用力擤鼻涕，而且不要两个鼻孔一起擤。预防各种传染病，及时治疗各种鼻咽部疾病；平常应注意锻炼身体，增强体质；有病不要随便乱吃药。

第二章 内脏

一 心

五脏六腑总共有十一个脏器：五脏是心、肝、脾、肺、肾；六腑是大肠、小肠、胆、胃、膀胱、三焦。这十一个脏器中最关键的是心。

·心为君主之官·

《黄帝内经》认为心为君主之官，统摄五脏六腑。假设把五脏六腑看作一个"国家"的话，心就是君主。既然有君主，自然还有太监、丫鬟、大臣、士兵等层层包围着它、保护着它，这种层层包围、保护使得心不受任何邪气干扰，即中医的"心不受邪"。一般情况下，心是不会受到任何邪气干扰的；即使受到干扰，也是最后一个。

中医将五脏与人的身份对应，很有意思。了解了这些，就知道各脏器的一些功能特点（见五脏功能对应官职表）。

五脏功能对应官职表

五脏	心	肝	脾	肺	肾
官职	君主	将军	谏议之官	丞相	大力士

·心血管疾病与心血管养生法·

心血管疾病的致病因素主要有：

1. 胆固醇

胆固醇在现代社会来说是一个灾难，好像全世界都遭受到了它的危害，它也是心血管疾病的致病因素之一。在我们身体的动脉中，都会有胆固醇（一种稠密的脂肪）的堆积。当堆积过多时，它们可能造成血管的堵塞，使我们的身体出现问题，比如梗死。

然而，胆固醇又是我们生命中不可缺少的重要物质，它是用来合成肾上腺素（应激激素和性激素的）。因此，控制胆固醇的数值是非常重要的，既不能让其太低，又不能让其超标。

当仪器检测出所分析的资料超过200毫克/毫升（6微升/毫升），就被认为近期的胆固醇过高。然而，这些数字正在逐年下降，有一个正常的胆固醇已经是人们所向往的事情。

过去认为胆固醇需要保持在245毫克/毫升以下，几年后这个数字下降到了220毫克/毫升，现在是200毫克/毫升，但是一些医生认为应该保持在180毫克以下，目前并没有达成共识。

2.烟草

烟草是现代社会的一大灾难，特别是在发达国家，已将烟草列为"生命的杀手"。从医学角度来说，它不仅是一种容易上瘾的药品，更包含很多对人体极其不利的物质。

烟草对身体的危害主要集中在两方面：其一是尼古丁，它是烟草中最有害的成分，可以导致人们上瘾，使动脉口径变小，并且容易导致各种心血管疾病；其二是焦油，它会逐渐地污染支气管黏膜，是导致大多数吸烟者罹患肺癌的罪魁祸首。

另外，烟草在燃烧后所产生的化学成分也对人体有害。大多数的香烟中，烟草成分占90%~95%，剩余的成分则是增香剂，它们同样会对身体造成不利影响。

那么，哪些植物可以预防心血管疾病呢？

（1）蒜。蒜毫无疑问是预防动脉粥样硬化及冠心病的食物明星。研究证实，蒜汁、蒜油、蒜酊或者干蒜粉，这些蒜的衍生物都对身体十分有益。也许由于地中海地区的人们普遍喜食蒜，所以含蒜的食品也被称为"地中海饮食"。

蒜中最主要的物质是蒜素，浓重的气味是蒜素散发的标志。磨碎的蒜暴露在空气中会释放出酶。为了获得蒜的最大功效，应该吃生蒜、磨碎的蒜，或者是蒜汁。

很多研究都证实蒜可以降低胆固醇水平和甘油三酸酯水平，并能显著减少血凝，通过降低纤维蛋白血栓与减少血液中的粘胶物质来预防血栓形成，达到减少血凝的目的，且有降血压的功效。

食用蒜的剂量无须太大，每日食用半瓣到一瓣就足够了。如果是食用胶囊，那么吃大约3粒胶囊或者药片就可以了。

（2）茄子。美国耶鲁大学的密斯柴克博士经过多年的研究证实，实验室中的动物在吃了大量的深紫色茄子后，发生动脉粥样硬化斑块的风险会小很多。不过这种功效只存在于深紫色茄子中，这可能是由于其含有花色甙成分。因此，那些患上心绞痛疾病风险的人士应多吃深紫色茄子，而且最好是洗干净带皮一起吃。

（3）洋葱。研究证明，洋葱的功效与蒜类似。然而，洋葱在对于减少血小板增加的量、降低胆固醇水平和增加血管弹性上有更为独特的作用。

（4）姜黄。姜黄是一种特殊的食物，在东方，其功效从公元前就已被人们熟知。姜黄是一种脱了水的根，可以保存很多年而不丢失其药用性。科学研究表明，姜黄是以姜黄素为基础的，这亦是姜黄颜色的主要成分。这种药材不但有降低胆固醇的功效，而且可以减少动脉粥样硬化斑块与血小板黏附。姜黄可以从超市或者香料批发商手中购买，它经常被用来做食

物的调味品，姜黄胶囊也比较常见。

（5）山楂。山楂有降低血压、保护心脏的作用。研究证实，山楂能增加冠状动脉中的血液流动。此外，山楂的花瓣与叶瓣可煎煮为酊剂。

（6）姜。姜与姜黄一样，在东方国家，是自古就为人所熟知和使用的一种香料。它有着强烈的味道，芳香的同时还伴着辛辣，味道非常独特。姜在医学上的应用很广泛。不过在这里我们要强调的是它具有减少血小板增加数量的功能。

研究证实，姜的药用功效与阿司匹林类似，将其推荐给需要减少血液黏度的病人。研究表明，姜可以刺激环前列腺素，并能抑制血栓素合成酶，这对于动脉粥样硬化的防治很有益处。姜在改善血液浓度方面的作用比蒜和洋葱的更大。此外，它还能降低胆固醇水平。

（7）菠萝。菠萝的果肉中含有一些可以溶解蛋白质的酶，即"菠萝蛋白酶"。菠萝蛋白酶有着溶解纤维蛋白的作用，也就是说，它可以溶解小的纤维蛋白血栓。因为菠萝蛋白酶

有着溶解某些蛋白质的特性，所以在吃完含有过量蛋白质的食物后，菠萝作为饭后甜点是再合适不过的了。菠萝蛋白酶主要集中在菠萝中部的茎上，这个正是常被人们丢弃的部分。现在也有企业把菠萝果肉中部的茎做干粉，不过我们还是推荐食用新鲜的水果。

某些研究证实，食用菠萝蛋白酶还可以减少动脉粥样硬化斑块和血小板增加量。

·心肌梗死和心绞痛·

随着生活水平的提高，社会的安逸与富足使得患冠状动脉疾病的人口逐渐增多。实际上，在20世纪初的伦敦，心肌梗死的致命性并不被人们所熟知，这一点在当时的医疗记录中可以得到证实。但是随着工业化的飞速发展。死于这类疾病的人群明显增加，直到这时，人们才意识到心肌疾病可致人死亡。

当动脉堵塞、血液流通不畅时，梗死便会形成。梗死并不只会发生在心脏中，在肺、脑或者腹部也会发生

梗死，只不过心肌梗死是最被广泛知晓的。"心肌"这个词是由心与肌构成的，所以梗死并不单单指心，肌也占了很重要的位置。

心肌梗死不是在短期内形成的，它主要表现为冠状动脉的口径逐渐缩小，并在超负荷的情况下出现收缩，比如在做运动、情绪激动或者抽烟时，此时到达心脏的血液就会不足，会造成疼痛的感觉。

心绞痛类似于心肌梗死，但是这种疼痛持续的时间并不长，这也正是"心绞痛"的得名原因。当70%以上的冠状动脉堵塞时，就会出现心绞痛，因为在这种情况下，只有四分之一的血液可以通过冠状动脉进行循环。

心绞痛经常会突然发生，从心脏和胃部，一直延伸到左臂。这些部位都会有疼痛的感觉。这种疼痛虽然并不剧烈，但也会造成十分痛苦的感觉，持续时间通常为5～20分钟。

心脏的超负荷运作，比如运动、情绪紧张、寒冷或者暴饮暴食，都是导致心绞痛发生的因素。研究表明，压力、情绪焦虑和高血压都会影响到心脏的

健康。

心肌梗死与心绞痛有着相同的发病原因，但其疼痛更剧烈，而且不会随着时间的推移有所减弱。当小口径堵塞时，很难区别是心肌梗死还是心绞痛。

二 肺

肺，是人体中的一个重要器官。中医认为，肺最关键的功能是主气，司呼吸。

那么，气从何来？许多人认为是从口鼻呼吸中来，但是中医并不这样认为。中医认为"人受气于谷"，即气来源于食物，从中焦脾胃中来，中焦产生的精华就为气。《黄帝内经》中说"谷入于胃，以传于肺"，食物的精华上输于肺，由肺再将人体精微物质转输到五脏六腑、四肢百骸，这样全身上下都有力气。

《黄帝内经》还说"肺司呼吸"。肺的一个功能就是主管呼吸。

呼吸是利用胸膈上下的运动来升降气机，中医强调气机的调理问题。

药王殿里医圣孙思邈的像都是坐在老虎身上，手里擒着一条龙，叫作降龙伏虎，道理何在？人体的气机当中最难以掌控的就是主条达的肝与主肃降的肺，升降的掌控与平衡非常重要。若能调好肝肺功能，使其各司其职、各尽其力，就叫降龙伏虎。对医家来说，能否通过调整肝肺二脏，达到调理全身气机顺畅运转的目的，能够说明医家是否高明。

传统养生学非常强调调理呼吸，并在上面下了很大的功夫。肺还有另一个重要功能，是治节出焉。

· 肺的疾病 ·

肺经是从中府、云门出来，沿着手臂内侧最上缘走过来的，直到大拇指内缘。一般来讲，肺经有问题，会导致手臂疼痛、手掌心灼热、肩背疼痛。

肺气虚的人还有一个象也很明显，中医里叫"小便数而欠"，"数"是次数多，"欠"的意思是少。就是说，去小便的次数很多，但量少。这种情况日常很多见，比如开会的时候，常看到有人一次次往外跑。他们跑到厕所里，尿一点点就又回来了，这就是典型的肺气虚的象。治疗这种病应该从肺出发。

肺虚还会使尿变色，因为在肺主肃降的过程中，营养物会出现一些变化，尿色也会因此而变化。

肺病之中最普遍的一个就是咳嗽。现代人误以为咳嗽都是肺的问题，所以治咳嗽全从肺治。这是有问题的。

《黄帝内经》认为"五脏六腑皆能令人咳"，即五脏六腑都会是咳嗽之因。中医中有专门的闻诊，即根据咳嗽音判病因。比如，如果咳嗽是喘咳，咳嗽声很嘹亮的话，是肺咳；一会儿咳一声，且声虚，有可能是大肠咳或肾咳。

咳嗽可分为两类：外感咳嗽和内伤咳嗽。

外感咳嗽是风寒、暑湿、燥火等一些外部节气的变化或者邪气横行所造成的，外感患者会出现发热、头痛、身痛、咳嗽等症状。

内伤咳嗽大多久治不愈，总是咳嗽，人慢慢地虚弱下去。

刚得此病时，有的人是实咳，膨膨地喘咳，咳声特别嘹亮，说明身体还有劲。

如果咳嗽出来的是黄痰，说明体内还能够化火，已快治愈；当咳嗽的声音越来越小，出现青痰的时候，就说明身体已经很虚弱了；而若咳出白痰，而白痰相当于命痰，就说明已经把体内的一些精华搜出来了，这是一种很危险的象。

一般来讲，内伤咳嗽属于虚症的咳，为阴盛阳虚。此类病人喜食辛辣之物，因为辛辣的东西可以起到辛润的作用，这也是人体自救的一种体现。

治病有两种方法，一是下压，二是外宣。这种久咳虚症最好用宣法，把病藏在里面是隐患，宣出去便可治愈。

·幼儿急性肺炎的防治措施·

不断增强婴幼儿的抗病能力是预防急性肺炎的关键。对患肺炎的孩子，家长要仔细注意孩子的体温和呼吸的情况；肺炎痊愈后，也不要掉以轻心，特别要注意预防上呼吸道感染，否则易反复感染。

急性肺炎是小儿常见的疾病，重症肺炎是婴幼儿死亡的主要原因之一，近年来采用中西医结合治疗，其病死率已有明显下降。临床常以病理、病原、病情及病程分类，婴幼儿以急性支气管肺炎为多见。引起小儿肺炎的病原体是病毒、细菌、支原体、霉菌等。小儿肺炎的诱发因素是营养不良、佝偻病、贫血、先天性心脏病、脑发育不全等机体抵抗力、免疫力低下等。环境因素影响下如气温骤变、居室通风不良、空气污浊等也可引起小儿肺炎。

（1）肺炎的家庭预防。不断增强婴幼儿的抗病能力是预防急性肺炎的关键。肺炎的家庭预防主要是要让小儿坚持锻炼身体，增强抗病能力。同时注意气候的变化，随时给小儿增减衣服防止伤风感冒；合理喂养防止营养不良；教育小儿养成良好的卫生习惯，让婴幼儿多晒太阳。

（2）肺炎患儿的护理。对患肺炎的孩子，家长要仔细注意孩子的体温和呼吸的情况，要保持室内空气新鲜，让孩子休息好，在饮食上要让患儿吃易消化和富含维生素的食物；咳嗽时拍拍孩子的背部有利于痰液的排出，拍背时要从下往上拍；房间内不要太干燥；孩子要适当地饮水，以稀释痰液，有利于痰的排出。

（3）肺炎痊愈后的护理。肺炎痊愈后，也不要掉以轻心，特别要注意预防上呼吸道感染，否则易反复感染；注意加强锻炼，可根据年龄选择适当的锻炼方法；到户外活动时，注意适当增加衣服；当感冒流行时，不要带孩子到公共场所去；家里患感冒的人不要与孩子接触。

（4）儿童急性肺炎抗感染药物的应用。肺炎的治疗原则是应用消炎药物杀灭病原菌，根据不同的病原菌选用敏感的药物。早期治疗疗程可根据病情选择治疗方案，同时还应对症治疗，如发热时服用退热剂；咳嗽应给予化痰止咳药物；对重症肺炎患者，应及时到医院进行相应的住院治疗。因此，我们应根据年龄、病情轻重及以往用药情况，参考药物敏感试验，选择适当的抗感染药物。

·哮喘病是一种流行病·

发展中国家之间的哮喘病发病率差异很大。我国哮喘病的发病率为 0.5%～2%，约有 2500 多万人患有此病。在印度，估计 5～11 岁的儿童哮喘发病率为 10%～15%，全印度约有 1500 万～2000 万哮喘病人。加罗林群岛（西太平洋）的哮喘病发病率高达 50%，而巴布亚新几内亚的哮喘病发病率几乎为零。在巴西、哥斯达黎加、秘鲁和乌拉圭，儿童的哮喘发病率为 20%～30%。在肯尼亚，哮喘发病率接近 20%。

哮喘可以发生在任何年龄，但主要发生在青少年和年轻人群中，患病发生时期大多为婴幼儿阶段与 12 岁以下。成人男女发病率大致相仿。多数资料表明，农村或较偏于原始生活的地区，哮喘的患病率明显低于工业发达的城市。随着工业化程度的不断提高和大气污染的加重，哮喘的发病率有逐渐增加的趋势。20 世纪 40 年代，发达国家哮喘发病率约为 0.5%，数十年来呈上升趋势。近年来，我国哮喘病也有增多趋势，其中原因之一就是与城市的发展水平有关。

哮喘一年四季均可发生，但发病高峰是春秋季。春秋季节气温变化大，致敏花粉多，正逢尘螨的生长繁殖季节等因素，造成了哮喘易在春秋季节发病。需要注意的是，因经常呼吸道感染，或职业性接触棉尘、化学气体、粉尘、塑料、皮毛、药物等因素所致的哮喘病不一定在春秋季节发病。

三　脾

·脾的功能·

生活要遵循春生、夏长、秋收、冬藏的原则。从五脏与四季的对应关系来说，春对应的是肝，夏对应的是心，秋对应的是肺，冬对应的是肾，那么中间是什么呢？是脾，五脏之腑之神明。

"脾"字很有意思，左边是个"月"字旁，右边是"婢"去掉"女"字旁，脾就像人体五脏六腑这个大宅门中的丫鬟一样，但是它对人体至关重要。

脾有什么功能呢？《黄帝内经》

称脾为"谏议之官，知周出焉"，认为脾是要"知周"的，就是要了解四方的情形，了解自己的任务。比如，脾很重要的一个功能就是把胃腐熟出来的全部精华上输于心肺，所以脾这个丫鬟虽然做的事情很琐碎，但至关重要。

五脏六腑这个大宅门里最怕脾生病，丫鬟一旦生病，没人给烧柴、没人给做饭了，主子们就没人伺候了，整个大宅门就瘫痪了。所以脾病是大病，又被称为"富贵病"。

如果脾努力把食物的精华往上送，就叫"上进"；如果它不好好往上送，专门往下送，就叫"下流"，这样就出大麻烦了。当精华下流时，糖分就会随着尿流失掉，而糖原是保证肌肉正常运动的基本营养物质，如果都流失了，人就会得糖尿病，身体也会变虚。因此，中医认为糖尿病就是脾病。

我们吃进食物，脾胃消化后变成营养，那么，这些营养是怎么分配的呢？

首先，吃进人体的东西当中最精华的营养一定是被五脏储藏起来。我们说家里面丈夫挣钱会被老婆收着，人体也是，最好的营养物质会先被五脏储藏起来。五脏就是藏而不泄，会随时把好的东西收藏起来。

然后，另外大部分能量被用来支持脏腑的运化。如大肠经发挥排便功能，维护小肠的正常工作等，这是人能够一天天存活下来的基础能量。

最后一部分用来支持肌肉运动，哪怕是一个手指的运动，也需要气、力量和营养。

需要指出的是，现在的生活水平已经很高，尤其是食物，甚至过于精致，过去我们还能吃些粗粮，现在基本上很难吃到了。

其实，适当地拒绝一些高营养食物是有利于健康的。许多城里人周末爱去过农家生活，吃些五谷杂粮、粗茶淡饭，这是好事。

·脾病·

（1）糖尿病的成因。现在的老百姓，最常见的脾病就是糖尿病。人的脾本应该把精华送给心肺，但是脾这个丫鬟不好好工作，它不往上送，却往下送，使糖随尿流失，使肌肉不能正常运作。

饮食不当是糖尿病的病因，营养过剩或房事不节、缺乏运动都有可能病因之一。

（2）糖尿病的保健预防。我们平时要怎样预防糖尿病呢？已经得了糖尿病的人，又该怎么办呢？这里有几个原则。

第一，饮食要坚持少荤多素的原则。在糖尿病初期，应多食豆类食品。

第二，患病之后，要少懒多动。运动非常重要，因为脾主运化，也就是干活的，如果你不让脾干活了，对它的损伤反而更大。所以患糖尿病的初始阶段不要太在意指标，要注意锻炼，吃好睡好，这样病情就很容易得到改善。

第三，补脾阳和肾阳。从中医理论上讲，脾主肌肉主统血。因此，治糖尿病一定要补脾阳和肾阳。补脾的运化功能就是让这个丫鬟重新好好去工作，而非补脾阴，这要区分开来。

第四，灸法可以治疗糖尿病。重灸关元穴和中脘穴可治糖尿病。因为灸关元穴可助脾阳，并能让命门火大动起来；灸中脘穴可治脾胃，中脘穴位于剑突和肚脐连线的中点。

糖尿病中期的治疗有一个方子：每顿饭都以黄豆为主食，多吃黄豆饭、蔬菜和豆制品，只吃少量的瘦肉。一般人两三个月就可以痊愈，且不用服药。但是每天要坚持锻炼身体，这很重要。

有的人特别看重各项指标，但人活着不是靠指标而是感觉，只要你感觉很好，你就是很好。指标是靠不住的，人老的时候，血压一定会高，老盯着血压140干什么，如果你需的血压到150了都没有晕，说明你需要这么大的压力，身体的本能就在用加压的方式来解决问题。所以，我们不要过分地看重指标，没有多大意义，对身体也无益。

四　胃

·胃病的关键在于防·

入秋以后，随着北方来的冷空气不断向南侵袭，气候变化较大，昼夜温差悬殊。人体受到冷空气刺激后，血液中的化学成分组胺酸增多，胃酸分泌增加，胃肠会发生痉挛性收缩，使抵抗力和适应性随之降低。另外，由于天气转凉，人们的食欲旺盛，使胃及十二指肠的负担加重，因而容易导致胃病发生。尤其是原来患有胃病的病人在秋季很容易复发。秋凉以后预防胃病发作需要注意以下六个方面。

1.饮食要规律、卫生

进餐有时过早，有时过晚，可口的就吃得多，不可口的就吃得少，或任意吃冷食、零食，使胃肠的工作量紧一阵、松一阵，这就容易造成胃肠病。因此，选择食物，要注意新鲜、卫生。进食有规律，是防止胃肠病的首要做法。

2.口味要清淡

要保持胃肠的冲和之气，就得常吃些素食淡饭，适当辅佐一些肉类肥甘食品。胃病患者的饮食应以温软淡素为宜，做到少吃多餐、定时定量，使胃中经常有食物中和胃酸，防止胃酸侵蚀胃黏膜和溃疡面。进食时，要细嚼慢咽，不吃生冷，并戒烟、酒，以防刺激胃黏膜，促使溃疡恶化和复发。

3.情绪要乐观

研究表明，胃及十二指肠溃疡与人的心理、情绪息息相关。过度地忧愁、悲伤、恐怖、紧张、愤怒都能导致胃肠病的发生。因此，预防和治疗胃肠病，要做到心情愉快，保持乐观，避免患得患失、焦虑、恐惧、紧张、忧伤等不良情绪的刺激。

4.身体要锻炼

积极参加各项体育活动，这样有利于改善胃肠道的血液循环，提高对气候变化的适应能力；科学安排生活，注意劳逸结合，保证充足睡眠，防止过度疲劳。

5.用药要谨慎

临床实践证明，应禁服对胃黏膜有强烈刺激性的药物。如因病需要服用这些药物时，应在饭后服用或同时加用保护胃的药物。另外，服药治疗的症状消失，也不等于胃肠病彻底治愈。慢性胃肠病多发展为器质性病变，症状虽然可以很快暂时消失，但创面还须逐渐恢复。患者应继续服药一段时间，以巩固疗效。

6. 衣被要保暖

要随气候的变化，适时增减衣服，夜间睡觉时要盖好被子，以防腹部着凉而导致胃病发作。

·胃病·

胃病是日常生活中比较常见的病，主要有胃溃疡等病症。

一般来说，胃溃疡有两个病因。

第一，思虑太过。中医说"思则气结"，如果人的思虑过多，纠结于一个问题，气就会停滞在上面。这样就会造成胃血不足，人就很容易得胃溃疡。

第二，郁闷生气。前面说过胃与情绪密切相关。常常人一生气，就会胃痛，如果肠子和胃都不好好工作，那么不是便秘，就是腹泻。

五　肝

·肝主藏血·

肝在人体当中的重要功能是一个疏泄和藏血的过程。那如何控制这一过程呢？肝就像阀门一样，人闭眼或睡着时，阀门（肝）就会关小或者关上。也就是说，只要合上眼睛，人体的整个代谢就开始放缓。对人体来说，代谢的放缓是一种保护功能。

只有肝藏住血，身体才能正常运转。首先，"肝受血而能视"，我们能看见东西都是血的作用。

我们在睡觉和起床时，要注意避风，这样气血才畅通。

如果睡醒时受风易生病，如果有血栓导致血流不畅，如果血凝于手足，就会出现厥症，即四肢冰凉的症状。

对于恶血应如何处理呢？一般来说，耳朵后面会出现青筋，在此处放血，就可除去恶血。

·酒文化与肝脏保健·

中医常说"烟酒，奇物也"，说的是烟酒是奇特的东西。烟是热性之物。酒就更加奇妙了，它具有水火二性，表面看上去是水，点着了却是火；并且传统中医还说，酒主生发之机，这大概就是中国酒文化绵延千年而不衰的原因所在。

1. 无酒不成席，何不饮雅酒

中国非常讲究饮食文化，酒文化中有一句话，"无酒不成席"，所以我们在日常的应酬中必然会碰到喝酒的问题。

从古到今，中国人传承了喝酒的习俗。但是我们要知道，古人喝酒节奏把握得很好，不像我们现在这样推杯换盏、狂饮无度，而是将喝酒看作是一种仪式，一定要有歌舞助兴，在观赏中慢慢品味，有意放缓节奏。

此外，古人喝酒肯定是烫过的，边饮佳酿，边吟诗作画，不仅情致高雅，还十分有利于健康。酒在养生中的奇妙作用常被现代人忽略，仅将之当作应酬之物。当然，《黄帝内经》讲"以酒为浆，以妄为常"，滥饮无度也是一种非理性的生活方式。

2. 酒可入药

要特别强调的是，人只能微量饮酒，借饮酒之机，稍微地宣一下、生发一下，这对人体是有好处的。

假如人无节制地喝酒，便会导致一系列疾病，尤其是男性。从生理上讲，男性没有月经，因此男性肝疏泄的渠道和能量就很少；而女性有月经，疏泄渠道就比男性多了一道，女性可以通过月经把肝郁疏泄掉一部分，所以有句俗话叫"女性天生三分酒性"。

专家提醒

肝主藏血。"人卧则血归于肝"，就是人只要一躺下，肝就能发挥藏血的功能。

六　胆

·胆主生发之机·

成语有"肝胆相照"，这是中医所认为的肝胆关系。主生发是胆的主要功能。

·胆病·

现在胆囊方面的疾病比较多，比如胆囊炎、胆结石。不良生活习惯可导致这些疾病，比如睡觉很晚、从来不睡子午觉（子时指23点到1点，午时指11点到13点），文字工作者多患者此病。

胆病也可由暴饮暴食引发，因为

胆汁的分泌跟食物相关，过度吃饭和饮酒都会造成胆汁分泌的紊乱。

情志过度压抑也会使胆无法生发，使胆囊生病。

如果胆生发不起来，人就会两颊发青，这是胆气郁积的象。另外，有的人面如蒙尘，就像脸上蒙着一层脏土一样，被压抑可出现此种状况，一般企业的中层管理者和那些常受"夹板气"的人容易患此疾病。

中医认为，虚火过旺可由人气不足引起，而虚火会导致"津"（液体向外渗透）的功能过强，就会使饱和的胆汁溶液产生结晶，于是就产生了胆结石。

另外，蛔虫的钻入也是产生胆结石的原因之一。

七　大小肠

古代有"入国问俗"的说法，当你新入一个国家时，一定要先问它的风俗，依据人家的习惯去行事；然后还有"人家问讳"，当你去陌生人家时，你首先要清楚这户人家有什么避讳，不要做人家不高兴的事情；再有是"上堂问礼"，对待老人，礼数是一定要问的，这样才知道该如何去施礼。对病人该问什么呢？很强调"临病人问便"，就是要问一下病人的大小便。

·大小肠病·

有很多人得大小肠病，致病的原因在肺和心，因为肺与大肠相表里，心与小肠相表里。如果形成肺寒的话，一定会导致大肠寒；假如小肠吸收有问题，那么心脏绝对有问题，因为小肠吸收的所有东西都是跟心连在一起的。

1. 便秘

大肠病会导致一个很常见的问题——便秘。现在受便秘困扰的人很多，这是一个临床多发病。有人吃寒食性东西使自己拉稀，想以此来治疗便秘。这个方法不可行，久而久之会对身体造成更大的损伤。

应该怎样注意治疗便秘呢？首先，当然是求助于医生。另外，也要学会一些自我判断的方法，下面简单介绍一下。

（1）阳虚便秘的人神情比较冷漠，脸上看不到神采，容易疲惫怕冷，但无腹胀。中医治疗这种便秘常用济川煎。

（2）阴虚便秘的人心烦气躁，常吐黄痰。中医常用麻仁丸治疗。

（3）还有一种属于阳明胃实症，此类人如果不解决大便的问题，常会出现胡说八道、口臭气粗等症状。《伤寒论》中介绍，治疗这种病可用大小承气汤。

2. 其他大肠病

冬至前一阳生之时，也可以喝当归生姜羊肉汤，它补阳的作用非常好，利于养生保健。

在冬至以后阳气升起来的情况下，可以食用虫草鸭汤来养生。鸭子属阴性，本应该烤了吃，这里怎么又推荐煲鸭汤喝呢？中国养生学说的鸭是老鸭，就是相当于过了"更年期"、阴阳偏性已经不太明显的鸭，此类鸭的性早已平和了，用它煲鸭汤是取其平性、中性。在吃方面的养生古人很有道理，依旧以冬至以后养生为例，要吃平性或者偏寒性的东西，这样能与阳气互相制约。

第三章 常见症状判断

一 头痛

1. 正常指标参考

头痛是一个极普遍的生病症状，几乎每个人都有头痛的时候。日常生活中所说的头痛通常是指局限于头颅上半部，包括眉弓、耳轮上缘和枕外隆突连线上的疼痛。引起头痛的病因是比较复杂的，可由颅内病变、颅外头颈部病变、头颈部以外躯体疾病及神经官能症、精神病等众多因素引起。一般头痛的程度可分为三级。

（1）轻度：头痛但能够忍受，尚未影响生活、学习、工作。

（2）中度：头痛尚能忍受，对生活、学习、工作产生了一定影响。

（3）重度：头痛难忍，对生活、学习、工作产生严重影响，必须卧床休息。

2. 头痛自测方法

头痛为日常生活中常见的一种症状，是人体对各种导致疼痛的因素所产生的主观感觉，属疼痛范畴。其中引发疼痛的因素可以是物理的，也可以是化学的，或者是机械性等。以上这些因素刺激了位于颅骨内外组织结构中的细小的感觉神经末梢，经过相应的神经传导通路传至大脑皮层，从而产生头痛。由于引起头痛症状的病因并不相同，现在来看一下你的头痛可能是哪些原因引起的。

从症状看疾病。

（1）当在紧张或激动的时候就会出现头痛的症状，并且这一现象已经持续了很长时间，还反复发作，那么可能患有紧张性头痛。

（2）有头痛的现象，并且还伴有半身麻木或肢体运动障碍，那么可能患有中风、脑瘤或脑脓肿，最好尽快去医院检查，以免延误病情。

（3）经常骤发剧烈头痛，但不发热，伴有呕吐及意识障碍，那么可能患有颅内动脉瘤出血、蛛网膜下腔出血或脑疝。

（4）如果经常出现颈后或后脑部疼痛，单侧或双侧手指尖会有麻木感觉，可能是患有颈椎病。

（5）头部常会产生剧痛或搏动性疼痛，一侧或双侧交替，表现出周期性发作，可能是偏头痛。

（6）在揉眼或摩擦脸部的时候会引发头部剧烈疼痛，这可能是患有三叉神经痛。

（7）当出现头痛并伴有发热和颈部僵直的症状时，有可能患有脑炎或脑膜炎。

（8）如果出现眼眶或前额疼痛，并且视力有减退的现象，而且在下午时加重，则可能得了青光眼或屈光不正。

（9）当感到额部疼痛，并且外耳道有流脓现象时，或许是患有耳源性脑脓肿。

（10）如果鼻塞、鼻涕中有脓，可能是患有副鼻窦炎。

二　腹胀

1. 正常指标参考

腹胀是一种常见的消化系统症状，引起腹胀的原因主要是由于胃肠道胀气、各种原因所致的腹水、腹腔肿瘤等。

腹胀可以分为局部性和全腹性两种。很多时候，腹胀是系统性疾病的报警信号，比如胃肠道积气、腹腔内积液、腹腔内肿物、后腹膜疾病、功能性腹壁肌张力增加或腹腔内气体。

2. 腹胀自测方法

和腹痛一样，由于腹胀部位的不同，其所患的疾病也不同。因此，我们同样可以根据腹胀的部位来推断患病的脏器。

（1）如果是上腹部胀闷不适或疼痛，那么可能患有慢性胃炎。

（2）如果是上腹疼痛作胀，那么可能患有消化性溃疡病。

（3）如果是右上腹发胀隐痛，那么可能患有急性病毒性肝炎。

（4）如果是腹胀，右上腹隐痛，那么可能患有肝硬化。

（5）如果是女性，下腹部坠胀疼

痛，那么可能患有子宫肌瘤。

（6）如果是常于餐后上腹饱胀不适，那么可能患有胃下垂。

三　阳痿

阳痿是指在有性欲要求时，阴茎不能勃起或勃起不坚，或者虽然有勃起且有一定程度的硬度，但不能保持性交的足够时间，因而妨碍性交或不能完成性交。

阳痿患者应当找到阳痿的病因，以便选择正确的、有针对性的方法进行治疗。引起阳痿的原因很多。一是精神方面的因素，如夫妻间感情冷漠，或因某些原因产生紧张情绪，均可导致阳痿。如果性交次数过多，使勃起中枢经常处于紧张状态，久而久之也可出现阳痿。二是生理方面的原因，如阴茎勃起中枢发生异常。

1. 发病原因

在临床上，阳痿可分为两类，一类是非器质性阳痿，另一类是器质性阳痿。前者即大脑皮质对性兴奋的抑制作用加强和脊髓勃起中枢兴奋性减退。也就是所谓功能性原因，没有器质性病变存在，可以是纵欲过度，使神经系统经常处于过度兴奋状态，最终因兴奋过度而衰竭。也可以是慢性病、体质衰弱或过度疲劳，由体力或脑力劳动所引起的身体衰弱或神经衰弱所致。另一种原因是出自精神因素，例如害怕妊娠、性交环境不良、夫妇感情冷淡，或因为从前遗精、自慰过多而担心性功能有问题，甚至出于对性知识缺乏而产生的恐惧或害怕女方责怪的心理所造成。另外长期吸烟、饮酒过多或服用镇静、催眠药物等也有可能导致阳痿。

器质性阳痿的病因比较复杂。因老年性器官系统病变、药物影响或手术等所致的阳痿，这类病人即使在强烈性刺激情况下阴茎都不能勃起。归纳起来器质性阳痿的原因有以下几个方面。

（1）神经障碍：如脊髓损伤、脊髓横断、脊髓肿瘤、颞叶病变，都可因传导性兴奋的神经障碍而引起阳痿。

（2）血运不足：动脉粥样硬化或其他血管病变均可导致血运不足。动脉粥样硬化如发生于供应阴茎的动脉或支配营养的血管，亦可使病人发生阳痿。

（3）内分泌障碍：主要是糖尿病，下丘脑垂体异常及原发性性腺功能不全等病引起的。

20 世纪 70 年代以前，人们认为大多数阳痿属功能性病变，系由精神因素或心理因素所致。近年来，随着研究的不断深入和诊断技术的不断创新，发现有 30% ~ 50% 的阳痿为器质性病变所致。

在很多情况下，有些疾病也会引发阳痿。如神经系统病变、脑垂体损伤、脑垂体功能减退症、糖尿病、甲状腺功能亢进症、库欣综合征、膀胱切除、会阴式前列腺切除、血液系统病变、感染、血管病变等。

2. 生活保健

（1）心理治疗：引起阳痿的主要原因之一就是精神因素，因此在治疗精神性阳痿时，心理治疗是十分重要的，这就需要家人的帮助。家人应当为患者严格保守秘密，减轻患者在思想方面的顾虑，保持心情舒畅，从而树立起战胜疾病的信心。

（2）戒烟戒酒：由于吸烟会影响男性的血液供应，使男性阴茎勃起产生障碍，并且会使再次勃起的时间延长。饮酒对于性功能也有着极大的危害，如果长期大量饮酒，则会抑制雄性激素的分泌，使睾酮的生成下降，导致出现性欲减退、阳痿、射精障碍、睾丸萎缩、乳房女性化等现象。

（3）多吃西瓜：由于西瓜中含有大量的"瓜氨酸"，有关药理学家认为，这种天然的氨基酸进入人体后，可增加流入海绵体内的血液量，有助于促进血管内释放出一氧化氮。

（4）适度按摩：①按摩腹股沟：主要方法是用双手的拇指、食指及中指的指腹向阴茎根部方向自外而内对称按摩两侧腹股沟，按摩力度以轻柔舒适为宜，左右各 50 次；②搓揉睾丸：主要方法是用双手的食指、中指托住同侧睾丸的下面，再用拇指按压其上，如数念珠一样轻轻揉搓，其压力以睾丸不痛或微酸胀为宜，左右各 150 ~ 200 次；③按摩涌泉穴：主要方法是用左手按摩右足心涌泉穴100次，用右手按摩左足心涌泉穴100次，如果每晚热水足浴后按摩，其效果更佳。

3. 饮食调理

餐桌上有很多食物都具有增进性功能的作用，阳痿患者可以经常食用。

（1）牡蛎：营养专家的研究表明，每100克牡蛎肉中含锌量可达到0.1克，在所有食物中位居榜首，并且是牛肉的12~25倍。要知道，锌有"生命之花"的美誉，对青少年的成长及男性生殖系统的发育和性功能的增强有着极其特殊的作用。

（2）虾：虾历来被认为是壮阳补精的佳品，可以用于肾虚、阳痿、遗精、遗尿、精少、腰脚无力等。

（3）甲鱼：甲鱼不仅是集鸡肉、鹿肉、牛肉、猪肉、羊肉5种滋味于一身的美味，而且还是滋补壮阳食疗方中的上品。对治疗阴阳两亏、肝肾不足所致的阳痿有着很好的效果。

（4）韭菜：韭菜又叫壮阳草，闻其名就知道它的功效。凡是由肾阳不足引起的阳痿、早泄、遗精、遗尿或是小便清长、白浊、白带、腰膝冷痛等，食用它都可以起到治疗的作用。

4. 食疗选方

（1）壮阳狗肉汤：菟丝子10克，附片15克，狗肉250克，依照个人口味准备食盐、味精、生姜、葱、料酒各适量。将狗肉洗净，整块放入开水锅内汆透，捞出后放入凉水内洗净血沫，切成3厘米长的方块，姜、葱切好备用；将菟丝子、附片用纱布袋装好扎紧，备用；将狗肉同姜片一起放入锅内煸炒，加入料酒，然后将狗肉、姜片一起倒入砂锅内，同时将纱布袋与食盐、葱一起放入砂锅内，加清汤适量，烧沸后文火煨炖，待肉熟烂后，出锅去除纱布袋后食用。每日2次，佐餐食。

（2）苁蓉羊肾汤：羊肾1具，枸杞子15克，肉苁蓉15克，葱白、盐、生姜各适量。将羊肾去筋膜，加肉苁蓉（酒浸切片）、枸杞子，共煮汤。加入葱白、盐、生姜等调味品，吃羊肉，饮汤。

（3）附片炖猪腰：附片6克，猪腰2个，精盐、味精各适量。将猪腰洗净切开去筋膜，切碎共炖，用精盐、味精调味，饮汤食猪腰。每天1次，连用 10 天为 1 个疗程。

（4）补肾鸭肉汤：冬虫夏草 10 克，老雄鸭 1 只，料酒、生姜、葱白、胡椒粉、食盐适量。将鸭宰杀，去净毛和内脏，清洗干净，剁去鸭爪，在开水中过一下，捞出凉凉。冬虫夏草用温水洗干净，生姜、葱切好待用。将鸭头顺颈劈开，取冬虫夏草和生姜、葱白一起装入鸭头内，再用棉线缠紧，余下的冬虫夏草和生姜、葱白一齐装入鸭腹内。将准备好的鸭放入炖盅内，在炖盅内加入清汤、食盐、胡椒粉、料酒调好味，用湿棉纸密封盅口，约 3 小时，取出后去掉棉纸，捡出生姜、葱白即成。

5. 运动疗法

体育锻炼是保持身体健康的有效途径，在日常生活中多进行运动，可以预防很多疾病。对于男性而言，参加体育锻炼是治疗阳痿最有效的方法。

（1）慢跑：慢跑可分为原地跑、自由跑和定量跑等不同的形式，每个人可以根据自己的自身情况和需要采取不同的跑步方式。原地跑即原地踏步式地进行慢跑，开始每组原地跑可跑 50～100 步，循序渐进，逐渐增多，持续 4～6 个月之后，每次可增加至每组 500～800 步。

慢跑时，全身肌肉要尽量放松，呼吸节奏要缓慢而深长，可以每跑两步一呼、两步一吸，也可以三步一呼、三步一吸，注意在跑步的时候应该采用腹部深呼吸，即吸气时鼓腹，呼气时收腹。

（2）散步：散步也是一项比较随意轻松的体育锻炼，对于体能的消耗比较低，可以在任何情况下进行。吃过晚饭，可以单独散步或与家人一起散步。这样不但可以缓解一天工作所带来的疲劳，而且可以使浑噩的头脑恢复清醒，增添人的活力。散步时，应保持心情放松，脑海中不要思考任何事宜，着装要宽松，鞋子要合脚，同时还需要注意行路安全。

（3）登山：现代医学研究表明，登高可以增强体质，提高肌肉的耐受力和神经系统的敏捷性，还有助于防病治病。登山时，应注意几项动作要领，在上坡的时候，身体重心要靠前，步幅尽量放小一些，两个落脚点之间的距离要短些；在攀爬坡度较陡的山路时应该把膝盖抬高些，重心放低，上体大幅度前倾。下山时，上体要保持直立或微微向后仰。

（4）游泳：与跑步相比，游泳不仅能够使你的全身肌肉都协调生长，还能训练得更发达，让你的身材体形得到全方位的改善。但是，对于身体不适或患有肝炎、感冒、皮肤癣（包括脚癣）、肠道传染病、精神疾病及重症沙眼、急性结膜炎、中耳炎等眼、咽、耳部疾病的患者来说，游泳并不适合他们。另外，心脏功能不全的人不适合游泳，饮酒之后也不宜马上游泳。

专家提醒

夫妻之间应当相互尊重，相互信任，妻子对丈夫应温柔、体贴，为性生活创造轻松、和谐、愉快的氛围。一旦丈夫患有阳痿，妻子也不要冷言冷语，更不要冷嘲热讽，这样只会使情况越来越糟。面对此种情况，妻子应当谅解、劝慰、鼓励丈夫，积极配合丈夫治疗。

有些人觉得患有阳痿是一件非常丢人的事情，不愿去医院接受治疗，这是十分错误的做法。要知道，只有积极治疗，才能够尽早摆脱疾病的困扰。

四　血压

1. 正常指标参考

自然情况下，在人的一生中，血压不是一成不变的，婴儿和儿童的血压比成人低。活动对血压也有一定的影响，运动时血压较高，而休息时血压较低。在一天中，同一个人，即使不运动，血压也不一样，早晨血压最高，而睡眠时血压最低。下面介绍一下血压的正常参考指标：一般来说，理想的血压为120/80毫米汞柱（16/10.7千帕），正常血压为130/85毫米汞柱（17.3/11.3千帕）左右，130～139/85～89毫米汞柱（17.3～18.5/11.3～11.9千帕）为临界高血压，为正常高限。

2. 血压自测方法

很多血压有问题的朋友都是在症状非常明显之后，才知道自己的血压是升高或降低了，然后才开始服药，这种情况很不利于病情的恢复。为了很好地掌握自己的血压状况，最好要学会测量血压。虽然很多患者意识到了这个问题，但是他们测量的方法不是很准确。下面来看一下测量血压的正确方法。

（1）测量血压时，首先应选择合适的体位，取坐位或仰卧位，被测肢体应和心脏处于同一水平线。

（2）挽起衣袖，露出手臂，手掌向上，肘部伸直，放稳血压计，开启水银槽开关。不要把衣袖挽得过紧，以免影响血流量。

（3）排尽袖带内空气，平整地缠于上臂中部，袖带下缘距肘窝 2～3 厘米，松紧以能放入一指为宜。

（4）将听诊器放于肱动脉搏动的最明显处。

（5）关闭气门，充气至肱动脉搏动音消失，再升高 20～30 厘米。

（6）缓慢放气［以每秒 4 毫米汞柱（0.5 千帕）的速度］，注意肱动脉声音和水银柱刻度的变化。

（7）当听到第一声搏动音时水银柱所指的刻度为收缩压（即高压）。

当搏动声突然减弱或消失，此时水银柱所指刻度为舒张压（即低压）。

（8）测完血压后，将气带内余气排尽，然后把血压计向水银槽方向倾斜 45°，使水银柱内的水银全部退回槽内，再关闭水银槽开关。

3. 疾病信号及自疗方法

体循环动脉血压简称为血压。血压是血液在血管内流动时，作用于血管壁的压力，它是推动血液在血管内流动的动力。当心室收缩时，血液就会从心室流入动脉，此时血液对动脉的压力最高，称为收缩压。心室舒张，动脉血管弹性回缩，血液仍慢慢继续向前流动，但血压下降，此时的压力称为舒张压。通常来说，血压发生异常状况，无非是血压升高或下降两种情况，然而无论是血压升高还是下降，都有病变的可能。

（1）高血压

140～159/90～99 毫米汞柱（12.7～21.2/12～13.2 千帕）为高血压 I 期，这个时候机体没有任何器质性病变，只是单纯高血压；160～179/100～109 毫米汞柱（21.3～23.9/13.3～14.5 千

帕）为高血压Ⅱ期，此时就会产生左心室肥厚，心、脑、肾损害等器质性病变，但功能还在代偿状态；180/110毫米汞柱（24/14.7千帕）以上为高血压Ⅲ期，此时有脑出血、心力衰竭、肾功能不全等病变，已进入失代偿期，随时可能发生生命危险。

高血压不仅是一种独立的疾病，还是引起心脏病、脑卒中、肾功能不全等病变的主要危险因素。目前，我国患有高血压的人群已有1亿多人。

影响血压的因素有很多，其主要因素有两方面，一方面受遗传因素影响，另一方面受环境因素影响，包括生活习惯、社会因素、气候等，而这些因素在高血压的发病中起着比遗传因素更重要的作用。因此，高血压也被称为生活方式相关疾病。

第一，高血压的判断。想知道自己是不是高血压的高危人群中的一员吗？看看自己是否具有下面其中之一的特点。

①家族中有高血压患者。

②精神长期处于紧张状态，工作压力大。

③体重超重或肥胖的人。

④嗜好高盐饮食，长期吸烟、饮酒的人。

⑤年龄超过60岁。

⑥服用避孕药、肾上腺皮质激素等药物。

⑦患有某些疾病如肾炎、肾盂肾炎、甲状腺功能亢进、糖尿病等。

⑧偶尔测得血压超过正常值，但尚未确诊为高血压病。

如果有以上症状，那么说明你已位于高血压的高危人群中，那就更应该注意改变自己的生活环境和生活方式，越快越好，尽可能地使自己远离高血压。

第二，饮食调理。

①多吃鱼类，少吃牛肉、羊肉和肥猪肉。

②多食用水果。许多水果含钾丰富，可缓冲钠对身体的有害影响，减少血容量而使血压降低。水果中含钾量最多的有香蕉、桃、山楂、鲜枣、柑橘、柿子、苹果。此外，水果中还含有大量的维生素C、烟酸等微量元素，对血管有保护作用。含维生素C

最多的是山楂、猕猴桃、红枣、薄荷、橘子。

③素食可降低血压。有一些蔬菜也有轻度的降压作用，适合患有高血压的患者食用。如芹菜、大蒜、西红柿、菠菜、洋葱、茭白、胡萝卜、茄子、冬瓜、黄瓜、南瓜、木耳、海带、土豆、甘薯等。

④避免空腹或睡前饮用大量浓茶，提倡长期饮淡绿茶，并在饭后饮用为宜。

第三，运动疗法。运动对于治疗高血压也有一定的作用，高血压患者可以选择做以下运动。

①太极拳。动作柔和，可使肌肉放松，血管松弛，促使血压下降。打一套太极拳，收缩压可一次性地下降10毫米汞柱（1.3千帕）。

②体操。运动部位均匀，运动量适中。

③步行。快步行走每天1～2次，每次30～45分钟，行程约2000米。在每天下午、黄昏、睡前均可进行，可使收缩压下降4～6毫米汞柱（0.5～0.8千帕）。

④游泳。这是一项极好的全身运动，坚持每周游泳1～3次，对降低血压很有好处。

第四，运动误区。对于高血压患者而言，可能很多人都已经认识到了运动的重要性，但是在这方面还有很多人存在着运动误区，在此需要提醒高血压患者，注意以下6个方面。

①喜欢晨练的人们，早晨过早地起来运动，这样是不对的，尤其是大雾天气。雾气中含有许多对人体有害的物质，这时候选择运动容易吸进有害气体，对身体健康非常不利。

②忽然进行一次剧烈运动，或者运动过量。运动是一个循序渐进的过程，要持之以恒，不能三天打鱼，两天晒网。突然进行剧烈运动会增加心脏负荷，对高血压患者是极为不利的。

③自以为身体状态好，不胖不瘦就不参加任何运动。这种观点是不对的，运动的目的不是为了减肥或增肥，运动是为了强身健体，运动可以保持身体健康。

④把运动当减肥的手段，觉得哪里肉多就专门锻炼那一个部位。身体是一个整体，各个器官相互依存，相

互作用，运动是需要全身上下的配合才能进行的，不可有所取舍。

⑤爬山是最适合老年人的锻炼方式。每一个人的体质都不一样，老年人的体质更是区别较大，在选择运动项目上，一定要选择适合自身条件的运动，不能盲目地认为什么运动好，什么运动不好。老年人要坚持适度原则，找到适合自己体质的运动方式。

⑥运动后大量喝水和冷水浴。运动后大量喝水会使血容量增加过快，突然加重心脏的负担，引起体内含有钾、钠等的电解质发生一时性紊乱，甚至出现心力衰竭、心闷腹胀等，故运动后不可过量过快饮水。运动后，人体为保持体温的恒定，皮肤表面血管扩张，汗孔开大，排汗增多，以方便散热。此时洗冷水浴会因突然刺激使血管立即收缩，血液循环阻力加大，心肺负担加大，这对于高血压患者来说很危险，很容易诱发心脑血管系统疾病急性发作。

第五，适量运动。除以上需要注意的内容以外，高血压运动疗法还需要注意以下3点。

①运动方式要符合自己的身体条件。高血压患者可根据自己的病情、年龄、体力、爱好等情况选择锻炼方式，但以体力负担不大、动作简单、不过度低头弯腰、动作缓慢、竞争不激烈的项目为标准。如散步、慢跑、健身操、打球、爬山、游泳、太极拳、气功等。

②把握好运动量。高血压患者运动一定要讲究适度原则，运动量的指标以病人的自我感觉及活动时的心率判定。正常人的心率是每分钟60～90次。运动时的适宜心率可用"170-年龄"的得数来计算。如65岁的高血压病患者在运动时的适宜心率为每分钟（170-65）=105次左右，最多不宜超过20次，即每分钟不得超过125次，超过这个量就是运动过量，对身体健康就会起反作用。像一些竞技比赛项目，如足球、篮球，还有长跑项目，一般测量心率都在每分钟140～150次以上，所以都不适合高血压病患者。

③做到循序渐进，持之以恒。高血压患者运动健身时，不要急功近利，由静到动是需要一个适应过程的。所

以开始的运动量要小，锻炼的时间不宜过长，在身体适应运动模式之后，要根据病人的身体情况适当地增加运动量。高血压病的体育疗法是一种辅助治疗方法，非一朝一夕就能奏效，所以做到持之以恒，才能收到应有的效果。

第六，食疗选方。高血压患者也可以选用一些食疗药方，配合运动，效果会更佳。

①芹菜粥：芹菜（连根）120克，粳米250克，依个人口味准备盐、味精各适量。将芹菜洗净，切成4厘米长的段，粳米淘净。芹菜、粳米放入锅内，加入适量清水，用武火烧沸后转用文火炖至米烂成粥，再加少许盐和味精，搅匀即可出锅食用。

②海带决明汤：海带30克，决明子15克。将海带洗净，浸泡2小时，连汤放入砂锅，再加入决明子，煎1小时以上。饮汤，吃海带。血压不太高者，1日1剂，病重者可每日2剂。

③菊槐茶：菊花、槐花、绿茶各3克。把它们分别放入瓷杯中，以沸水冲泡，盖盖浸泡5分钟即可。每日1剂，不拘时频频饮用。

（2）低血压

无论是生理原因还是病理原因造成的低血压，收缩压低于100毫米汞柱（13.3千帕），就会形成低血压。

低血压可分为急性和慢性两种。平时我们讨论的低血压多为慢性低血压，即血压长期偏低，并伴有头晕、头昏、乏力、易疲劳等症状。根据相关统计，低血压发病率为4%左右，老年人群中可达10%。患有轻微低血压的人一般会有头晕、头昏、头痛、食欲缺乏、易疲劳、脸色苍白、消化不良、晕车船等症状。严重者还会出现直立性眩晕、四肢厥冷、心悸、呼吸困难、发音含糊等症状，甚至会发生晕厥、抽搐等症状。

低血压患者如果没有什么症状，一般情况下无须药物治疗，可以通过体育锻炼及食疗饮食改善体质，增加营养。

第一，适量运动。运动可以促使交感神经兴奋性增高，儿茶酚胺类物质分泌增多，从而使血压上升，也可以刺激心血管运动及调节中枢神经系统，改善周身的血液循环状况。患者可以选择打太极拳、练剑、跑步、做操、游泳、滑冰、爬山等运动，只要能够坚持，就可以达到提升血压的目的。

①跑步。

跑步这种运动方式简单易行，不过需要长期坚持，才能起到增进健康、改善体质的效果。跑步是许多老年人喜爱的运动方式之一。不过，跑步也需要注重锻炼的方式，它也是有科学性的，如果锻炼方式不正确，同样会降低锻炼效果。那么，在跑步时，尤其是老年人应该注意哪些问题呢？

由静止到运动，需要一个适应过程，所以跑步的人要先进行准备活动，伸伸腰，踢踢腿，打打太极拳也可以。身体活动开了，再逐步开始慢跑，以保证机体各器官功能的协调。

跑步的正确姿势是两手微握拳，上臂和前臂弯曲成90°，保持头与肩的稳定。头要正对前方，除非道路不平，不要前探，两眼注视前方。肩部适当放松，避免含胸。两臂自然前后摆动，尽量放松全身肌肉，两脚落地要轻，最好做到前脚掌先着地，这样可以防止身体受到突然的震动。

跑步时，最好用鼻子呼吸，尽量少用口呼吸，有意识地将双脚步伐节奏与呼吸节奏协调起来。一般来说，根据自己的体力状况和跑步速度变化，可以采取两步一吸、两步一呼或三步一吸、三步一呼的方法。当呼吸节奏与跑步节奏相适应并形成习惯后，就可避免呼吸急促和节奏紊乱，对加深呼吸的深度极为有利。

刚参加慢跑锻炼或体质较差的老年人，开始可以采取慢跑与走路交替进行，然后再逐渐增加慢跑距离，切忌急于求成，运动量过大。运动结束前，要学会让身体逐渐平静下来，由动到静也需要一个过程，不可突然停止运动。

②床上运动。

仰卧，双臂放于体侧。吸气，双膝并拢弯曲上举，尽量触及胸部，恢复时呼气。重复5次。

两腿伸直坐在床上，上体前倾，双臂向前平伸，用双手极力触及双脚。重复5次。

仰卧，呼气时坐起，立即向右转

身1次，躺下，恢复预备姿势。第二次呼吸时再坐起，立即向左转身1次，躺下，恢复预备姿势。重复4次。

仰卧双臂上举，双手叉握，互相纠缠状，拉时吸气，恢复时呼气。重复3～4次。

呼气时上举一条腿，吸气时放下，再呼气时上举另一条腿，吸气时放下。重复5次。

坐在床上，头向左侧旋转，再向右侧旋转。重复5～6次。

双臂从身体两侧向头上方举起，双手相握，再慢慢伸直手指，随后吸气，同时双臂从两侧放下还原。

仰卧，双腿伸直并拢，抬高50°～60°，抬腿时吸气，放下时呼气。重复7次。

③升压操。

身体直立，先将双臂向前伸直，用力拍手3次，然后用左手掌侧敲打右臂，从手指部开始，直到肩部为止。换侧重复此动作。

身体直立，双脚分开，双手握拳向前伸出。从腹部深处发力，一边发出"哈！哈！哈！"的叫声，将双

手大拇指伸入拳头内，并用力紧握15次。

坐在椅上，低头弯腰，双手握拳，用靠近小指一面的拳部敲打足三里穴，约30次。

第二，饮食调理。在日常饮食中，患者最好多食用一些富含高蛋白的食物，如猪肉、牛肉、羊肉、鸡肉、鸭肉、兔肉、鱼肉、蛋、奶、大豆等。并且糖类、脂类也可以适当多吃，包括糕点、糖果、藕粉、杏仁等食品，以增加体内的总能量。菜肴可以稍微多带盐分，以便提升血压。

除此之外，低血压患者还可以吃生姜。常吃生姜对治疗低血压很有好处，生姜含有挥发油，可以刺激胃液的分泌，兴奋血管，促进消化，有治疗低血压的作用。低血压患者可以在日常饮食中加入姜丝、姜末，平时把生姜放入茶中当茶饮也不错。另外，也可多喝盐开水，这也有助于提升血压。喝水的时候，适当地往水里放一些盐，或者饮食多加一些盐，可以升高血压，不过多盐不是过多地吃盐，每天控制在20～25克即可，而且要

多喝水，以增加血容量，升高血压。

第三，食疗选方

①红枣栗子焖鸡：红枣15枚，栗子150克，鸡1只。将鸡去毛、去内脏，洗净后，切成块状。然后用大火煸炒，再加入调料，煮至八成熟，加红枣、栗子焖熟，即可食用。

②炖猪心：猪心1个，川芎6克，当归12克，黄芪20克，党参30克。将猪心洗净，然后加水，再将其余4味药材放入锅中，用大火炖熟，吃猪心喝汤。

③韭菜汁：取适量的韭菜，放入容器内，捣烂取汁。每日早晨服1杯，常服用，可使血压恢复正常。

④黑豆桂圆大枣茶：黑豆50克，桂圆15克，大枣50克，蜂蜜适量。将黑豆、桂圆、大枣、蜂蜜，泡茶。每日2次。

（专家提醒）——————

在测量血压时，除了要注意测量的方法外，还要注意在测量血压前，被测者应先休息5～10分钟，运动后则须休息半小时，以消除劳累或紧张

因素对血压的影响。并且，在测血压时，应在比较暖和的室内进行，先让被测者深呼吸5～6次。如果有尿意的话，应先排空。

尽管高血压、低血压不能被治愈，但是能够被有效控制，合理的饮食习惯可以帮助血压恢复平稳，适当的运动也可以让血压不再跌宕起伏。希望患者朋友注意饮食，适量运动，让血压维持在一个相对平稳的状态。

五　血糖

1. 正常指标参考

血液中所含有的糖被称为血糖，绝大多数情况下都是葡萄糖。体内各组织细胞活动所需的能量大部分也是来自葡萄糖，血液中的糖是人体必不可少的物质，所以血糖的含量必须保持在一定的水平，才能维持体内各器官和组织的需要。

在我们身体中，糖分是不可替代的营养之一。人们所摄入的谷物、蔬果等，经过消化系统最终转化为单糖（如葡萄糖等）进入血液，运送到全

身各个细胞，作为能量来源以供人体消耗。如果一时间不能完全消耗，就会转化为糖原储存在肝脏和肌肉中。一般来说，肝脏可以储存糖 70 ~ 120克，占肝重的 6% ~ 10%。细胞内所能储存的糖是有限的，如果摄入的糖分过多，多余的糖就会转变成脂肪。所以，世界卫生组织对人体内的血糖值测定了一个最佳标准：正常人的血糖值为空腹血糖值 3.9 ~ 6.1 毫摩尔 / 升；餐后 2 小时血糖值为 4.4 ~ 7.8毫摩尔 / 升。

2. 血糖自测方法

对于糖尿病患者而言，血糖仪如果使用不当，不仅不会起到相应的作用，有时可能还会给人造成错觉，甚至会使病情延误。为此专家指出，自测血糖一定要把握正确的方法。

第一，检查时间要把握好。检查空腹血糖的时间最好在早上 6 ~ 8 点，抽血时，患者要保证前一日晚餐后至次日清晨做监测时的空腹时间间隔要达到 8 ~ 12 小时。

第二，服药量及时间要正常。测血糖前不要停药，要按照平时的药量

和时间正常服药，这样才能反映出药物对血糖的控制情况。

第三，注意测量次数。在测量时不但要注意空腹测，而且要在饭后 2小时测，必要时还要在睡前测血糖，这样才能根据血糖的变化，调整所吃药物的品种和用量。

3. 疾病信号及自疗方法

很多人对于糖尿病有理解误区，认为是糖摄入过多所引起的疾病。事实上，糖尿病是由于胰岛功能减退，以至于血液中残存太多糖类，而引起碳水化合物代谢紊乱的代谢障碍性疾病。糖尿病还分为 1 型糖尿病和 2 型糖尿病，而患 2 型糖尿病的人居多，所占的比例约为 95%。其主要特点是血糖过高、糖尿、多尿、多饮、多食、消瘦、疲乏。如果患了糖尿病，还可能伴有心血管、脑血管、高血压、肾病、足病、口腔疾病、昏迷、胃肠病、眼病、肺结核、皮肤病、神经病变、抑郁等并发症。

随着人们生活水平的逐渐提高，老龄化人口及肥胖人口的数值不断增加，糖尿病的发病率也随之呈逐年上

升趋势。

糖尿病的病因十分复杂，归根结底则是由于胰岛素绝对或相对缺乏，或胰岛素抵抗所导致的。因此，在靶细胞产生胰岛素、血液循环系统运送胰岛素以及靶细胞接受胰岛素并发挥生理作用这三个步骤中任何一个发生问题，均可引发糖尿病。糖尿病典型的症状是"三多一少"，即多饮、多尿、多食及消瘦。当然，由于发病方式或病情轻重的不同，并不是每个病人都具有这些症状。

（1）起居要有规律。糖尿病人的起居要有规律，必须要按时起床，按时休息。有关实践证明，有规律的生活起居可以保证机体新陈代谢维持在最佳状态，这也是糖尿病控制病情的首要条件。

（2）遵循饮食原则。众所周知，糖尿病患者的饮食忌讳很多，一般含糖量高的食物都不可以食用。由于目前很多人对糖尿病的病因和发病机理的认识还不够深入，缺乏有效的防治措施，因此，控制膳食和营养治疗对各种类型糖尿病病人显得尤为重要，

也可以说是基本治疗方法。糖尿病患者可以摄入一些含有维生素B6的食物，如啤酒酵母、小麦麸、麦芽、动物肝脏与肾脏、大豆、甘蓝菜、蛋、燕麦、花生等，也可以适量吃些水果。

糖尿病患者要注意控制能量的摄入，正常体重者一般可按每千克体重105 ~ 126千焦（25 ~ 30千卡）摄入，并可依据劳动强度的不同而作适当调整。要有充足的蛋白质供给，可以把蛋白质的热能比提高到15% ~ 20%。但是，对于并发有肝性脑病、肾功能障碍的患者则应另当别论。下面详细地为糖尿病患者介绍几种有益于自身的食品。

①吃南瓜粉可防糖尿病：南瓜，又称倭瓜，有益气润肺、驱虫解毒、治咳止喘、疗肺痈与便秘、利尿美容等作用。研究发现，南瓜中含有丰富的果胶和微量元素钴，果胶是一种能够延缓肠道耐糖和脂质吸收的物质，微量元素钴则是一种可以帮助胰岛细胞合成胰岛素的必要元素。因而常吃南瓜有助于防治糖尿病。不过吃南瓜

也要适量，因为南瓜含有一些糖分，多吃容易引起血糖升高。

下面告诉大家一个吃南瓜的好方法，既可以保证患者有效控治糖尿病病情发展，又可以稳定血糖。具体方法如下。到市场上挑选一些成熟的南瓜，清洗干净之后，用工具刮掉皮，抠掉里面的瓜瓤，再用刀把南瓜切成细丝；切好的南瓜丝要在清水中泡上1小时左右，之后捞出晒干。晒干的南瓜丝要放入烘箱，60℃～80℃烘8小时，如果没有烘箱就改用铁锅炒脆。将松脆的南瓜丝磨碎，放在密封容器内备用。患者每次可取1～2匙南瓜粉，放入适量温开水，调匀后服用。

②吃鳝鱼可以调血糖：鳝鱼通常指黄鳝，其肉质细嫩、味道鲜美，既是一种美味佳肴，又有药用价值。鳝鱼味甘性温，含有丰富的蛋白质、脂肪、钙、磷、铁、维生素B1、维生素B2、烟酸等营养成分，具有补虚损、祛风湿、治痨伤的功效。现代医学对鳝鱼的药用价值进行研究得出，鳝鱼对糖尿病有良好的治疗作用，且无不良反应。从鳝鱼中可提取分离出"黄鳝鱼素A"和"黄鳝鱼素B"，这两种物质具有显著的降血糖和调节血糖生理机能的作用。因此，吃黄鳝对糖尿病人来说是一种理想的养生方式。

③其他适合糖尿病患者食用的蔬菜，具体如下。

苦瓜：性寒味苦。苦瓜中含有类似胰岛素的物质，有利于降低血糖。

胡萝卜：健脾化滞、养肾壮阳。胡萝卜含有胡萝卜素、维生素等营养成分，以及一种无定形黄色成分，人体摄入后，有明显的降血糖效果。

莴苣：为低糖食物，富含胰岛素激活剂。

竹笋：为低糖低脂高纤维素食物，有消渴的功效，可多食。

洋葱：含有维生素A、维生素B1、维生素B6、维生素C等，并有杀菌作用，能抑制高脂餐引起的血浆胆固醇升高。同时，洋葱含有与降糖药物甲苯磺丁脲相似的有机物，适合糖尿病并发动脉硬化者食用。

菠菜：促进胰岛素分泌，素有"蔬菜之王"的美称，可多食。

山药：益气补气，是治疗糖尿病

的药物之一。

空心菜：它的各种营养成分含量都要比西红柿高出许多倍，同时还含有胰岛素样成分，其丰富的纤维素和胰岛素样成分可治疗糖尿病。

黄瓜：黄瓜中含有维生素C，可改善糖代谢，降低血糖。

蘑菇：为高蛋白低脂肪食物，药理研究表明有降糖降脂作用。

（3）运动疗法。在治疗糖尿病的过程中，运动也是一项最基本的措施。运动可以使甘油三酯和胆固醇下降，提高中高密度脂蛋白的含量，改善周围组织的血流量和供氧能力，增强心脏的泵血功能，有助于预防以及减轻糖尿病心血管并发症的发生。当然，在运动时，糖尿病患者一定要注意避免诱发低血糖，所以患者可以在餐后血糖升高时进行运动。

最适合糖尿病患者的运动是持续的、有规律的有氧运动，如步行、骑自行车、慢跑、打羽毛球、游泳、爬山、跳舞等，运动量以运动后不感到疲劳为佳。这里为糖尿病患者推荐三种运动处方。

①快慢步行。糖尿病患者可以采用快慢交替行走的方法。先快步行走8分钟，然后慢速行走8分钟，接着又快行8分钟，这样快慢结合着交替行走。针对行走采用什么速度这个问题，就要因人而异。体质总体状态比较好的轻度肥胖患者，快步行走的时候，可以每分钟走140步左右；稍微有些胖的患者不能走得过快，保持每分钟110步左右的中速行走即可；年老体弱者可慢速步行，每分钟90～100步。开始时，每天半小时即可，以后逐渐延长时间，早、晚各1次。

②爬山。对糖尿病患者来说，爬山是一种较为理想的运动。因为在爬山过程中，人体腰部和腿部的力量能够显著提高，不仅能提高人运动速率和耐力，还能协调身体的平衡能力，从而加强心、肺功能，提高身体素质，增强抗病能力。在身体条件较好的前提下，糖尿病患者可以适当加长运动时间，增加爬山高度，这样可以消耗更多能量，长期练习可以减脂，让身体更健康。在爬山过程中，腿部大肌群参与较规律的运动，且有一定的负

荷，可以促进血液循环，加强氧气交换，增强新陈代谢，使人体对胰岛素的敏感度提高，有利于更好地控制血糖水平。

虽然说爬山对糖尿病患者的身体健康和病情的稳固都起着比较积极的作用，但是也不能忽视一些重要的细节。一是要保证起到锻炼的作用，但不能过度疲劳，注意运动的强度。二是坚持循序渐进，运动量要慢慢加大，不能突然做超出身体极限的运动。三是最好在爬山前少吃一些食物或在饭后1小时开始爬山，以免发生低血糖。还有身体较虚弱、并发症较重者，应在医生的指导下采取轻微的运动。

③游泳。糖尿病患者选择游泳运动一定要注意，首先不能空腹游泳，吃饭之后一定要过半个小时再游泳。游泳时，别让自己太累。游后如果稍觉疲劳，休息后即可恢复也属正常。最好是在医生的指导下确定游泳的强度、频率和坚持时间。

（4）戒烟忌酒。糖尿病患者如果长期饮酒会使病情难以控制，甚至会加重病情。因为酒中过量的乙醇会直接损坏胰腺，使本就受到损害的胰腺功能再次受到损害，难以恢复。香烟中的尼古丁会刺激肾上腺素的分泌，导致血糖升高，使血小板的黏着性增加，从而引起动脉硬化。因此，糖尿病患者应严格戒烟忌酒。

（5）食疗选方。糖尿病患者可以选用一些食疗药方，或许可以达到更好的治疗效果。

①猪胰淡菜汤：猪胰1条，淡菜45～80克。先将淡菜（干品）洗净，然后放入清水中浸泡20分钟左右，倒入锅中煮汤，待煮开10分钟后加入猪胰同煮，熟透后调味进服，也可佐膳食用。此汤有补肝肾、益精血的功效，适用于糖尿病患者。

②菠菜根粥：新鲜的菠菜根250克，鸡内金10克，大米适量。将菠菜根洗净，切碎，与鸡内金一同放入锅中，再加入适量水煎煮半小时，然后加入淘净的大米，煮烂成粥。此粥利五脏，止渴润肠。

③蚌肉苦瓜汤：苦瓜250克，蚌肉100克。苦瓜和蚌肉共煮汤，加油、盐调味，熟后喝汤吃苦瓜和蚌肉。此

汤适合轻型糖尿病患者。

专家提醒 ────────────

很多糖尿病患者都不敢吃水果，这种做法是错误的。水果中含有很多微量元素，如铬、锰等，可以提高胰岛素的活性，对糖尿病患者是有利的。因此，在血糖得到控制的情况下，适当进食各种水果对人体是很有裨益的。

越来越多的实践证明，糖尿病患者由于疲劳、焦虑、失望、情绪激动等问题，会引起神经内分泌反应性增强，使激素的分泌增多，胰岛素分泌减少，从而引起血糖升高。因此，糖尿病患者一定要稳定自己的情绪，这样才有利于病情的稳定和好转。

六 发热

1. 受风着凉

受风着凉是引起发热最常见的原因。中医认为，在人体的体表有一层起着保护和防卫作用的阳气。正常情况下，就是因为有了阳气的防护，人

才不容易受到外来邪气的入侵。如果由于生活起居不慎，没有采取防寒保暖措施，使风寒邪气乘虚而入，这时，体表的那层阳气就会和入侵的邪气"混战"，正邪交战，战斗达到了白热化程度，人体就开始发热了。

很多人都有过感冒发烧的经历，一不小心，受了风、着了凉，很快就会全身发冷，穿多少、盖多少都无济于事。可一摸脑前额又很烫。发热是正邪战斗的结果，可以理解，那为什么还会怕冷呢？原来，当体表那层阳气与外来邪气"混战"的时候，在最外层负责保护和防卫的阳气数量势必减少，人体缺乏阳气的保护和温煦，就会表现出怕冷。因此，既发热，又怕冷，就成为受风着凉的典型特征。除发热、怕冷之外，受风着凉的人还会出现浑身没劲儿、酸痛、不想吃饭、打喷嚏、流清涕等表现。在日常护理方面，要加强防寒保暖措施，多穿一点儿，多盖一点儿，以免再次受寒。同时，要注意多喝水，饮食以清淡、易消化为主。食疗方面，可以用葱白、生姜、香菜熬水，趁热喝，发点儿汗，

很快能退热。

2.夏天中暑

夏天中暑也是引起发热的重要原因。炎炎夏日，烈日当空，如果长期在户外暴晒，或者工作环境温度太高，加之防暑降温的措施不利，人就可能会中暑。暑，是中医所讲风、寒、暑、湿、燥、火六气之一。在正常情况下，六气是六种自然界的天气变化，不会伤害人体。但如果这六种气候变化过于明显和剧烈，人体一时适应不过来，那就要得病了。中暑，就是夏天暑热邪气过盛，伤害人体所生的疾病。

由于"暑"的本质是火热，是一种在炎炎夏日出现的火热之邪，而这种火热邪气又具有伤津耗气的致病特点。因此，中暑之后，人就会表现出发热、口渴、多汗、面色发红或发白、头晕、头痛、浑身无力、四肢酸懒、注意力分散、动作不协调等征象。如果进一步发展，随着伤津耗气的程度逐渐加重，人体还可能表现出四肢湿冷、血压下降、脉搏加快等。这时，要做的是赶紧把病人转移到阴凉通风处，并及时补充盐分和水分。如果处理及时，病情一般可在数小时内缓解。为了预防中暑，除加强防暑降温措施之外，平时还应注意劳逸结合，工作强度不要过大，劳动时间不宜过长，要保证充足的睡眠。食疗方面，绿豆汤、酸梅汤、西瓜等都是夏季不可或缺的防暑佳品，可以常吃。

3.脾胃虚弱

脾胃虚弱是引起发热的原因之一。在日常生活中，经常可见有人吃完饭后喝一碗热水或热汤，马上就面红耳赤、汗如雨下。从中医角度来看，这种情况很可能是由于脾胃虚弱引起的。我国金代著名中医学家李杲就曾经描述这种发病情况："夫饮食不节则胃病，胃病则气短、精神少而生大热，有时而显火上行，独燎其面。"可见，不要一看到发热就习惯性地想到有火，脾胃虚弱也能引起发热。

一般来讲，由于脾胃虚弱引起的发热，多为自觉性发热。绝大多数病人用体温表测量，体温并不高，可是病人却烦热，有时还大汗淋漓。除此之外，这种烦热还有一个显著的特征，那就是病人一到凉快的地方，或者稍微将衣服解开一点儿，烦热很快就消失了。可见，对于日常生活中经常怕热的人，可别一见"怕热"就以为是"有火"而吃泻火的药。万一这种"怕热"是由于脾胃虚弱引起的，再吃泻火药无异于雪上加霜，给本来已经虚弱的脾胃又给出严重的一击。从临床来看，脾胃虚弱的人多身体消瘦或虚胖，浑身无力，不想吃饭，大便偏稀或次数偏多，稍微多吃一点儿就腹胀。在日常护理方面，要注意劳逸结合，保证充足的休息和睡眠，平时可以用西洋参、麦门冬、五味子、炙甘草泡水代茶，既补气，又养阴，还止汗，一举三得，不妨一试。

4. 阴虚有热

阴虚有热也是造成发热的原因。跟上述几种发热不同，阴虚有热多见于更年期女性。中医认为，女子以血为先天。随着更年期的到来，女性身体内的阴血数量开始逐渐减少。如果阴血亏虚到一定程度，不能与相对偏盛的阳相匹配，虚热内蒸，那么，更年期的女性就会感觉发热了。

经常可见这种情况：有的更年期女性动不动就气急冒火、心烦发热。从中医角度来看，很多情况下都属于阴虚有热。和脾胃虚弱引起的发热一样，这种发热也属于一种自觉发热，绝大多数不能用体温表量出来。而且，病人在自觉心烦、发热的同时，还往往伴有脾气变大、情绪激动、面部发红、阵阵汗出、夜里睡觉不踏实等表现，有的人还会出现盗汗。在日常护理方面，阴虚有热的人千万不要再吃辛辣容易上火的食物，更不能饮酒。在食疗方面，百合、阿胶、枸杞、桂圆、麦门冬、五味子等可以养阴止汗，泡水代茶，可以常喝。

七 口舌生疮

1. 心里有火

心里有火是造成口舌生疮最常见的原因。中医认为，舌为心之苗，心开窍于舌。因此，如果心的功能出现异常，往往会在舌头上表现出来，而通过观察舌头的变化，也就能够测知心脏功能。这也就是为什么有的时候人们一着急上火，遇到心烦的事儿，就会出现口舌生疮的原因。

　　如果留心观察就会发现，在我们周围，有的人是因为马上要参加考试而着急上火，有的人是因为马上要晋升职称而着急上火，有的人是因为家里有人得了重病而着急上火，有的人是因为股市大跌而着急上火……心火一起，超过了正常的承受限度，就会烧灼口舌部位，轻者可能仅表现出疼痛，重者可能会出现破溃、流血。心里有火而引起口舌生疮的人，一伸舌头，舌体颜色往往偏红，尤其以最前端的舌尖部位最为明显，同时常常伴有心烦急躁、睡不着觉、爱做梦、小便发黄等表现。这时，除了学会调整自己的心态，遇事多与身边的人沟通并积极主动地应对之外，在日常护理方面，多喝水是最简捷、最有效的防护措施。很多口舌生疮的人都有不爱喝水的毛病。殊不知，水能灭火，水足了，火自然也就下去了。如果心火较盛，口舌生疮比较厉害，不妨采用莲子心、麦门冬、生甘草、竹叶等泡水代茶，心火一清，口舌生疮很快就会好了。

2. 心血不足

　　心血不足也是造成口舌生疮的重要原因。中医认为，心主血，又主火。心血是心脏发挥正常生理功能的物质基础，心火是心脏发挥正常生理功能的外在表现。在正常情况下，心血主濡润、滋养，心火主温煦、推动，心血与心火是一对儿相互平衡的阴阳关系。如果心血充盈，心火就不会过亢；如果心血亏虚，心的"虚火"就要上犯，同样会出现口舌生疮。

　　引起心血不足的原因很多，或者由于失血过多，或者由于血液的生成不足，或者由于平时操心过度、暗耗心血，都会造成心血的数量减少。心血一少，心火就要相对地偏旺，这种由于心血不足而引起的心火被称为"虚火"。因此，这种"虚火"上犯的病人除了表现出口舌生疮、心情烦躁、睡觉不好等征象外，还会出现一系列由于心血不足而引发的症状，如心慌心跳、面色发白或发黄、口干想喝水、喜食甘凉清淡、小便发黄等表现，有些女性朋友还有可能出现月经量少或月经推后。这时，正确的防治方法是赶紧补充心血的不足。心血补足了，心的"虚火"自然也就下去了。可很多人不明白这个道理，一看口舌生疮，就认为是有火而拼命吃泻火药。结果，泻火药吃了不少，口舌生疮一点儿也没见好。有些人就是因为长期吃泻火药，把胃吃坏了。本来挺好的胃，由于阳气受伤，受不了一点儿凉，一受凉就开始胃痛。因此，对于心血不足的人来说，在日常护理方面，除了安排好日常的工作和生活，加强营养，避免过于劳累之外，平时可以多吃一些具有补血作用的食物，如桂圆、阿胶、猪蹄、甲鱼、鲇鱼、菠菜、羊肝等，也可以用生地、玄参泡水代茶，效果都不错。

八 乳房胀痛

肝气不舒是造成乳房胀痛的常见原因。中医认为，肝主疏泄，肝主调畅气机。如果心情长期抑郁，总爱生气，就会造成肝的疏泄功能障碍，出现肝气不舒的情况。而肝经的循行路径正好经过乳房，所以乳房胀痛是女性肝气不舒的常见症状。如果仔细观察就会发现，这种乳房胀痛多于月经来潮前及月经期间加重，同时伴有胸部憋闷、两胁胀满、喜欢叹气等气机不畅的表现。

对肝气不舒引起的乳房胀痛，学会消除自己的不良情绪非常重要。选择适当的方法发泄一下心中的不快，可以起到缓解肝郁的作用。比如，在歌厅里引吭高歌，和朋友到郊外呐喊，或者通过跑步、游泳等运动方式宣泄情绪。除此以外，还可以选择将注意力转移到其他事情上去。如工作压力较大的人，可以在周末和朋友去郊游，放松心情。如果是感情上出了问题，可以把精力投入工作，在社会中找回自我。还有一种更高境界的方法——"升华法"，即许多生活中的烦恼，如果把它们放在整个人生道路上看，只不过是一段小小的插曲。要知道，人无远虑，必有近忧。目光放得长远一点儿，心胸再开阔一点儿，对健康绝对有益。肝气不舒的人，平时可以用疏肝理气的苏梗、橘叶、玫瑰花、白梅花等泡水代茶，可以有效地缓解乳房胀痛。

九　手脚麻木

气血亏虚是造成手脚麻木的常见原因。每个人都有过手脚麻木的经历，比如说，在床上盘腿儿坐久了，一下地，就会感觉腿麻酥酥的；睡觉时不注意，压着胳膊了，醒来后，整个手臂会变得又麻又木；寒冷的冬季，在外面待久了，手脚会被冻得发木……当然，这些还不能算作病态。我们要说的手脚麻木，是指没有什么明显的诱因，还经常觉得手脚麻木，那就要警惕是身体的某个地方出了问题。中医认为，造成手脚麻木的主要原因在于气血亏虚。

从临床来看，手脚麻木多见于中老年人。人到中年，身体的各项生理机能逐渐从旺盛转向衰退。用中医的话来讲，人体的气血津液已经开始减少，五脏六腑的功能也已经开始衰退。当人体内的气血衰弱到不足以濡养四肢关节时，手脚麻木就要不可避免地发生了。中医行话"麻属气不达，木属营血亏"，说的就是这个道理。

时下，很多中老年人都很关注自己的身体，但事实上，真正能够对自身的健康状况作出正确判断的凤毛麟角。有些中老年人，一发现自己手脚麻木，就开始加强锻炼，有压腿的，有蹭背的，有甩手的，有转腰的……通过这些活动，可以使身体的气血运行加快，手脚麻木的现象可能会在某种程度上得到缓解和改善，对气血运行不畅所造成的手脚麻木还算有效。但是，如果造成手脚麻木的原因是气血亏虚，那么上述运动不仅无济于事，还有可能因为延误了最佳治疗时机而造成不良的后果。气血亏虚的人，除了可能表现出手脚麻木之外，面色发黄或发白，皮肤缺少光泽、浑身没劲儿、爱忘事儿、老想睡觉、爱出虚汗等也是常见的表现，女性朋友还有可能过早地闭经。那么，哪些食物可以补益气血呢？牛肉、羊肉、桂圆、枸杞、糯米、大枣、山药、西洋参、乌鸡、莲子、蜂蜜等效果都不错，可以酌情进行选择。

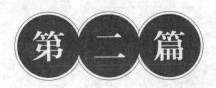

第二篇

常见病的预防与治疗

第一章 常见的呼吸系统疾病

一 感冒

普通感冒又叫头伤风或鼻伤风，是鼻和咽部的病毒感染造成的，病毒经由上呼吸道的鼻腔或口腔进入，它可能会侵袭整个呼吸道，包括肺脏在内，并导致严重的咽、喉，肺或耳部细菌感染。流行性感冒又叫流感，这是一种经由人们咳嗽、打喷嚏散播病毒所引起的疾病。

1. 感冒有什么症状

感冒初期会有流鼻涕、打喷嚏、咽喉痛、声音嘶哑、咳嗽等症状。病情加重时，鼻涕逐渐变稠呈黄绿色，还会头痛发热，体温升高时会发抖、发冷。

流行性感冒会发高热，且全身疼痛。早期症状有寒战、发热约40℃、打喷嚏、头痛、肌肉痛及喉痛。然后通常会出现干咳以及胸痛，稍后咳嗽带痰，开始流鼻涕，发热症状持续3～5天，全身无力，严重时可能引发肺炎。

2. 感冒需不需要去医院

感冒患者的主要症状是畏寒、发烧，有些人还伴有咳嗽。咳嗽、发热都是人体患病后的正常反应，也是一种自我调节保护。一般而言，平时身体比较健康的人，感冒了可以不用去医院，只要多休息（睡觉），多饮水，感冒自然会好。因为睡觉可以增强人体免疫力，而发热时人体出汗比平时要多，所以要多饮水。但是，对于体质较差的人或有慢性疾病的患者而言，感冒后应及时治疗，因为感冒往往会导致出现其他疾病或加重原有疾病。

3. 感冒药方

感冒药方见表1。

表1　感冒药方对应表

症状	药品	适用人群
头痛、鼻塞、流涕	抗病毒冲剂、力克舒、维C银翘片	感冒初期
头痛、发热明显、流涕、打喷嚏	泰诺、新康泰克、白加黑任选一种加甘草合剂	普通感冒
咳嗽、喉痒、痰多	阿奇霉素、罗红霉素任选一种，抗病毒冲剂、甘草合剂	浓痰型感冒，可能有支气管感染的普通感冒患者
腹痛、头痛、打喷嚏	藿香正气液、维C银翘片	胃肠型感冒

4. 感冒如何食疗

（1）紫苏叶15～30克，生姜4片，红糖适量。每日1剂，分2次煎服。

（2）荆芥12克，防风10克，生姜3片，甘草6克。每日1剂，分2次煎服。

（3）柴胡10克，防风6克，陈皮5克，白芍6克，甘草3克，生姜3片。每日1剂，分2次煎服。

（1）～（3）方适合寒性感冒。药不宜久煎，先将药加水浸涨后煎10分钟即可。

（4）板蓝根30克，羌活10克。每日1剂，分2次煎服。

（5）蒲公英30克，野菊花30克，金银花30克，甘草10克。每日1剂，分2次煎服。

（4）、（5）方适合热性感冒和流感。发热高时每日可服2剂。

（6）糯米50克，葱白7根，生姜末6克。将糯米烧成粥，起锅前投入葱、姜焖盖片刻。吃完最好盖被静躺。

（7）大蒜头15克，醋15毫升。将大蒜头去皮，捣烂如泥，加醋成醋蒜泥。取适量米粉丝（或面条），按患者口味烹调，加醋蒜泥搅拌1次食用。吃完后睡觉发汗。

（8）大蒜3头，葱白10根。将大蒜和葱白切碎，加入煮熟的粥中，再熬1次，趁热吃完，多穿衣服，盖棉被。本方适于感冒初期，尤其对感冒伴有头痛者效果更佳。

专家提醒

高危人群如果出现了流感并发症，不能在家里治疗，必须在症状发生时尽快就医。

二　哮喘

哮喘病因复杂，大多是在遗传的基础上受到体内外某些因素而激发，如吸入花粉、动物皮屑、色素等过敏源和感染因素，气候变化，药物过敏，食物过敏，精神因素等。支气管壁的肌肉收缩，气管狭窄，肺部弹性不够和时间性痉挛，支气管及细支气管部分受限都会导致哮喘。哮喘是一种气道过敏性慢性疾病，症状是周期性发作的喘鸣及呼吸困难，胸部无痛性憋闷感，尤其是在呼气时，喘鸣及呼吸困难的症状特别明显。患者呼吸极度困难，造成出汗，脉搏加快，面色苍白，眼球突出，冷汗直下及严重焦虑等症状。当极度严重发作时，患者唇部及脸会变成紫色，哮喘严重连续发作，会造成呼吸困难、说话不便，甚至失去生活自理能力。

1.哮喘患者如何用药

（1）对突发胸闷、憋气、喘咳和痰咳不出时，用气雾给药法最好，起效快，可以及时控制症状，患者可根据情况随时使用，但注意不宜过量。

（2）慢性哮喘患者用药以口服为宜，起效虽慢，但作用较强且持久。夜间发作的患者可考虑采用肛塞给药。急性发作时可注射给药。

（3）使用洋金花、阿托品、异丙托品和异丙东莨菪碱等抗胆碱类药物，能抑制迷走神经的兴奋，防止支气管平滑肌的痉挛。

2.哮喘如何食疗

（1）睡前口服抑喘方：人参1克，生姜3片，核桃肉2只。睡前细嚼后咽下。

（2）姜糖汁：生姜汁150克，黑砂糖120克。用水煎沸，每次口含半匙，渐渐咽之。此方能够消痰下气，温中止喘，主治老年人痰喘。

（3）消炎平喘方：鲜姜汁60克，南瓜5个，麦芽1500克。将南瓜去子，切块，放入锅内加水煮至极烂如粥，用纱布绞取汁，再将汁煮剩一半，放入姜汁、麦芽，以文火熬成膏，每晚服150克，严重患者早、晚服用。本方可以用于多年哮喘、入冬哮喘加重者，具有消炎止痛、解毒平喘的功效。

3.哮喘患者应注意什么

（1）戒烟酒和辛辣食物，多喝茶和咖啡；忌食过咸食物；忌食带鱼、黄鱼、蛏子、鱼、虾、蟹、芥菜等发物；多食新鲜蔬菜和豆制品；适量选食一些能滋补肺脾肾的食品，如莲子、栗子、山药、黑豆、胡桃、芡实、刀豆、梨、麦芽糖、银耳、枇杷、猪肺、羊肺等。

（2）哮喘发作时哮鸣音突然减少或消失，患者反而病情恶化，可能有并发症产生，如气胸、肺不张等，应尽快送医院诊治。

（3）不宜长期服用泼尼松（强的松）或地塞米松类激素药，因可导致骨折、胃溃疡、抵抗力下降，故不要选用阿司匹林制剂。

三 肺炎

肺炎是指肺泡腔和间质组织在内的急性肺实质感染性病变。按病因分类可分为病毒、支原体、立克次体、细菌、真菌型肺炎等。成人最常见的病因是细菌感染，如肺炎链球菌、厌氧菌、金黄色葡萄球菌感染等，而肺炎支原体是年龄较大儿童和青年人的常见感染病因。婴幼儿的主要肺炎病原体是病毒，包括呼吸道合胞病毒、腺病毒等。此病属中医"风湿咳嗽"范畴。

1.肺炎有何症状

（1）细菌性肺炎：发病之前常有上呼吸道感染症状，发病急，通常有高热，体温在数小时内可上升至39℃～40℃。胸部刺痛，随呼吸和咳嗽加剧。咳嗽，咳铁锈色或少量脓痰。常伴有恶心、呕吐、周身不适和肌肉酸痛等。

（2）病毒性肺炎：起病缓慢，头痛、乏力、肌肉酸痛、发热、咳嗽、干咳或有少量黏痰。流感病毒性肺炎开始为典型的流感症状。12～36小时内呼吸增快，进行性呼吸困难、发绀，可发生呼吸衰竭及休克，两肺可闻及湿啰音或哮鸣音。

（3）支原体肺炎：最初症状类似于流感，周身不适、咽喉疼痛和干咳。随着疾病进展，症状加重，可出现阵发性咳嗽，且咳嗽时有黏液脓性或有血丝的痰液。此病发展缓慢，急性症状一般持续 1 ~ 2 周，随即逐渐恢复。但少数患者严重时可引起成人呼吸窘迫综合征。

（4）真菌性肺炎：症状类似急性肺炎，发热畏寒，咳白色黏液痰，有酵母臭味，也可呈胶冻状，有时出现咯血、气促等症状。

（5）吸入性肺炎：为液体、颗粒性物质或分泌物进入下气道所致。多见于久病卧床的患者。如果吸入量大，可引起急性肺损伤或阻塞远端的反复感染，出现急性呼吸困难，呼吸急促及心动过速，或发热、咳嗽、咳痰等类似细菌性肺炎的症状。

2.肺炎如何食疗

（1）大雪梨 1 个，洗净，连皮切碎，加冰糖和少许水，炖服。

（2）甘蔗汁、萝卜汁各半杯，百合 100 克。先煮烂百合，再和入两汁，于睡前服食，每天 1 次。肺炎恢复期服用，促进早日康复。

（3）蜂蜜适量，鸭蛋 1 个。将适量水烧开，待沸后打入鸭蛋，再放蜂蜜烧煮片刻即成，补虚润肺，在肺炎恢复期服用，每日早、晚空腹各服 1 次，

吃蛋饮汤，可早日痊愈。

四 上呼吸道感染

轻微的上呼吸道感染病人可口服板蓝根冲剂，中度发热的上呼吸道感染病人可肌肉注射利巴韦林（病毒唑）或双黄连注射液，细菌感染上呼吸道的病人可肌注青霉素治疗。在平时的生活中，要注意多喝水、多休息，同时要注意营养治疗原则，防治上呼吸道感染。

上呼吸道感染是指自鼻腔至喉部之间的急性炎症的总称，是常见的感染性疾病。90% 左右由病毒引起，细菌感染常继发于病毒感染之后。急性上呼吸道感染病四季、任何年龄均可发病，通过含有病毒的飞沫、雾滴，或经污染的用具进行传播。常于机体抵抗力降低时，如受寒、劳累、淋雨等情况，原已存在或由外界侵入的病毒、细菌，迅速生长繁殖，导致感染。本病有自限性，一般 5 ~ 7 天痊愈。常继发支气管炎、肺炎、副鼻窦炎，少数人会并发急性心肌炎、肾炎、风

湿热等。

急性上呼吸道感染病的临床表现是：急性起病；早期有咽部不适、干燥或咽痛，继之出现喷嚏、流涕、鼻塞、咳嗽。可伴有头痛、发热、声音嘶哑、乏力、肢体酸痛、食欲减退。鼻、咽、喉明显充血、水肿，颌下淋巴结肿大、压痛。急性上呼吸道感染病的治疗可根据发病的程度采取不同疗法。

（1）轻症病人口服板蓝根冲剂、复方感冒灵及对症治疗为主。

（2）有中度发热的病人可肌肉注射利巴韦林（病毒唑）或双黄连注射液。

（3）并发细菌感染者口服复方新诺明或肌注青霉素治疗。

（4）早期应用干扰素，可快速产生细胞抗病毒作用，使临床情况好转。

上呼吸道感染为儿科最常见的疾病，如不及时治疗，可引起很多并发症，特别在婴幼儿时期更为多见。并发症的产生，使儿童的身体健康受到很大影响，所以切不可认为上呼吸道感染是日常小病而轻率对待。急性上呼吸道病的治疗，目前多采用以中医为主的治疗方法。中医对该病症的成因、发病机理以及辨证论治有一套完整的理论及成熟的经验，临床效果满意。另外，对反复上呼吸道感染的易感儿，中医更有其独到之处。适时地使用中药补气养血，扶正固本，可调节机体免疫功能，从而减少疾病的发生。对抗生素，一般主张没有明确的细菌感染证据时，不予使用。因大多数上呼吸道感染，特别是早期病毒感染，抗生素非但无效，反可引起菌群失调，导致病菌繁殖，所以必须避免滥用。在中医治疗的同时，可配合应用西医退热等对症疗法。在日常生活中，可采取以下措施防治上呼吸道感染。

（1）充分休息，多饮水，对症治疗。病人若发热头痛服复方阿司匹林或感冒通；病人若咽痛可用穿心莲片；病人若鼻塞流涕，用克感敏，或用清鼻净；病人若咳嗽用复方甘草合剂。病毒感染用吗啉胍（病毒灵）0.1克/次，每日3次，细菌感染选用复方新诺明每次1～2片，每日2次，或用青霉素。

（2）注意观察病情。若病人出现高热、耳痛、咳嗽加剧、呼吸困难、嗜睡等及时去医院。

（3）退热。上呼吸道感染患者体温超过 38℃时，应及时采用物理方法降温，如用温湿毛巾擦敷额头，体温超过 38.5℃时，可适当服用退热剂。

（4）不要滥用抗生素。上呼吸道感染的患者若没有中耳炎、肺炎等并发症，就不要滥用抗生素。

（5）注重营养治疗。营养治疗的目的是给患者提供充足的能量与营养素，增强患者的抗病能力。对于急性上呼吸道感染的患者来说，要注重营养治疗的原则。急性上呼吸道感染患者的营养治疗原则主要有三个。

①急性上呼吸道感染病程较短，一般不会造成营养不良，故每日能量与营养素的供应可与正常人相同。多食用含优质蛋白丰富的食物以提高免疫功能，有利于消除炎症。少食用油腻食物。发热者能量摄入应稍低。

②急性上呼吸道感染患者由于发热、出汗，机体丢失大量水分和矿物质，易出现体虚、乏力甚至休克等情况。故应摄入富含维生素和矿物质的食物，以保持机体电解质平衡。多饮水，每日至少饮用 2000 毫升水，饮水量应根据患者出汗量、尿量进行调整。

③初期宜采用稀软、清淡、易消化的流质或半流质饮食，少食多餐，以每日 5 ~ 6 餐为宜。有发热症状者可选择有清热作用的食物，忌用冰镇食物或冷饮。症状减轻后可进食普通食物。

第二章 常见的消化系统疾病

一 溃疡性结肠炎

溃疡性结肠炎是一种原因不明的结肠黏膜的化脓性与溃疡性疾病，结肠病变以溃疡为主，多发生在直肠、乙状结肠，也可累及降结肠和整个结肠。主要症状有腹泻，轻者每日大便3～4次，或便秘与腹泻交替出现。重者每1～2小时排便一次，水样或黏液脓血便。一般有轻度至中度腹痛，多局限于左下腹或下腹，也可遍及全腹。有"疼痛—便急—便后缓解"的规律。累及直肠时有里急后重感。病程缓慢、病情轻重不一，有反复发作的趋势。可发生于任何年龄，但多在20～40岁。男女发病无明显差别。

得了溃疡性结肠炎要卧床休息，必要时需住院治疗。注意病情变化，精神过度紧张者，可口服镇静剂，如安定、苯巴比妥（鲁米那）等。

饮食要吃易消化，少纤维，富有营养的食物，避免摄入牛奶或乳制品。发作期食用流质饮食。严重发作者，宜禁食，静脉补液，使肠道获得休息。

腹痛或腹泻明显时，可给少量解痉药，如阿托品、溴丙胺太林（普鲁本辛）等。可口服胃肠道不易吸收的磺胺类药及注射青霉素等可控制感染。可短期用氢化可的松、泼尼松（强的松）等激素类药物，还可以应用中药治疗。

对内科治疗长期无效，有严重的急性感染现象，及有大出血、穿孔、梗阻等，要实行手术治疗。

二 肝硬化

肝硬化是现代人常见疾病，是多种肝脏损伤的终末期，并以肝纤维化为其最初特征。任何破坏肝脏内环境稳定的过程，尤其是炎症、毒性损害、肝血流改变、肝脏感染（病毒、细菌、螺旋体、寄生虫）、化学物质和药物，如酒精、异烟肼、甲基多巴、胺碘酮（乙胺碘呋酮），长期胆汁阻塞和营养不良，均为此病发病原因。其中，慢性肝炎及长期酗酒是常见的发病病因。

1.肝硬化有何症状

肝硬化的主要症状：常有肝区不适、疼痛，全身虚弱、厌食、倦怠和体重减轻，也可能多年没有症状。若胆汁受阻会出现黄疸、瘙痒、黄斑瘤等。营养不良常继发于厌食、脂肪吸收不良和脂溶性维生素缺乏。更常见的症状是门静脉高压引起痔疮、食管胃底静脉曲张导致消化道出血，也表现为肝细胞衰竭，出现腹水或门脉分流性脑病。

2.肝硬化如何食疗

（1）鲜猪胆7个。将7个鲜猪胆绑在一起，在开水中搅7圈，拿出猪胆，常喝此开水（味苦）清热利胆，解毒活血，治疗肝硬化及肝癌。

（2）用猪前小腿肉500克，去骨，与赤小豆200克同煮2小时，喝汤吃豆，每日1次，49天便能根治。但如腹水使肚脐凸出则无效。

（3）取玉米须50～100克，冬瓜子25克，赤豆50克，水煎服，每日1剂为1个疗程。

（4）泥鳅数条。将活泥鳅放清水内养1天，使其肠内脏物排尽，次日用烘箱把泥鳅烘干。粉碎之后加少量薄荷水。每次6克，每日3次。活血通络补虚，治疗肝硬化。

3.肝硬化患者应注意什么

（1）应立刻戒酒，不然肝硬化会更严重，甚至造成致命性伤害。

（2）平时应多吃富含蛋白质、糖类、维生素且脂肪含量低、含盐少的食物。

三　脂肪肝

脂肪肝，是指由于各种原因引起的肝细胞内脂肪堆积过多的病变。脂肪性肝已成为仅次于病毒性肝炎的第二大肝病，正严重威胁国人的健康。一般而言，脂肪肝是一种常见的弥漫性肝病，如能及时诊治可使其逆转；反之，部分病人可发展为脂肪性肝炎，甚至肝硬化。故而，早期诊治对阻止脂肪肝进展和改善预后十分重要。因为早期发现、早期治疗是可以恢复正常的。

对脂肪肝的治疗，可以说是多方面的，不过应根据病因，针对患者的具体病情进行综合治疗，才能收到良好疗效。单纯性脂肪肝是疾病的早期阶段，如能早期发现、及时治疗，是可以完全恢复正常的。脂肪肝即使发展为脂肪性肝炎或肝纤维化，经过积极治疗后，肝脏病变仍有可能得到逆转。但是如果放任不治，一旦发展为肝硬化后，便很难使肝脏恢复正常。

1. 饮食治疗

从一定程度上来看，饮食治疗是治疗脂肪肝的基本方法，病人可通过合理的膳食来缓解病情。这对预防和控制脂肪肝病情发展有重要作用。通常来说，热能的主要来源是食物中的蛋白质、脂肪和糖类，其需求量与年龄、性别等因素有关。过高的热能摄入可使人的体重增加，脂肪合成增多，从而加速肝脏细胞脂肪变性。因此，应该制订并坚持合理的饮食制度，瘦肉、鱼类、蛋清及新鲜蔬菜等富含亲脂性物质的膳食，有利于促进肝内脂肪消退；由于高纤维类的食物中的纤维素是不能被人体所吸收和消化的多糖，有助于增加饱胀感，可以控制血糖和血脂，对因营养过剩引起的脂肪肝，这类食物的重要性可见一斑。

脂肪肝病人适宜选择一些高纤维类的食物，包括玉米麸、粗麦粉、糙米、硬壳果、豆类、海带、木耳、鸭梨、香菇等，同时应注意充分、合理地饮水，一般成人每日需饮水2000毫升左右，老年人1500毫升。肥胖者因体内水分比正常人少20%左右，故每日饮水量要多于正常成人的饮水量，平均每3小时摄入300～500毫升；饮用水的最佳选择是白开水、矿泉水、净化水以及清淡的茶水等，最好不要以各种饮料、牛奶、咖啡代替饮水。若是由营养过剩引起的脂肪肝患者，可以在饭前20分钟饮水，使胃有一定的饱胀感，这样可降低食欲，减少进食量，有助于抑制脂肪的增加。

对于患有脂肪肝的病人，一定注意三大营养素的合理搭配，即增加蛋白质的摄入量，重视脂肪的质和量，糖类饮食应适量，限制单糖和双糖的摄入。值得注意的是，有脂肪肝的人应以低脂饮食为宜，并且要以植物性脂肪为主，尽可能地多吃一些单不饱和脂肪酸，比如橄榄油、菜籽油、茶油等，尽量不要吃一些饱和脂肪酸，比如猪油、牛油、羊油、黄油、奶油等，同时应严格控制胆固醇的摄入量，如动物内脏、脑髓、蛋黄、鱼卵、鱿鱼等。对糖类的摄入，最好以低糖类饮食为主，不要吃富含单糖和双糖的食品，如高糖糕点、冰淇淋、干枣和糖果等。

对于脂肪肝病人，还应该坚决摒弃有害的饮食习惯，实行有规律的一日三餐制。如果长期大量饮酒可引起脂肪肝，所以一定要戒酒。同时，过量的摄食、吃零食、夜食、间食以及过分追求高热量的、调味浓的食物，会引起身体内脂肪过度蓄积，因此应尽量避免。若饮食没有规律，如经常不吃早餐，或者饥一顿饱一顿都会影响身体的代谢动态，为肥胖和脂肪肝的发病提供条件。有统计调查说明，在一天能量摄取量相同的情况下，固定于晚间过多进食的方式比有规律地分3次进食更容易引发肥胖。另外，进食速度过快者难以产生饱腹感，往往因能量摄入过多而导致肥胖症。

2. 运动治疗

对于脂肪肝病人，应该选择有氧运动，一般选择以锻炼体力和耐力为目标的全身性低强度动态运动，比如慢跑、中快速步行、骑自行车、上下楼梯、爬坡、打羽毛球、踢毽子、拍皮球、跳舞、做广播体操、跳绳和游泳等。对于脂肪肝病人来说，这些运动项目不仅可以起到降脂减肥的目的，而且对促进肝内脂肪消退有显著疗效。

一般来说，对于脂肪肝病人，可根据运动后劳累程度和脉搏选择适合自己的运动，并且要适量。以运动时脉搏为每分钟100～160次，持续半个小时为宜，以运动后疲劳感于20分钟内消失最好。另外，根据调查，同样的运动项目和运动强度，下午或晚上锻炼要比上午锻炼多消耗20％的能量。因此，运动锻炼时间最好选择在下午或晚上进行；散步的最佳时间是晚饭后45分钟，因为此时热量消耗最大，减肥的效果也最好。运动实施的频率以每周4天比较适宜，具体应根据实施者的肥胖程度、空余时间以及对运动的爱好等因素来决定。如果运动后的疲劳感持续不到第二天，每天都可以适当地进行运动，这是可行的。

3. 药物治疗

对治疗脂肪肝，一般选用保护肝细胞、去脂药物及抗氧化剂等，如维生素B、维生素C、维生素E、卵磷脂等降脂药物等。但是，患者一定要在医生指导下正确选用，切不可盲目。

专家提醒

对患者来说，最好的治疗方法并不是吃药，而是调整自己的生活习惯。对于早期的脂肪肝，最好先用饮食疗法来治疗，因为调整饮食、纠正营养失衡是脂肪肝治疗的重要环节。首先不能饮酒，尤其是酗酒。其次，在日常生活中注意低脂饮食，少吃肉类、动物脂肪和

油炸食品。再次，应多进行有氧运动，运动治疗对肥胖病、糖尿病、高脂血症等所致脂肪肝的消退尤为重要。如果能每天坚持40分钟的睡前慢走，会对身体大有益处。

四 胆结石

胆囊的主要作用是储存肝脏分泌的胆汁，在人体进食后，它将胆汁释放出来，帮助消化食物。如果胆囊中出现了一些由不同成分构成的结石，这种情况就叫胆结石。造成胆结石是因为参与消化脂肪的胆汁中，脂肪物质或胆红素的含量水平遭到破坏，在胆囊中形成了细小的硬粒。当更多的物质在其周围凝聚时，这种硬粒就会增大。

1. 胆结石有何症状

有的胆结石病没有任何症状，但也有一些胆结石可能从肝脏中随胆汁流出，然后被卡在胆管中。如果发生这种情况，就会引起胆绞痛，使腹部右上方或肩胛骨间发生剧痛。

胆绞痛是由于胆囊试图将胆汁流

入肠中却无法流出的结果。如果胆结石又落回胆囊里，或者是强行通过胆管进入肠中，造成胆绞痛的阻塞原因消失，疼痛也就消退了。

如果胆结石卡在胆管里一段时间，它会阻塞胆汁的出路，造成阻塞性黄疸。如果胆汁的出路被阻塞，会导致胆汁滞留，造成胆囊发炎甚至感染。胆结石易诱发胰腺炎。

2. 胆结石患者如何食疗

（1）威灵仙60克，加水煎，去渣后分次服用，每日1剂。

（2）每天吃炒熟的南瓜子50~100克，可预防胆结石（南瓜子中含有大量磷质，磷质能防止矿物质在体内积聚成结石）。

（3）经常吃点生姜或姜汤，或做菜时加点生姜，既能增加菜香，又能预防胆结石（生姜含有生姜粉，能抑制胆固醇的吸收，减少结石晶核的形成及胆汁中黏蛋白的形成）。

（4）萝卜500克，荠菜500克，洗净，切碎，绞汁，混合炖服。此方能清热、止咳、化痰，且利胆消炎，预防结石形成。

（5）新鲜葫芦250克，捣烂绞汁，以蜂蜜调服，每次1小酒杯，每日2次。或以水煎代茶饮之。

五　内痔、外痔

内痔的形成，是由于臀部瘀血所致。病因是长期站立、久坐、便秘、积劳等。外痔的病因几乎跟内痔一样。

内痔、外痔有何症状？内痔最主要的症状是大便时出血，肛门不痛。血色鲜红，呈滴点状，甚至喷射而出，不与粪便相混。出血量一般不多，少数患者可因出血量较多和反复出血而发生贫血，造成目眩、气喘、心悸等症状，更有甚者会引起脱肛、直肠癌等重病。

外痔只有在排便时才会脱出或突出于肛门口外。一般不产生症状，有时可能有些发痒，外痔有血栓形成，而发炎时会出现剧烈疼痛和肿胀，颜色也变得紫黑，表面皮肤发亮，触痛明显。外痔一般不出血，但也可因排便破裂而出血。其主要症状为坠胀、疼痛，有异物感。

1. 内痔、外痔如何食疗

（1）生姜10克，河蚌肉60克。煮熟后食用，每日1次。

（2）黑木耳10克，水发洗净与冰糖30克加水清炖食用。

（3）猕猴桃切碎捣烂，用凉开水冲服，每次1～2个，每日2～3次，可治痔疮出血。

（4）大枣3枚，硫黄30克，一起放进锅里炒至锅中冒烟，大枣全部烧焦后离火，凉后研成细末口服。成人每日3次，于饭前半小时用温开水冲下，直至好转。主治内痔出血。

（5）柿饼1～2个，加水煮烂，每天吃2次。可治痔疮出血。

（6）带皮香蕉2个，加水炖，连皮食并饮汤。可治痔疮出血、大便干结。

2. 内痔、外痔应注意什么

（1）应该大量饮水，以保持体内水分。平时应食用新鲜水果、蔬菜、全麦或杂糖食物，使大便柔软，易于排出。

（2）合理的饮食及良好的卫生习惯，能抑制痔疮，甚至能使轻度痔疮痊愈（一般应少吃辛辣食物，应戒酒）。

（3）当痔疮发作特别疼痛时，要卧床休息。用热水敷可缓和肿痛，使脱出的痔疮消退。

（4）如果已经患了痔疮，在每次排便后要用温热水清洗肛门，或用柔湿的纸巾将患部拭洗干净，然后擦干。

（5）生活一定要有规律。排便最好选在早上，而且时间应尽量短。

（6）要做提肛运动。就是将肛门向上慢提（收缩）再缓慢放下（复原），极为有效。

第三章 常见的循环系统疾病

一 高血压

心脏泵入动脉的血液在流动过程中会对动脉壁产生压力，如果这种压力太大，时间太长，就会对动脉管造成损害，进一步就可能导致高血压。

高血压几乎是一种没有症状的疾病。只有当血压高得很危险时，才会出现头痛、心悸、全身不适等症状。如果血压过高而得不到控制，长此下去，冠状动脉会受到损伤，在受损的地方会形成一种脂肪组织，使冠状动脉变窄，甚至完全封闭，可能引发充血性心力衰竭或心脏病发作。高血压患者易发生心力衰竭。

1. 高血压患者如何食疗

（1）冰糖醋饮：取冰糖500克放入100毫升食醋中溶化。每次服10毫升，每日3次，饭后服。

（2）糖醋鸡蛋汁：取1枚鸡蛋打入碗中，加60克米醋，适量红糖调匀使用。每日1～2次，连服数日。

（3）茭白旱芹汤：用新鲜茭白30～60克，旱芹菜50克，水煎服。适用于高血压伴大便秘结患者。

（4）木耳洋葱炒猪肉：洋葱200克，瘦猪肉片100克，水发黑木耳70克。用旺火同植物油爆炒吃，可降低血压。

（5）糖醋泡蒜：白糖15克，醋25克，与30克蒜泡数日。每天早晨空腹吃糖蒜1～2个，并连带喝一些糖醋汁，连吃10～15日，可降低血压。

2. 高血压患者应注意什么

（1）彻底戒烟。肥胖者应实施科学减肥。

（2）应减少食盐的摄入量，蒜味腊肠、腌黄瓜、盐制的干果以及高胆固醇或含糖高的食物均应避免食用。

（3）轻度高血压可用静坐、瑜伽术治疗而不用服药。

（4）使用利尿剂降低血压，应补充钾。

（5）高血压的特征是动脉管壁增厚，当供给足量的钾后，可降低高血压患者卒中的发病率。食物补钾主要有瘦肉、河鱼及海产品；蔬菜有小白菜、油菜、黄瓜、南瓜、西红柿、土豆、山芋、葱、蒜等；水果主要有橘子、香蕉、葡萄干等。多食瘦肉和鱼等食品，保证蛋白质的供应。

（6）患高血压的人如果是孕妇，应在医生的指导下进行治疗，以免减低供应胎儿营养的胎盘的功效。

二　动脉硬化

随着年龄逐渐增大，人的动脉就会变硬，脉壁会逐渐失去弹性。动脉老化再加上脂肪沉积会使动脉越来越狭窄，这两种作用使通过动脉的血量减少。这种病有家庭遗传性。贫血、糖尿病、吸烟或心力衰竭易导致本病的发生。

1. 动脉硬化有什么症状

动脉硬化使流向腿部的血流减少，从而造成疼痛，最常发生疼痛的是小腿。活动越多，疼痛越剧烈，休息时疼痛就消失了。另一个可能的症状是脚趾痛，即使在休息时仍然持续不退。到了夜间，这种疼痛会加剧。还有眩晕、失明、血栓形成的症状。

2. 动脉硬化如何食疗

（1）黑木耳能降低血黏度，银耳有降压、降血脂作用，两者都可炒或煮汤。

（2）绿豆适量洗净，用温水浸泡，粳米100克，加水煮至豆烂米"开花"，每日食用2～3次。

（3）酸牛奶含有乳清酸、钙等，可降低胆固醇，常饮对高脂血症有好处。

（4）大豆及其制品、鱼、芹菜、洋葱、大蒜等都是防治高脂血症和动脉硬化的有益食物。

三　心绞痛

心绞痛是由于冠状动脉供血不足所导致的短暂性发作性胸骨后疼痛。此病患者多发生于40岁以上，男性多于女性，脑力劳动者居多。

1. 心绞痛有何症状

典型的心绞痛发作有五大特点。

（1）突然发作的胸痛，位于胸骨体中上部的后方，可放射至左肩、左背、左上肢前内侧达无名指与小指。

（2）疼痛的性质为钝性疼痛，呈缩窄性、窒息性或伴有严重的压迫感。重者出汗，脸色苍白，常迫使患者停止活动。

（3）常有一定的诱因，如精神紧张、情绪激动、受寒、饱餐、过度劳累等。

（4）历时短暂，常为 1 ~ 5 分钟，很少超过 10 ~ 15 分钟。

（5）休息或含用硝酸甘油片后能迅速缓解。

2. 心绞痛如何食疗

（1）急心痛特效方：1 个乌梅、2 个枣、7 个杏仁一起捣，男酒女醋送下。此法对猝急心痛有明显效果。

（2）绿豆胡椒散：绿豆 21 粒，胡椒 14 粒。绿豆、胡椒共同研碎为末，用白汤调和服下。

（3）木耳散：木耳 30 克，白酒适量。将木耳洗净焙干，研为细末，用白酒调匀服下，分 3 次用完。

四 静脉曲张

静脉曲张是静脉变得扭曲及肿大的一种症状，常发生在腿部，这是由于直立姿势对腿部静脉构成压力造成的。腿部组织的血液经静脉流回心脏，由于心脏力量减弱，无法独立将血液往上泵，必须靠腿部肌肉的泵压动帮忙。静脉曲张经常肉眼就能看见。

1. 静脉曲张有什么症状

站起来时小腿后面或踝部到腹股沟之间靠腿部内侧的地方会出现明显的蓝色肿大的静脉，能发生在肛门附近形成痔疮。如果是怀孕妇女，静脉曲张还可能发生在阴道内。

肿大的静脉在被触碰时会产生痛感，静脉上的皮肤或踝部皮肤会发痒。站立时会有腿部肿胀、腰酸的感觉。妇女尤为突出。

静脉曲张通常造成营养不良，导致皮肤溃疡。

当曲张静脉上面的皮肤被撞破或割破时，肿大的静脉就会流出大量血来。静脉曲张的最大危害是静脉壁发炎。

2. 静脉曲张患者如何食疗

（1）干橘皮（或陈皮、干橙皮）6克，茶叶少许，煎水代茶饮。

（2）鲜橘核25克，萝卜500～1000克，煎水代茶饮。

（3）佛手10克，生姜6克，水煎去渣，加白砂糖温服。

（4）猪蹄1只、毛冬青100克，炖食。

3. 静脉曲张患者应注意什么

（1）将脚放得高于胸部可缓解症状。如果腿部受伤流血，抬高腿可缓解，然后考虑包扎。有静脉曲张或湿疹时，切忌搔抓，否则会引起曲张溃疡。

（2）如果因故不能做手术，可用弹力绷带绑腿，或穿戴足球运动员使用的弹力护腿，增加血液循环回流，以减轻症状，减少因碰撞而引起出血、合并臁疮的机会。若已合并出血，可将桃花散搽于患处并加压包扎。

第四章 常见的泌尿、生殖系统疾病

一 尿路感染

1. 症状

正常情况下尿路是无菌的，不能寄居任何感染微生物。但是，尿路感染是十分常见的，特别多见于女性。尿路感染可能会影响全部或部分的尿液排泄系统，包括四种。

（1）肾脏。

（2）输尿管——一对长约25～30厘米的管道，连接两侧的肾盂和膀胱，膀胱和输尿管的连接处就像一个单向的阀门，允许尿液进入膀胱，但当膀胱收缩时，它又起到阻挡尿液反流的作用。

（3）膀胱——一种囊状的肌肉组织，膀胱收缩时就会排尿。

（4）尿道——膀胱内的液体通过尿道排放。其长度女性约为3.5～4厘米，男性则为20厘米。女性尿道的开口处距离肛门区很近。

下尿路感染的症状主要涉及膀胱和尿道，包括五种。

（1）排尿痛，患者主诉中常有"刀割样痛"。

（2）尿频，但每次尿量不多。

（3）血尿。

（4）尿液散发难闻的气味。

（5）发烧。

急性尿路感染经常影响肾脏以及相应的骨盆组织的发炎，这是一种更为严重的典型感染，会引起四种症状。

（1）高烧。

（2）高温寒战。

（3）下背部疼痛。

（4）恶心呕吐。

某些人尿路感染的症状很轻微，病灶范围也未扩散，只有通过例行检查才能发现。

2. 诊断

由于某些患者的膀胱或尿道被感染后（膀胱炎或尿道炎）其尿液中并无明显证据，所以确诊尿路感染只能通过对尿液进行细菌培养。对疑似尿路感染的婴儿、儿童或男性应进行尿液培养，但若患者为性交过频的女性，出现轻微的膀胱炎症状则不是很有必要进行尿液培养。

采集到的尿液标本应放入使用清洁技术灭菌的瓶子中，避免皮肤上的细菌对标本的污染，然后送交实验室或冷藏。对尿液进行检查，通过检查白细胞和炎症产物来确定是否是尿路感染。

其他检查包括如下。

（1）超声扫描。

（2）静脉尿道显影检查（IVU）或肾盂造影照片（IVP）——静脉注射对照剂后用X线进行检查，这些对照剂可以在肾内浓缩并被排泄出去。

（3）膀胱尿道镜检查——一种带有照明设备的内窥镜经尿道进入膀胱。

（4）排尿性膀胱尿道造影检查——先导入一种对照介质，然后在患者排尿时用X线进行检查，观察膀胱排空的过程。

3. 病因

大多数尿路感染都是由通过尿道进入尿路中的细菌引起的，通过血液和淋巴循环引起的感染较少见。一旦膀胱被感染，细菌很容易上行至肾脏引起感染。任何能阻碍尿液流动的异常都会增加感染的危险。大肠埃希氏杆菌正常情况下寄居肠道，80%社会上的患者和约50%住院患者的感染与它有关，引起其他患者感染的病原菌则比较多样。每毫升尿液中出现的同种细菌数目超过100万时，提示出现尿路感染。

有些群体属尿路感染的高发人群，如下。

（1）女性——尿道较短，经常在性交时被感染。

（2）老年男性前列腺肥大——膀胱无法完全排空而引发感染。

（3）有解剖学缺陷的儿童——尿道植入膀胱壁处有先天性异常，导致尿液有机会返流到上尿路（膀胱输尿管反流），随着年龄的增长，这种反流现象也会逐步改善。

（4）孕妇——尿道和肾盂扩张，扰乱了尿液的分布。

（5）糖尿病和免疫系统受抑制的患者。

（6）尿路、腹部或盆腔中的肿瘤可能会引发尿路感染。尿路结石也会增加发生感染的概率。

（7）长期使用置留于膀胱中的导尿管排尿的人。

4. 治疗

总的来说，治疗目的主要是消灭尿液中的细菌，纠正尿路的异常。治疗方法如下。

（1）抗生素——通常治疗膀胱炎只需使用抗菌药物，如甲氧苄氨嘧啶或阿莫西林进行短期治疗就足够了。而急性肾盂肾炎使用抗生素治疗的疗程则较长，甚至可能需要住院治疗。

（2）液体疗法——摄取大量液体冲洗尿路以减轻疼痛。

（3）止痛剂。对特定患者群的特殊管理措施如下。

①尿路感染的即使并不出现症状也应给予抗生素。

②上了年纪的妇女尿液中经常出现细菌，若无症状最好不予治疗。

③因性交频繁而反复出现尿路感染的妇女可长期坚持服药，每晚睡前或每次性交后服用小剂量的抗生素。年龄较大者使用激素替代疗法会对其有所帮助。

④儿童应给予治疗至尿液中无菌为止，有可能需要长期使用抗生素，预防复发。

5. 预防

（1）排尿时要尽力保证膀胱被全部排空。

（2）每天按定量饮用大量的水以冲洗尿路，水是最理想的选择，特别要注意避免饮用太甜的饮料。

（3）排完尿、便后要注意从前向后擦洗，可以预防大肠埃希氏杆菌（寄居在肠道中）的感染。这种细菌是引起尿路感染的主要原因。

（4）性交时使用阴道润滑剂。

（5）始终保持在性交后立即将膀胱排空。

（6）避免在生殖区使用除臭剂或香皂。

（7）穿宽松的棉制内衣，替代人造纤维制成的内衣。

（8）如果想使用子宫帽、避孕套作为避孕设施，应请医生检查是否适合自己。如果是因为这种避孕方式而引起感染，那就应该考虑换一种避孕方式。

（9）如果感染经常复发，也可以长期服用抗生素作为预防手段。

6. 预后

尿路感染通常起病温和，易于治疗。但是某些人群，如儿童、孕妇和糖尿病患者却有很高的概率影响到肾功能进而引发严重疾病。若在每一阶段都能得到相应的抗生素治疗，预防后情况良好。在某些病例中，还需长期使用抗生素以预防发病，在极为严重的病例中，可考虑使用手术的方法修补尿道进入膀胱处。

二　膀胱炎

1. 症状

膀胱炎是膀胱的一种炎症，细菌是引起膀胱炎最常见的原因。如果是感染引起的膀胱炎，则多与尿路感染有关。此病十分常见，约有1%～2%到医生处就诊的患者罹患此疾。患者多为女性，好发于青春期到中年期。

主要症状如下。

（1）尿频。

（2）血尿。

（3）尿痛。

（4）小便浑浊。

患者也可能主诉下腹部疼痛，且许多患者的尿液有秽味。

婴儿和儿童出现的症状不是十分典型，包括如下。

（1）排尿时哭泣。

（2）模糊的腹痛。

（3）发育迟缓。

（4）发烧。

（5）呕吐。

儿童发烧时应考虑罹患膀胱炎的可能性。老年人的尿路感染可能并不出现症状，也可能出现明显的下腹部疼痛。

2. 诊断

膀胱炎的诊断主要依据患者的临床表现以及尿液显微镜检查和尿液培

养的结果。通常女性罹患尿路感染并无明显诱因，成年女性若只是单纯的下尿路感染则对抗生素比较敏感，无须进一步检查。

成年女性复发膀胱炎或初次出现膀胱炎的儿童和男性则需进一步检查，因为他们多数会有明确的诱因。

（1）标本的检查。显微镜可以发现尿液中的脓液（尿脓），通常还可以识别出引起这种情形的微生物。将收集到的中段尿标本贮藏到灭菌的容器中，通过对细胞计数的检查可以判断是否发生尿路感染。每毫升样本中，同一种类的微生物数目如果高于10万个，对怀疑尿路感染有意义。

必须要采取措施排除尿液中的污染物，尿路感染的病例中计数会降低。某些疑似病例可能需要采取耻骨弓上吸引（直接将针插入膀胱中）技术来进行检查，当然这种情况极为罕见。

（2）进一步检查。还可做进一步的检查以便发现其他可能引起膀肤炎的病因，比如静脉内尿路造影（IVU）或排尿时膀胱X线检查。后者主要是4岁以下IVU检查出现异常的儿童用

来排除尿液返流到输尿管的情况。

3. 病因

大多数的膀胱炎都是由经尿道进入膀胱的细菌引起的。易使女性罹患感染的诱因很多，包括性交、萎缩性阴道炎（绝经后）和怀孕。而引起男性尿路感染和膀胱炎的病因则为膀胱无法完全排空（比如前列腺增生）或尿路结构异常。

引起膀胱炎的常见微生物如下。

（1）大肠埃希氏杆菌——68%的感染病例与此有关。

（2）奇异变形杆菌——12%的感染病例与此有关。

（3）表皮葡萄球菌——10%的感染病例与此有关。

（4）粪链球菌——6%的感染病例与此有关。

（5）克雷伯氏菌——4%的感染病例与此有关。

间质性膀胱炎是一种慢性膀胱炎症，由于现在认为它与细菌感染无关，所以对抗生素治疗也不敏感。通常患者身体比较衰弱，症状包括尿频、尿急和疼痛。

4. 治疗

通常病情严重时需立即使用抗生素进行治疗。如果可能的话，可以取尿液中段标本对引起感染的病原微生物进行显微镜检查以及微生物学检查。在实验室中，对病原菌进行培养，并做药敏实验，以确定适当的治疗方案。有时，需在尿液检查结果出来之前，或者在疾病发作之前就使用药物进行治疗。简单的生活方式上的改变，比如每日摄取大量的液体就有助于控制膀胱炎的症状。良好的卫生条件也很重要。

经常使用下列抗生素进行治疗：甲氧苄啶、磺胺甲基异恶坐、阿莫西林、呋喃妥因和萘啶酸。有时单独使用阿莫西林（成人使用3克）就足以保证治愈。

5. 预后和预防

大多数细菌性膀胱炎对抗生素都很敏感。发作频繁的女性、儿童或男性有必要进行检查来确定疾病的真正成因，以排除或预防严重的肾脏并发症。

三　子宫肌瘤

有的女性特别是中年女性莫名其妙的月经越来越多，经期也比以前延长，有时还伴有下腹疼痛，但月经过后，也没有什么不适。遇到这种情况，要进一步检查，看看子宫是否长了肿瘤。

子宫肌瘤一般无症状，即使大的肌瘤存在，也可能没有任何症状，多在体检时可发现。典型症状为月经过多和继发性贫血，这取决于肌瘤生长的部位和瘤体的大小。其类型如下。

（1）肌壁间肌瘤：月经过多，经期延长，伴有腹部下坠感。

（2）黏膜下肌瘤：月经过多为主要症状，随着肌瘤的增大，月经量渐渐增多，经期延长，导致继发性贫血、不孕或受孕后流产。如带蒂的黏膜下肌瘤可刺激子宫收缩引起阵发性腹痛或坠感。黏膜下肌瘤感染坏死可能有大量血性的或臭味的脓性白带。

（3）浆膜下肌瘤：一般没有上述明显的症状。当肌瘤位于子宫前壁时，由于瘤体过大压迫膀胱可发生尿频。

子宫肌瘤属于妇科良性肿瘤，不必过于紧张。

子宫肌瘤是否需要手术切除，应该到正规医院的妇科就诊咨询。有些小的子宫肌瘤也能够通过中药来治疗。但是，一定要到正规医院的中医科就诊，千万不要服用街头游医的药物，也不要到药店随便买药服用。

四　卵巢囊肿

卵巢囊肿是妇科常见病之一。它的主要表现有腹部疼痛，腹部不适、腹胀，白带增多、白带呈黄色、白带有气味，月经异常，月经量偏多或偏少、经期延长等症状。肿物增大后可产生压迫症状，如尿频、排尿困难、大便不畅等。有一种类型称为功能性肿瘤，

女性则表现为男性化症状。

在怀疑有卵巢囊肿后，有几种情况值得关注。

（1）如果突然感到腹部像针刺般剧烈疼痛，并伴有恶心、呕吐，严重时还可出血，可能是囊肿过大或生长过快发生蒂扭转或囊肿破裂。

（2）如果有发烧，腹痛，肿物有明显的压痛，查白细胞总数升高，可能是急性盆腔感染，应当先控制感染。

（3）如果肿物在短期内生长迅速，伴有食欲不振、消瘦等症状，检查肿物较大，软硬不均，小心可能是良性肿瘤已恶化。

多观察自己的身体，注意异常变化，定期体检，预防为主，积极治疗，就是对自己的最好照顾。

第五章 常见的五官科疾病

一 红眼病（结膜炎）

患红眼病后要积极治疗，中医认为红眼病的治疗应以驱风散邪、清热解毒为原则。除此之外，保持眼部清洁，使用抗生素眼药也是必要的。

"红眼病"又叫暴发火眼，是一种急性传染性眼炎。红眼病是由细菌感染引起的，是一种常见的传染性眼病。常见的细菌有肺炎双球菌、流行性感冒杆菌、金黄色葡萄球菌等，一般多在春夏暖和季节流行，但由肺炎双球菌引起者多见于冬季。现代医学称红眼病为急性结膜炎，是由病毒传染引起的一种急性传染病，具有发病急、传播快、流行广、传染性强的特点。红眼病以白眼发赤、眼痛、眼睑发肿、目热怕光、眼分泌物多而黏结为病症。

根据不同的致病原因，红眼病可分为细菌性结膜炎和病毒性结膜炎两类，其症状相似，但流行程度和危害性以病毒性结膜炎为重。红眼病是可以通过接触传染的眼病，如接触患者用过的毛巾、洗脸用具、水龙头、门把、游泳池的水、公用的玩具等。

患红眼病后要积极治疗，要及时、彻底、坚持。中医称红眼病为暴风客热或天行赤眼，一般为外感风热邪毒所致，故宜驱风散邪，清热解毒，常用泻肺饮和银翘解毒丸。

（1）病症轻微者，为风热上攻。轻微的红眼病症状为眼红、痒痛交作、畏光流泪、怕热、目中干涩有异物感、眼分泌物黄白而黏结。治疗当疏风散热，佐以解毒。对于轻微症状的红眼病患者，可用药方：银花、连翘、野菊花、夏枯草各15克，竹叶、薄荷、桔梗、大力各9克，芦根18克，甘草3克，水煎分3次服。

（2）病症严重者，为火毒炽盛。

严重的红眼病症状为一眼或双眼满目发红，甚至出现小出血点，胞肿明显，眼痛头痛，眼分泌物多而黏结，或流淡血水，眼中灼热，怕光。治宜泻火解毒。可用药方：柴胡、板蓝根、野菊花各12克，黄连、黄芩、陈皮、大力、薄荷、僵蚕、升麻、大黄各9克，元参12克，甘草3克，水煎分3次服，数剂可愈。

（3）常用治疗红眼病的验方。

验方一：赤芍、白头翁各30克，柴胡、谷精草各20克，麻黄6克，番泻叶5克。水煎服，每日1剂。有风热表证（恶寒发热、咳嗽、脉浮数、舌苔薄黄）加蔓荆子、木贼各10克，热毒甚者加夏枯草20克、陈皮10克；有出血点或血性分泌物加蒲黄、槐花各10克。

验方二：白菊花、霜桑叶、蒲公英各20克，浮萍15克。每日煎服或洗之。

验方三：黄连、黄柏、菊花各9克，银花、蒲公英12克，连翘、赤芍各10克，玄参、决明子各12克，蔓荆子、甘草各9克。水煎日服3次。

验方四：绿豆200克，生黑豆100克，薏苡仁100克，赤小豆150克，甘草6克，同煮粥，随时食用。治疗期间应禁酒、戒烟，不饮浓茶、咖啡，禁食辛辣助火的食品。

（4）饮食治疗。结膜炎的饮食治疗以消炎为主要治疗原则，凡是寒性与清热解毒性能的食物都有消炎作用，如荸荠、鲜藕、柿子、甘蔗、香蕉、西瓜、茶叶、蚌肉、马兰头、枸杞叶、慈姑、茭白、冬瓜、苦瓜、丝瓜、绿豆、菊花等均起辅助治疗作用。同时，忌食有温热辛辣性食物与发物，如葱、韭菜、大蒜、辣椒、羊肉、狗肉、生姜等，以及带鱼、黄鱼、鳗鱼、虾、蟹、猪头、鸡头、芥菜等发物。可用菊花泡茶作饮料。

一经发现患了红眼病，应立即治疗，不要中断，即使症状完全消失，也要继续治疗1周，以防复发。除了上述的中医常用的驱风散邪、清热解毒的方法外，红眼病患者还要注意保持眼部的清洁，慎用激素类眼药，避免光和热的刺激，并在必要时用抗生素眼药。当炎症控制后，为预防复发，仍需滴眼药水1周左右，或应用收敛剂，如0.25%硫酸锌眼药水，每日2~3次，以改善充血状态，预防复发。

（1）保持眼部清洁。由于患急性结膜炎时眼部分泌物较多，所以不能单纯依靠药物治疗，细心地护理眼部，经常保持清洁很重要。在患眼分泌物较多时，宜用适当的冲洗剂，如生理盐水或2%硼酸水冲洗结膜囊，每日2~3次，并用消毒棉签擦净睑缘，也可对患眼滴眼药水或涂眼药膏。

（2）初期冷敷，慎用激素类眼药。急性结膜炎初起时眼部宜作冷敷，有助于消肿退红。在炎症没有得到控制时，忌用激素类眼药。

（3）避免光和热的刺激。不要勉强看书或看电视，出门时可戴太阳镜，避免阳光、风、尘等刺激。如果在家治疗后病情不见好转，或出现明显的全身不适症状，如头痛、发热等，预示可能有并发症，应立即去看眼科医生。

（4）用抗生素眼药。若为细菌性感染，可根据检查出的菌种选择最有效的抗生素眼药水滴眼，根据病情轻重，每2~3小时或每小时滴眼药水1次，常用眼药水有10%~20%磺胺醋酰钠、0.3%诺氟沙星（氟哌酸）、0.25%氯霉素眼药水等，晚上睡前可涂抗生素眼膏，如环丙沙星、金霉素或四环素眼药膏，每次涂药前需将分泌物擦洗干净，以提高疗效。对混合病毒感染的结膜炎，除了应用以上药物治疗外，还可用抗病毒眼药水，如为腺病毒可用0.1%羟苄唑眼药水、0.1%肽丁胺乳剂，如为小病毒可用0.1%碘苷（疱疹净）、0.1%阿昔洛韦（无环鸟苷）眼药水等，每日2~3次，必要时还可应用干扰素等。有条件时可进行细菌培养，并作药敏试验，以选用适当的抗生素。

专家提醒

红眼病患者的注意事项如下。

（1）不去公共场所理发、洗澡或游泳，以防传染别人。

（2）洗脸用具与家人分开使用，避免家庭成员传染。

（3）养成不揉眼、勤洗手的良好生活习惯。

（4）擦眼的毛巾等物品需用含氯的消毒剂进行消毒或煮沸10分钟。

（5）滴眼药水或睡眠时，头偏向患侧，避免患眼分泌物流向健康侧眼。

（6）滴眼药水时，瓶口不要接触眼及分泌物，以防污染瓶口造成交叉感染。红眼病以细菌感染为主，常使用各种抗生素眼药水治疗，如氯霉素、利福平、庆大霉素等。为了使量少、浓度又很低的眼药水在眼内持续发挥作用，频频滴眼药水是治疗的关键，同时应在睡前使用红霉素、四环素等眼药膏，以使药物存留在眼内并被逐渐吸收。

二　眼干燥症

美国流行病学调查显示，15% 60岁以上的老人患有眼干燥症，而近几年，由于长期使用电脑、空气污染等原因，年轻患者不断增多。所谓"眼干燥症"是指由于眼泪的减少或者泪腺功能下降，导致眼睛出现微小伤痕的一种症状。眼干燥症的一般症状是眼睛干涩，有灼痛感，眼部分泌物较多；

眼酸、眼痒、怕光和视力减退。其他症状还有头痛、烦躁、疲劳、注意力难以集中，严重时会发生角膜软化穿孔，在检查时可以看到有眼结膜充血。

以往眼干燥症与白内障、青光眼等疾患主要是老年人的常见眼病，但现在发现一些城市里经常接触电脑、电视、游戏机的青年人和白领阶层患眼干燥症的也越来越多。有关部门的一项调查表明，每天在电脑前工作3小时以上的人群中，90%的人眼睛有问题。可以说，眼干燥症是一种"电脑视力综合征"。

眼干燥症患者可分为两大类：一方面，由于全身疾病，如干燥综合征、关节炎、糖尿病等使泪腺不能产生足够的泪液引发眼干燥症；另一方面，由于环境因素，如长期使用电脑，眨眼次数减少，角膜得不到湿润，眼睛就会出现干燥酸涩的症状而诱发眼干燥症。这主要是因为正常情况下，泪液会以一定的速度不断地蒸发和被吸收，同时泪腺也持续分泌一定量的新泪液进行补充，以维持眼表的健康、舒适和抗感染能力。而长期在空调开放、空气不流通环境中工作的人员，或者经常从事注意力集中的工作，如电脑工作者、编辑等，因为注视荧光屏时眨眼次数明显减少，眼球缺少泪液的湿润，同时由于眼球长时间暴露在空气中，使泪液的蒸发加快，造成眼睛干涩不适，久而久之，就形成眼干燥症。

无论哪种原因引起的眼干燥症，治疗都要首先祛除病因，如保持良好的用眼习惯和生活规律，及时治疗造成眼干燥症的其他疾病，大多数人的症状可以很快缓解。养成多眨眼的习惯，让眼睛适当休息，多吃新鲜蔬菜和水果，补充维生素，做眼保健操等都可以预防眼干燥症。

（1）养成多眨眼的习惯。要有效地预防眼干燥症，最好的办法是养成多眨眼的习惯。通常情况下，一般人每分钟眨眼少于5次会使眼睛干燥。一个人在电脑前工作时，眨眼次数只有平时的三分之一，因而减少了眼内润滑剂和酶的分泌，因此人应该多眨眼，确保"泪片"能将水分分散到眼角膜，防止眼睛干涩。

（2）让眼睛适当地休息。为了避免荧光屏反光或不清晰，电脑不应放置在窗户的对面或背面，环境照明要柔和，如果操作者身后有窗户，应拉上窗帘，避免亮光直接照射到屏幕上反射出明亮的影像造成眼部疲劳。专业人士认为，眼干燥症是一种压力型病症，问题出在眼睛长时间盯着一个方向看。因此避免眼睛疲劳的最好方法是适当休息，切忌连续操作。如果是眼镜一族，那么配一副合适的眼镜很重要。40岁以上的人，最好采用双焦点镜片，或者应在打字时，配一副度数较低的眼镜。工作的姿势和距离也很重要，应尽量保持60厘米以上的距离，调整一个最适当的姿势，使得视线能保持向下约30°，这样的角度可以使颈部肌肉放松，并且使眼球表面暴露于空气中的面积减到最少。

（3）多吃新鲜蔬菜和水果，补充维生素。长期从事电脑工作者，应多吃一些新鲜的蔬菜和水果，同时增加维生素A、维生素B1、维生素C、维生素E的摄入。为预防角膜干燥、眼干涩、视力下降，甚至出现夜盲等，电脑工作者应多吃富含维生素 A 的食物，如豆制品、鱼、牛奶、核桃、青菜、大白菜、空心菜、西红柿及新鲜水果等。维生素 C 可以有效地抑制细胞氧化。维生素 E 的主要作用是降低胆固醇，清除身体内垃圾，预防白内障，核桃和花生中含有丰富的维生素 E。维生素 B1 可以营养神经，绿叶蔬菜里就含有大量的维生素 B1。每天可适当饮绿茶，因为茶叶中的脂多糖可以改善肌体造血功能，茶叶还有防辐射损害的功能。

（4）做眼保健操。眼保健操可以起到放松眼的调节，有减轻视疲劳的作用。眼保健操的本质是自我按摩，就是通过自我按摩眼部周围的穴位和皮肤肌肉，增加眼窝内血液循环，改善神经营养，能消除大脑和眼球内的过度充血。由于循环畅通，眼内调节肌可以排除积聚的代谢产物，达到消除眼疲劳的目的。

俗话说治病先治本，不能头痛医头，脚痛医脚，应抓住眼干燥症的病因，对症下药。如果是因服用了某些药物而引起眼干燥症，则应把药物停了；若是免疫性疾病、内分泌失调、维生素缺乏等引起的，就要先治免疫性疾病、内分泌失调、维生素缺乏等。总而言之，眼干燥症的治疗要采取综合措施。首先，在医生确诊引起该病原因的基础上进行治疗，根除或对症处理原发病变，从根本上截断病源，可大大缓解疾病的发展。同时，适当补充不含防腐剂的人工泪液。对泪液极度缺乏者，必要时可在医院作可逆性泪点封闭术，使非常有限的泪液存留在结膜囊内润湿角膜，以减轻用人工泪液的频次。轻度的眼部干涩、灼热等不适可以自己滴人工泪液。眼干燥症症状重或用药 3 天以后仍然不能缓解甚至有所加重的，应当尽早去医院请眼科医生诊治。

如果上述治疗无效，可用固体明胶棒、硅栓等小塞阻塞泪小点，或用火针、电凝、手术等方法封闭泪小点，使分泌量已经很少的泪液不再经泪小点排走，也可用药物刺激泪液的分泌，如毛果芸香碱（匹罗卡品）、新斯的明、肾上腺素、麻黄素、必嗽平等。如果靠药物刺激还不管用，某些情况下，可以考虑手术治疗。如果尚有少量泪液分泌，并有角膜溃疡时，在溃疡部位可做部分睑缘缝合术。严重结膜疤痕时可做口黏膜移植术，以增加黏液分泌，形成或扩大结膜囊，或干脆将腮腺管转向，将开口移置入结膜下穹隆外侧部，用唾液代替泪液，不过这样一来，在吃东西时，眼睛就要流"眼泪"了，而不吃东西时，则没有"眼泪"的分泌，为了保持眼睛的湿润，就要不断地吃零食。

专家提醒

遵守这几招，可预防眼干燥症。

（1）养成良好的生活习惯，睡眠充足，不熬夜。

（2）注意用眼卫生，定时休息，看书或者看电脑等需要注意力集中的工作，建议每隔50分钟就休息5～10分钟，注意眨眼的次数。

（3）计算机屏幕和眼睛的距离保持60厘米，并且屏幕要比眼睛低。

（4）眼球表面的疾病，如角膜、结膜及眼睑等有发炎、过敏、受伤等需要咨询眼科医生并积极治疗，切勿自行用药。

三 耳鸣

如果把眼睛比喻成心灵的窗户，那么，耳朵就是通向思维的大门。耳鸣，轻则会影响到个人，重则会影响到与他人的交流，妨碍工作、生活的方方面面。正常人的耳朵里是完全安静的，不会干扰其听外界的声响。但有些人的耳朵里经常有响声，医学上称之为"耳鸣"。耳鸣是听觉的一种错觉，是一种症状而不是一种单独的疾病。是由于耳蜗内外毛细胞的细胞膜透性障碍，或毛细胞突触代谢障碍、听神经纤维间的短路引起的。当发生长时间持续性耳鸣，尤其是伴有听力障碍时，一定要及时就诊，因为它很可能预示着多种疾病的到来，千万不要因一时疏忽而错过治愈时机。

1. 查清耳鸣的诱因

中医自古有"肾主耳"的说法，使得很多人错误地认为耳鸣是由于肾虚引起的。事实上，耳朵与其他脏腑经络有着广泛的联系，五脏六腑、十二经脉的气血失调皆可导致耳鸣。中医对耳鸣的治疗分为虚症和实症两大类，对于不同类型的耳鸣，应采取不同的治疗办法。

在治疗耳鸣时，一定要先探清"虚实"，因为虚症和实症的治疗原则是完全不同的。《黄帝内经》指出："虚则补之，实则泻之。"即虚症要使用补法，实症要采用泻法，如果颠倒过来，不仅治疗无效，还很有可能会加重病情。

一般情况下，由于外邪侵袭、肝火上扰、痰火郁结、气滞血淤等原因引起的耳鸣，属于实证耳鸣，患者的共同特点是起病较急，耳鸣声音较大，音调较为低沉，患者的形体一般也比较壮实，讲话声音洪亮。相反，肾精亏损、气血亏虚等原因引起的耳鸣属于虚症耳鸣，患者的共同特点则是起病较为缓慢，病程较长，耳鸣的响度较低，音调较高，身体疲劳时耳鸣加重，虚症耳鸣患者常见于年老体弱的人群。

有很多耳鸣患者，往往会伴有不同程度的听力减退现象，患者可能在日常生活中觉察不到，只是在做专科听力检查时才被发现。因此，耳鸣患者应特别留意自己的听力，必要时应到耳鼻喉科用专业仪器进行听力测试，这对是否产生了听力下降症状和发现耳鸣的诱因很重要。

2. 防耳鸣的按摩手法

虽然耳鸣并不是什么急症、重症，但是如果久鸣不止便会影响听觉，严重者还会因此影响正常生活。听神经一旦严重受损极难修复，自我按摩耳部具有促进耳部血液循环、刺激听神经和调节中枢神经的作用，对预防耳鸣的发生具有很好的效果。

（1）耳周穴位。用拇指指端分别按揉两侧的听宫穴、翳风穴，力度要以感觉到酸胀为佳。按揉时注意张开嘴，每穴1分钟。听宫穴位于耳屏的前方，张开嘴，此处呈凹陷状。此穴具有宣通气血、开窍聪耳的功效，对耳病，尤其是对各种原因引起的耳鸣都有一定的治疗效果。翳风穴位于耳垂后颞骨乳突与下颌角之间的中点处，此穴具有通络活血、安神通耳的作用，对防治耳部疾患具有很好的作用。

（2）耳根。用食指在前、拇指在后的方式，贴在前后耳根部位，按揉3分钟左右，以耳根透热为度。此手法可有效促进耳内的血液循环，特别是对由于内耳缺血而引起的高音耳鸣会起到非常好的治疗效果。

（3）耳轮和耳垂。用拇指和食指的指面同时捻揉两个耳轮与耳垂，从上向下共揉捻约3分钟，以两耳发热为度。耳轮与耳垂上有很多穴位和神经反射点，轻柔地捻揉使这些穴位反射点得到良性的刺激，可起到改善耳内环境的作用，还可以使中耳炎症得以消除，对内耳神经功能的保持也具有很好的辅助作用。

（4）天鼓。先将两个手掌搓热，然后将其按在两耳上面，掌心对准耳道，四指贴于枕后，作缓慢的重按，缓慢放开3次，如此为1遍，共5遍。此手法也是通过改变耳道内压力，给予中耳以一定的良性刺激，对治疗低音调耳鸣具有很好的疗效。

（5）风池。风池穴在颈部后面枕骨下的两侧处，胸锁乳突肌和斜方肌上段之间的凹陷处。用拇指按揉以感觉酸胀为佳，每次按揉1分钟，每天3次。按揉风池穴，能够有效地增加耳内血液的供应量，对治疗神经性耳鸣具有良好的效果。

需要明白的是，按摩只是一种辅助调理方法，如果想要彻底治愈耳鸣，一定要到医院查明原因，以便对症治疗。

由于耳鸣受到多种因素的影响，因此在治疗过程中，一定要注意：保持乐观豁达的生活态度，一旦有耳鸣症状，不要过度紧张，在配合治疗的同时，可培养一些兴趣来调整自己的生活节奏，分散自己对耳鸣的关注；避免在高分贝的噪声环境下长时间逗留，但也不要处于过分安静的环境中，因为大部分耳鸣在寂静的环境中更明显，如果环境特别安静导致耳鸣恼人，可适当制造一些音量适当的背景声音来分散注意力，如听听音乐、看看电视；避免或谨慎地使用耳毒性药物，少吸烟，少饮酒；生活作息要有规律，切记要保持充足的睡眠，因为失眠与耳鸣之间有密切的关系，耳鸣可以影响睡眠，而睡眠不足又会加重耳鸣，形成恶性循环；要有恒心和信心，提前做好接受长期治疗的心理准备。

专家提醒

防治耳鸣，一定要注意饮食的合理性。减少肥甘饮食，以防积滞成痰，加重病情。对肾虚耳鸣耳聋者，尤其要注意作息时间，减少温燥食物，脾虚病人尤其要注意饮食调理，并忌饮浓茶、咖啡、可可、酒等刺激性饮料。减少脂肪的摄入，因为大量摄入脂类食物，会使血脂增高，血液黏稠度增大，引起动脉硬化。内耳对供血障碍最敏感，出现血液循环障碍时，会导致听神经营养缺乏，从而产生耳聋。同时，多吃含铁丰富的食物，缺铁易使红细胞变硬，运输氧的能力降低，耳部养分供给不足，可使听觉细胞功能受损，导致听力下降；多食含锌食物；常吃有活血作用的食物，活血化瘀能扩张血管，改善血液黏稠度，有利于保持耳部小血管的正常微循环；要养成喝牛奶的习惯，牛奶中富含的多种维生素能够很好地改善血液循环，降低耳鸣发生的可能性。

四　鼻窦炎

头骨内眼睛和鼻子周围充气的腔即鼻窦。鼻窦的确切功能还不清楚，不过它和声音的调节有关的推测得到人们的广泛认可。鼻窦的感染，即鼻窦炎，常常和上呼吸道感染有关，会有些疼，不舒服，令人心情低落。它可以不治自愈，但是复发的概率很大，甚至能持续几个月。

很多人鼻窦处会有痛感，一些患者鼻窦炎发作得很有规律。

1. 症状

（1）头痛。

（2）发热。

（3）鼻塞和流鼻涕。

（4）鼻窦处疼痛、变软。

（5）有时眼周发红。

2. 病因

一般情况下，鼻窦炎是由普通的感冒引发的，通常出现在感冒后的3～10天时，此时会有液体堵住鼻窦，还会有面部疼痛，可以用止痛药和蒸汽吸入疗法缓解症状。如果患者发热并感觉不舒服，便需要多多休息。

若症状持续 3 天，就需要咨询一下医生。如果炎症复发，并伴有更严重的疼痛和发热，患者最好了解一些用药知识，这种复发多是因为细菌感染。

3. 诊断

医生一般会通过按压患者的脸颊和前额来检查鼻窦是否发炎，会把一束光线照在患者的脸上，查看鼻窦是否清晰可见。如果是二次细菌感染，那么一个疗程的抗生素就够了。如果是慢性鼻窦炎，患者需要做鼻窦的 X 线检查。

4. 治疗

（1）在家自我治疗。

（2）服用解充血药片（可以在药店买到）。

（3）不要长时间待在有烟雾、灰尘或有其他刺激物的地方。

（4）感冒时不要用力拍打鼻子，否则会使鼻窦发炎。

专家提醒

鼻窦基本发育完全要到 4～5 岁，所以很少见到儿童患鼻窦炎。

第六章　常见的皮肤科疾病

一　湿疹

湿疹是一种常见的过敏性皮肤病，其病因还不清楚，一般认为过敏体质是发病的主要原因，而外界各种激发的因素，如海鲜、慢性病、花粉等则是发病或加剧病情的诱因。湿疹可分为急性和慢性两种。

湿疹好发于小腿、肘腘窝、阴囊、女阴、肛周、乳头周围、脐窝、头面部和外耳等处。急性皮疹为对称性、弥漫性分布，其皮疹呈多形性，表现为红斑、丘疹、疱疹、糜烂、渗液和结痂等，边界不清，炎症反应明显，其伴有灼热或痒感。急性皮疹经适当治疗，可在1~2周内治愈。如果治疗不当，反复发作可转为慢性，病程可迁延数月至数年，慢性皮疹常局限于某一部位，表现为皮肤浸润、增厚，色素增加，边界较清楚。

治疗时，应先找出并去除各种激发因素，治疗扁桃体炎等感染病灶，避免搔抓、摩擦、热水烫、肥皂洗。对红肿明显或渗液较多的皮疹，可用3%~4%硼酸水或5%醋酸铝溶液湿敷。有继发感染时，可用0.5%新霉素溶液。红斑、丘疹或水疱，可搽炉甘石洗剂。糜烂面或渗液很少时，用3%~5%糠馏油糊剂或3%~6%硫黄煤焦油糊剂，如伴有发炎，可在糊剂中加入0.5%新霉素。慢性皮疹有皮肤浸润、增厚的，可用5%糠馏油软膏或5%硫黄煤焦油软膏外搽。皮疹范围较小，又无渗液时，用地塞米松霜或氟轻松软膏外搽。

常用的内服药物有苯海拉明、异丙嗪（非那根）、羟嗪（安他乐）等。急性广泛发作时，也可在医生指导下短暂应用皮质激素。而常用的中药有苦参、苍术、白藓皮、龙胆草、木通、生地、地肤子等。

为什么会出现又痒又干燥的湿疹呢？

其实，患有湿疹的人很多，下面的要诀是针对湿疹或皮肤炎患者设计的，以帮助患者控制发痒及干燥等典型症状。

（1）提防干燥的空气。干空气使皮肤炎更加恶化，尤其是冬天室内使用暖气时，所以保持室内空气的湿度应该是患者及其家人首先考虑的事项。

（2）用温水泡澡。长久以来，大家都相信，皮肤炎患者应该避免泡澡，现在此说法正逐渐遭受考验。虽然有些医生觉得洗澡过量可能加重病情，但有些医师认为定期地洗澡，能减少感染的机会，并有助于软化皮肤。值得注意的是，需用温水洗，避免过热或过冷的水。

（3）使用润肤产品。在沐浴后涂上润肤乳液，涂上油脂类的护肤用品是为了保留水分。皮肤干燥是因为水分流失，而非油脂。

（4）洗燕麦澡。若想更进一步地缓解皮肤炎症状，可在浴缸中添加胶质燕麦粉，或用燕麦粉取代香皂。在一缸温水中，加入2杯胶质燕麦。所谓的"胶质"，其实就是指燕麦被磨成细粉后，能在水中呈悬浮状。若想以燕麦粉当肥皂，可将它包裹在手帕内，用橡皮筋绑住顶端，浸入水中，将水拧出，然后使用。

（5）避免使用止汗剂。金属盐类，如氯化铝、硫酸铝、氯化氢酸锆，皆是许多止汗剂的活性成分。这些物质已知会刺激敏感性的皮肤，如果仍想继续使用止汗剂，不妨找那些含尿囊素酸、氧化锌、氧化镁、氢氧化铝，或三乙醇胺等抗皮肤过敏剂的产品。

（6）试试氢皮质酮。含皮质酮（可体松）的局部性乳霜、软膏、乳液等，通常被用来缓解皮肤痒及皮肤炎或湿疹的发炎。氢皮质酮是类固醇荷尔蒙中最温和的皮质酮类，然而，含量较高的皮肤质酮乳霜可能会引起严重的副作用，未经医师许可，不宜使用。

（7）穿棉质衣服。棉质衣服比羊毛或聚酯纤维有益于皮肤，同时避免合成的衣料，以及紧身衣物。这些衣物不但黏身体，而且可能引发皮肤痒。

（8）冰敷。冰敷有助于缓解接触性皮肤炎所引起的皮肤痒，用牛奶取代水，效果更好。将牛奶倒入一杯冰块中，静置数分钟，将此牛奶倒在一块纱布垫上或薄棉布上，敷在皮肤痒的部位2～3分钟，再将这块布浸入牛奶中，接着敷在患部，如此重复10分钟。如果此方法无效，应尽快看医生。

（9）调配适当的饮食。在孩提期间，食物过敏可能是局部皮肤炎的一个重要原因。可调配适当的饮食，以帮助幼儿避免发生湿疹。传统上，蛋类、柳橙汁、牛奶，被认为会加重幼童的湿疹。父母若想从婴儿饮食中剔除某些食物，要向医师咨询，以确定无误。这种方法似乎对2岁以下的婴儿最有效。6岁以后，食物对大部分人已不是重要的因素。如果吃了某种食物，使皮肤过敏，避开它就可以。

（10）避免快速的温度变化。假使有湿疹，快速的温度变化可能引起问题。从供应暖气的屋内来到空气冰冷的户外，或从冷气房中进入热水浴，都可能引发皮肤痒。当然，湿疹患者应该避免热水浴（泡澡及淋浴），只要能事先考虑周到，即可减少这类皮肤痒的发生概率。

（11）使用纯白卫生纸。卫生纸上的染料可能刺激皮肤，使用纯白、无花纹的卫生纸，有助于控制接触性皮肤炎的发痒。

（12）提防婴儿乳液。有时候，婴儿乳液并非治疗小孩湿疹的最佳选择。这些产品含高量水分，当水分蒸散时，反而使皮肤更干燥、更痒。婴儿乳液里的芳香剂及活化成分（羊毛脂及矿物油）是不常见的皮肤过敏原因。

（13）使用尿素产品。含尿素的软化剂，对纾解湿疹或皮肤炎造成的皮肤痒很有帮助。尿素是一种脱落剂，也是一种很好的产品。每当皮肤因抓痒而变粗糙时，我们常用尿素处理。

（14）使用抗组织胺。抗组织胺阻止组织胺从肥胖细胞中释出，因此能减轻典型的过敏症状，诸如头痛、流鼻水、皮肤痒。因此，使用抗组织胺成药对湿疹有益。由于抗组织胺防止组织胺抵达皮肤细胞并使细胞肿大，因而能减轻皮肤痒。然而，需要注意的是，有时需服用高剂量的抗组织胺才能减轻症状，但这会导致昏昏欲睡，开车或操作机械时可能出状况。

（15）洗一次，冲两次。湿疹或皮肤炎患者洗衣服时，要确定洗衣粉彻底地被冲净。勿使用过多洗衣粉，且务必用洗衣机多冲洗一次。

（16）看眼科医师。异位性皮肤炎患者更容易患白内障。有这种皮肤炎的人，应较其他人更常看眼科医师。

二 瘙痒病

痒病是指皮肤有瘙痒感，却没有任何原发性皮疹的神经功能障碍性疾病。感情冲动、温度变化、衣物摩擦等刺激，都可引起本病。瘙痒病可分为全身性和局限性两种。此外，如老年人因皮肤萎缩退化和干燥而引起的瘙痒，则称为老年性瘙痒病。冬季因皮肤干燥发痒，但春暖时瘙痒可消失，这种情况称为冬季瘙痒病。

全身性瘙痒病常与糖尿病、肝肾疾患、血液病、妊娠、卵巢囊肿、甲状腺功能低下等疾病有关。为阵发性发作，最初仅局限于某一部位，患者除痒感外还有烧灼、虫爬、蚁走等感觉，以后逐渐波及全身，经过搔抓、摩擦，皮肤可发红且出现条状抓痕，表皮剥脱，有血痂，日久皮肤可增厚，色素加深或减退，甚至引起化脓感染。

局限性瘙痒病大多局限在女阴、阴囊、肛门周围等部位。女阴瘙痒病多与阴道霉菌感染、滴虫病、白带刺激有关。阴囊瘙痒病与局部温暖、易受摩擦等有关。肛门瘙痒病则可由蛲虫病、痔疮等引起且常伴有阴囊或女阴的瘙痒，容易发生肛裂。局部经搔抓后可产生与全身性瘙痒病同样的继发变化。患本病时，要避免衣物摩擦等各种不良刺激，切不可搔抓或用热水和肥皂搽洗，而是积极找出并去除病因。局部可外涂樟脑霜、樟脑扑粉、氟轻松膏、地塞米松膏等，也可采用中草药煎汤局部熏洗。范围较广时可口服苯海拉明（可他敏）、异丙嗪（非那根），必要时可做静脉封闭或针灸治疗。

三 荨麻疹

荨麻疹是发生于皮肤上的局限性暂时性水肿风团，出现快，消退也快，且伴有瘙痒或灼热感，少数病人可有发热、腹痛等症状，也被称为风疹块。在机体敏感的情况下，植物性因素，如花粉、荨麻；动物性因素，如鱼、虾、羽毛；物理性因素，如冷、热、日光；化学性因素，如青霉素、血清、呋喃唑酮（痢特灵）、疫苗和水杨酸盐等药物；感染性因素，如病灶、肠寄生虫；机械性因素，如摩擦、压力等都可诱发荨麻疹。此外，胃肠道功能障碍、内分泌紊乱以及精神等因素，也可诱发本病。

荨麻疹多见于青年和中年，常突然发生，风团略隆起，米粒大到手掌大，多为圆形或不规则形，也可互相融合成环状或地图状，呈鲜红、淡红或苍白色，表面扁平或微凹，在毛囊处出现小凹点。经几分钟或几小时，一般最长不超过24小时即可逐渐消退，不留任何痕迹。有的在一天内可发作多次，有的常在某一时间发作。发作时常伴有奇痒、刺痛或烧灼感。急性荨麻疹在除去病因后可迅速痊愈，而慢性常反复发作，迁延数月甚至数年。

治疗时，应先找出并去除病因，然后可用苯海拉明、阿托品、赛庚定、皮质类固醇激素等药物来对抗身体内引起荨麻疹的化学物质。如皮肤痒者，可给止痒药水；腹痛、腹泻、恶心者，可用解痉药。此外，可用葡萄糖酸钙、硫代硫酸钠等非特异性抗过敏疗法，或给组织胺球蛋白进行脱敏。如伴有高热或腹痛，应及早就医，以免延误病情。

实用家庭疗法：荨麻疹的11种止痒法。

荨麻疹是皮肤有时对过敏症、身体不适、压力或情绪等的反应。某些细胞会开始释出组织胺，使血液里的液体外漏，进入皮肤最深层。通常，荨麻疹奇痒无比，全身发肿。下面介绍一些缓解发痒及肿胀的方法。

（1）使用抗组织胺。抗组织胺是有效成药，大部分抗组织胺会使人昏昏欲睡。

（2）冷敷。冷敷或泡冷水是治疗

荨麻疹的最佳局部疗法。另一种方法是用冰块摩擦荨麻疹。冷水或冰块能收缩血管，以减少组织胺释出的量。

（3）使用卡勒门（含氧化锌）。这种收敛剂对有毒植物引起的疹子有效，但也能暂时缓解荨麻疹引发的不适。由于收敛剂会减少分泌物，它们可能有阻止血管内的液体及组织胺外漏的功能。其他可能缓解荨麻疹的收敛剂包括金缕梅（冰过后更有效）以及氧化锌。

（4）试试碱性物质。任何碱性物质通常都有助于缓解皮肤痒，不妨抹一些氧化镁乳液于荨麻疹上，效果会比较好。

（5）使用氢可体松软膏。如果荨麻疹规模不大，将氢可体松软膏直接涂抹在患处，有助于暂时缓解皮肤痒。

（6）使用药用植物。赤杨的叶子和树皮可制成浓茶，有助于治疗荨麻疹。赤杨含有鞣酸，是一种收敛剂，可涂在荨麻疹患部，也可服用数汤匙，反复使用直至荨麻疹症状减轻。

（7）预防胜于治疗。荨麻疹的发病原因很多，要找出什么原因导致患荨麻疹。一些较常见的因素包括药物、食物、植物、昆虫咬伤以及情绪变化。一旦找到问题的来源，应尽量避免再接触。

（8）使用药草茶。如果荨麻疹是由情绪因素造成的，且不愿服用合成的药物（如抗组织胺），可以试试有安定神经效用的药草茶，欧薄荷或西番莲花茶也是不错的选择。另外，洋甘菊、缬草及猫薄荷等，是常见的镇静剂药草茶。

（9）做糊药（膏药）。将蘩缕的叶片捣碎，制成糊药，可缓解皮肤痒。有些人则用水及酒石调和成糊状，敷在荨麻疹上，待此混合物干裂后，再换新的。

（10）按摩穴道。按摩斜方肌（从颈部连到肩膀的肌肉）中途的穴道，距离脊椎约 2.5 厘米的地方。

（11）危险地带。荨麻疹若堵住呼吸道，会致命，如果荨麻疹发生在口腔或喉咙内，应立即就医。有慢性荨麻疹（超过 6 周）或急性荨麻疹的人，也应就医。

四　毛囊炎

毛囊炎是由化脓性球菌侵入毛囊所致的化脓性皮肤病，金黄色葡萄球菌为主要致病菌。一般有瘙痒性皮肤病或糖尿病的病人、接触石油和煤焦油的工人，常易患本病。

毛囊炎多发于头皮和其他有毛发部位，颈部及四肢也常见，愈后会有毛发脱落。发囊炎最初皮肤损害表现为粟米大小、与毛囊一致的红色丘疹，有微痒和灼痛感，之后很快变为半圆形带尖顶的脓疱，且周围有红晕，脓疱可多可少，常成批出现，但不互相融合，如果弄破或拔去毛发，可有少许脓血排出。5～7天后，脓疱干燥、结痂，以后不留瘢痕，但会复发。

治疗上可外搽1%樟脑、5%硫黄炉甘石洗剂、3%碘酊或0.5%的新霉素软膏。严重时可内服抗生素或中草药。如反复发作，可用疫苗注射疗法、止血疗法或紫外线照射等。在预防方面，平日要注意皮肤清洁卫生，避免刺激，少摄入酒类、辣菜等刺激性食物，及时治疗湿疹、瘙痒症、糖尿病等与本病有关的疾病。

第七章 常见的慢性疾病

一 肩周炎

自我预防肩周炎措施如下。

1. 积极锻炼

积极主动参加体育锻炼，持之以恒，如跑步、医疗体操、广播操、太极拳、武术、中老年人健美操、划船动作、弓箭步向前走做扩胸动作、肩关节有关功能活动等，都是很好的预防锻炼方法。

2. 防止持续性过久地风吹

夏天天气炎热，出汗过多。肩部外露情况下，如果出汗后，在风扇下或阴凉通风处吹风过久，很容易导致肩周炎。所以，在温暖或炎热的季节要防止持续性过久地风吹。

3. 防寒防湿

加强冬季保暖，晚上睡觉时要防止肩关节外露。淋雨后，应立即洗热水澡，以周身微微出汗为宜。

4. 避免外伤

在日常生活中，应小心谨慎，避免外伤。如受外伤，应立即治疗。

5. 防止或延缓退行性病变的发生

大量统计资料表明，肩周炎的发病均与静、老、伤、寒有关。静指少动，老指退变，这是该病的主要内因。所以，要防止该病的发生，就必须从年轻时坚持体育锻炼，防止或延缓退行性病变的发生。

6. 加强营养，增强体质

提高机体免疫力，对年老体弱的人，可注射丙种球蛋白类药物。

7. 劳动强度不宜过大

肩关节运动过度，会导致其周围软组织的劳损，积损成劳、积劳成疾，久而久之，会诱发该病。

8. 及时就医

肩关节部位一旦有疼痛或不适感，应及时就医，尽早治疗。

二 颈椎病

总说西医治标、中医治本，但究竟"本"是什么，似乎没有人去追究。其实，很多时候如果能真正找到病本，治疗起来就非常迅速，立竿见影。

病本，也就是病根所在。具体到每个病有各自的病因。

以颈椎病为例，类型最多，但普遍治疗效果不佳，就是因为病因不清、没有对应的治疗之法。其实，颈椎病主要是由两个原因引起的，一是心血管瘀阻造成的颈部供血不足，另一种是脊椎受损在先（主要是腰、骶椎的劳损），进而影响了颈椎的供血。知道了病因，解决起来并不难，用刮痧配合按摩的方法最妙。例如，有前后俯仰颈痛的，病在膀胱经，就先刮膀胱经；有左右转侧疼痛的，病在小肠经，就先刮小肠经；痛连后背的就从膏肓、厥阴俞开始刮，然后刮脖子；只是中间颈椎痛的，从后发际顺脊椎向下刮，直至刮不出痧为止。

使劲刮都不出痧的人，就用按摩法，但不可只按摩颈椎，一定要上按摩入发际，下按摩至尾椎，对整条督脉进行按摩。用掌根或肘按摩较为方便，痛点处要仔细按摩直至不痛。按摩颈椎时一定要轻柔，绝不可贸然用力，否则易造成颈椎的损伤。掌握了这种刮痧和按摩法，通常的颈椎病随手而愈。

三 尿毒症

尿毒症是医学界的禁区，无论中医还是西医都望而却步。相对有效的方法是透析，最终是换肾，这已成了治疗此病的定例。人们关心的是如何找到合适的肾源而不是找到病因，似乎尿毒症的罪魁祸首就是这个"倒霉"的肾了。

一个偶然的机会看到用刘亦鸣教授发明的经络仪测试了一组尿毒症患者的经络测试图，图中显示的结果令人大为惊讶——清一色的胃经虚弱，且虚弱程度极高，而肾经只是略为虚弱而已，由此看来，肾脏是代人受过了。西医的治疗，透析只是暂时解除血液排毒的困境，而高虚不下的脾胃却没多少人关注。

中医认为，脾胃是气血生化之源，而胃经又是多气多血之经。金元时期的医学大家李杲就曾说："脾胃虚则九窍不通。"《黄帝内经》则云："痿症独取阳明。"尿毒症可以说是肾痿之证，而阳明正是胃经，所以肾功能衰竭是由于脾胃气血供应不足造成的。

肾就好比是一台电风扇，打开开关它却不转，很有可能是停电了，或是线路出了故障，不见得是电风扇本身出了问题。气血就是电能，胃经则是线路。由此推断，只要气血充沛，经络通畅，肾脏得到了足量的气血供应，就能够正常工作，而没必要对"电风扇"本身修来换去。

四 癌症

近年来，现代医学对癌症研究的最大收获是发现了癌症基因。起初科学家们欣喜若狂，以为找到了根治癌症的钥匙，可当打开这神秘的匣子一看，里面还有两个匣子，再分别打开，发现里面还有更多的匣子。没想到，癌症基因是如此众多，最后得出了一个惊人的结论：凡在癌病毒上发现的癌症基因，在正常的细胞中都存在。

既然我们每个人身上都有着无数的癌症基因，那么可以说，癌是与生俱来的，而且是正常细胞转化而成的，防止这种细胞转化就成了预防和治疗癌症的核心。但令人遗憾的是，我们似乎无法发觉这种悄然无声的转化，只有它们已经变成彻头彻尾的癌细胞时我们才能发现，可那通常为时已晚。

于是我们不断地去寻找，终于我们找到了致癌物：亚硝酸胺、苯并芘、氨基酸加热物、黄曲霉素、尼古丁等。但是，它们就像空气中的尘埃，无处不在，让我们防不胜防。我们喜爱的烧烤、熏鱼、腌制品、调味品、色素、食品添加剂，还有蔬菜中的农药残渣、非天然饲料喂养的禽畜、汽车的尾气、被污染的水源等，都是毒害我们的元凶。

难道我们就注定无法摆脱"癌症"

这个噩梦的诅咒吗?

　　当然不是。研究已经证明许多癌细胞在特定的环境当中（如不同的温度下）可以转变成正常的细胞。因此，对于癌症的治疗，还是充满希望的。

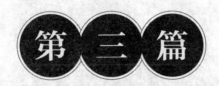

第三篇

家庭急救手册

第一章 常见急症的急救

一 心搏骤停

心搏骤停是临床上最紧急的危险情况。这种情况出现后，脑细胞由于对无氧缺氧十分敏感，一般在循环停止后4～6分钟大脑即会发生严重损害，甚至不能恢复，因此必须争分抢秒，积极抢救。

（1）立即呼救，得到周围人协助抢救。

（2）将病人放置适当位置。

（3）保持呼吸道通畅，方法是：一手置于前额使头部后仰，另一手的食指与中指置于下颌骨近下颏或下颌角处，抬起下颏（颌）。

（4）触摸颈动脉，判断心跳是否已停止。

（5）一旦发现心跳已经停止，立即进行胸外心脏按压术。

二 如何防治头痛

头痛是一种日常生活中的常见症状，很多疾病都可能引发头痛。其中，有全身性疾病，也有局部性病变，包括眼、耳、鼻、喉等。发现头痛症状后，最好及时到医院做有关检查，找出病因，在积极治疗原发性疾病的前提下，平时多进行一些自我保健，便可以得到很好的治疗。

1. 偏头痛症状须警惕

头痛症状经常发生于夏季，因为夏季高温、闷湿，天气骤变，常会诱发或者加重头痛症状，而与气候有关的夏季饮食和睡眠也常常会导致头痛。因此，夏季乃是头痛症的多发季节。头痛患者，一般是在快速摄取冰淇淋等冷冻食物之后发作。这是因为冷饮入口时，会给口腔黏膜带来强烈的刺激，很容易使头面部的肌肉和血管发生收缩，产生神经放射性疼痛症状。

据临床调查发现，以前患过偏头痛等的人，更容易出现头痛急性发作。值得重视的是，经常发作头痛，容易导致血管障碍。头痛发作时，可以用手反复进行局部按摩，缓解突然的冷刺激引起的头部血管和肌肉的收缩，减轻疼痛。

2. 缺水性头痛

夏季，人体汗液蒸发多，如果没有及时补充水分，人体很容易产生脱水现象。人体在发生脱水之后，脑脊液会开始减少，颅骨和脑组织的间隙就会加大，当体位变化，尤其是站立时，脑组织因轻度震动，使得脑部的神经根和血管受到牵拉而出现头痛症状。对于这种因脱水而出现的头痛，可以输入一定量的生理盐水，以消除或减轻脱水现象。同时，患者应卧床休息，不用枕头，以保持头的低位。

3. 疰夏性头痛

有些人一到夏季，特别是在气温超高的酷暑时段，就会经常头痛，并伴有食欲不振、低热和全身乏力，入秋后就不治即愈。这种头痛称作疰夏性头痛，是因自主神经功能紊乱引起的，大多发生在身体虚弱、气血不足者身上。预防措施是降低周围环境气温，保证睡眠充足，饮食以清淡为主。

偏头痛又被称作血管性头痛，是由于颅内颅外血管发作性收缩功能障碍而出现的头部剧痛现象。疼痛发作时，伴有面色苍白、恶心、呕吐等自主神经功能紊乱症状。有的患者头痛出现前有视觉症状，即闪光幻觉，如有闪烁的暗点或者眼前冒金星等。为减少偏头痛的发生，夏季时要特别注意劳逸结合，睡眠充足，避免焦虑和紧张。研究发现，大多数偏头痛患者脑组织中含镁量特别低，因此平时应意多吃一些含镁量较丰富的食物。

4. 怎样防止和消除头痛

（1）饮食均衡。营养均衡会加强人体的免疫系统，支持神经系统。尽量不摄取咖啡因；适量饮酒；吃复合碳水化合物（全麦面包、面食和带皮土豆），它们对减少情绪波动尤其有帮助，少吃精致的饼干、蛋糕等；吃足够新鲜的水果和蔬菜；少吃脂肪含量高的食物；慢吃，用足够时间吃饭。如果走进治疗误区，只会给人体造成更大的伤害。

（2）保证一定的放松时间。确保给人体"充电"，可以通过听音乐、阅读、洗澡、看搞笑片等来达到放松的目的。

（3）用深呼吸来消除焦虑情绪。面对纷繁复杂的外界环境，做深呼吸既可以让人镇静，又可以恢复精神。患者常感到疲乏、头痛、头晕，实际上是由于紧张导致的。有意识地进行深度呼吸练习，可以有效地解除上述症状，令人神清气爽、精神焕发。练习深呼吸的方法很多，最简单的操作程序是尽可能深吸一口气，气沉腹底，然后屏气，感到有点憋闷时再缓缓呼出，呼气要尽可能地彻底。每天循环做 15 ~ 25 次，便能够使情绪逐渐平缓。

（4）坚持锻炼。平时应养成锻炼的习惯，将锻炼看成生活的一部分。开始不需要太高难度，轻松散步即可。经常进行室外活动，但运动不要太剧烈，可以进行户外长距离散步、游泳、慢跑或外出旅游。锻炼时除了应注意自己的心理调整之外，还可以从环境和生理的角度来调整，从而减少头痛的发生率。

（5）自我按摩。用手指在太阳穴上反复以顺时针以及逆时针方向按摩5 分钟。另外，颈部和背部的热敷，对头皮、颈部肌肉进行轻柔的按摩，用手指压迫穴位等，可以减轻局部肌肉的痉挛、收缩，从而有效减轻头痛症状。

（6）洗浴。平时可以尝试用水来缓解头痛症状。有试验证明，通过洗浴可以获得满意效果，但是洗浴时间不能超过 20 分钟，水温不宜超过 35℃ ~ 36℃。有人适宜用淋浴的方法，如果头痛时还伴有脊背和脖子发紧发硬的症状，可以选择采用温水冲洗这些部位。

（7）闭目养神。闭目养神对于脑力工作者十分有用，头痛时可以选一处安静的地方闭目自坐，无所思念，放松全身，烦恼顿消，也可意想广阔天空、人间万象、山水园林、乡村野趣，心驰神往，人身犹如沧海一粟，何必患得患失，庸人自扰，从而使心境逐渐趋于平和，对生活充满希望。

三　呼吸骤停

如发现有人突然昏倒，神志不清，疑为呼吸骤停时，应立即进行处理。

（1）立即招呼周围人协助抢救。

（2）将病人放置在适当体位，正确的抢救体位是仰卧位，病人头、颈、躯干平直无扭曲，双手放于躯干两侧。如病人摔倒时面部向下，应在呼救的同时小心转动病人，使病人全身各部成一个整体转动。尤其要注意保护颈部，可以一只手托住颈部，另一只手扶着肩部，使病人平稳地转动至仰卧位。

（3）迅速判断病人是否有呼吸。

（4）一旦确定病人呼吸已经停止，立即进行人工呼吸。

四　阴囊外伤

阴囊在暴力打击下常出现阴囊骤然增大，阴囊皮肤变得青紫或乌黑，呈现外伤性血肿，可做如下处理。

（1）受伤后的前两天应卧床休息，减少阴囊的悬垂与活动，避免因震荡而加重出血。一定要下床活动时，最好佩戴一个布托带，将阴囊托起，以减轻疼痛。

（2）受伤后的前两天内，需要用冷水或冰水作阴囊部的冷敷，让阴囊中的血管收缩，减少出血。两天之后改用热敷，加快阴囊部位的血液循环，使瘀血尽快被吸收。1～2周内，血肿即可消退。

（3）如果疼痛厉害，可以适当服用去痛药止痛；夜间疼痛不能入睡时，还可加用安定、氯氮（利眠宁）等镇静安眠药。如果阴囊血肿较大，应在医生指导下使用止血药，例如卡巴克洛（安络血）、酚磺乙胺（止血敏）、维生素 K 等，以帮助止血。

值得一提的是，严重的阴囊外伤，除引起阴囊血肿外，还会造成睾丸破裂。这时所表现的症状远比一般的阴囊血肿要重，疼痛剧烈，甚至出现面色苍白，冷汗淋漓，四肢冰凉、血压下降等休克症状，而且阴囊血肿也会越来越大。遇到这种情况，就要手术缝补破损的睾丸。

五 外阴血肿

外阴受伤要及时处理，因为外阴的血供丰富，皮下组织疏松，受到碰撞后，皮下出血迅速扩散，形成外阴血肿。如果不及时处理，血肿会继续增大，疼痛剧烈难当。严重的，可压迫尿道，导致尿潴留。因此，外阴碰伤后一旦出现皮下血肿，应立即用一块清洁的手绢覆盖其上，再用手压迫血肿，这样可以防止血肿扩大，然后到医院进一步治疗。如果经过压迫，血肿未见扩大，24小时内可以用冰袋冷敷局部，这样可以降低局部血流量并减轻疼痛，72小时后改作热敷，以促进血块吸收。同时，可服用螺旋霉素预防感染。若经上述处理后，血肿继续增大，直径超过5～6厘米，或者血肿不能吸收，甚至并发感染形成脓肿，则需要进行手术治疗，切开引流。如此，病情才能得到控制。

六 中暑

在高温或烈日下暴晒，可因体温调节功能紊乱而出现一系列症状，即为中暑，主要表现为出大汗、口渴、头昏、胸闷、心慌、全身酸软、四肢无力、恶心、注意力不能集中等。重者会出现昏倒，昏迷、抽搐、高热等症状。

发现中暑病人可进行以下处理。

（1）立即离开高温环境，到阴凉通风处安静休息。

（2）鼓励病人喝些淡盐开水或其他含盐的清凉饮料。

（3）可以选用人丹、十滴水、解暑片（每次2～4片）或藿香正气丸1粒。

（4）病人发高热，可以用冷水浸湿的毛巾敷头部、颈、腋下、腹股沟等大血管经过处，或以冷水、冰水擦身，辅以电扇吹风，帮助降温。

（5）病人出现高热不退、神志不清、抽搐等重度中暑症状，立即送往医院急救。

七 骨折

骨的完整性遭到破坏称骨折。按皮肤或其他空腔器官分类，可以分闭合性骨折和开放性骨折两种；按骨折是否完全断裂分类，可以分不完全性骨折和完全性骨折两种。发生骨折的原因，多数是暴力直接作用于身体某部位，也可能是间接暴力，或肌肉强烈收缩所致。

当发生骨折时，其症状主要表现为局部症状有疼痛、肿胀和皮下淤血、功能障碍、畸形、压痛和震痛、假关节活动及骨摩擦音。轻的骨折无明显的全身症状，严重的骨折常伴有出血和神经损伤，因此容易产生休克、发烧、口渴、大便秘结等全身症状。

1. 骨折的应急处理

当发生骨折后，为使骨折部位尽快康复，需尽早固定损伤部位，以免损伤程度加深。在骨折固定过程中，需遵循以下原则。

（1）如有休克，应先抗休克，后处理骨折。

（2）如有伤口出血，应先止血，再包扎伤口。

（3）在没有把握或条件不允许的情况下，禁止任何试图整复的动作。

（4）就地固定。在固定前，不要无故移动伤员和伤肢。

（5）夹板不要直接接触皮肤，要用绷带缠住或用软纸包上夹板。

（6）固定用的夹板长度和宽度要与骨折肢体相称。

（7）固定的松紧度要合适，不要过松或过紧。

（8）尽快转送医院处理。

2. 骨折的伤后训练

骨折后，为使伤部尽早康复，应在医生指导下进行伤后的训练。但是，根据骨折后愈合期的不同，其训练方法也是不同的。一般原则如下。

（1）骨折初期（血肿肉芽期）局部练习应以肌肉主动收缩为主。

（2）骨折中期（纤维支架连接期）局部练习应以伤肢上下关节自动伸屈运动为主。

（3）骨折后期（骨痂形成期）练习应以伤肢上下关节自动向各方向运动为主，同时要加强肌肉力量的练习，并逐步开始负重练习。

八　癫痫病发作

病人癫痫病发作时，首先用手掐或针刺人中穴、合谷穴；然后将病人轻轻按住以免撞击硬物受伤；再让病人倒卧将其下颌推向前，以保持呼吸道通畅，便于唾液及呕吐物的流出，防止吸入性肺炎及气管堵塞窒息。为避免病人咬破唇舌，可以将一块卷起来的毛巾或手帕放进病人的口里当作开口器，不要用硬木条或食匙柄强行开口，这样容易使病人牙齿折断。阵挛时，不可以用强力制止病人四肢的搐动，易伤筋断骨。当意识没有恢复接着又出现第二次癫痫发作时，要速送病人到医院。

第二章 常见外伤的急救

一 毒蛇咬伤

据报道，我国有 50 多种毒蛇，其中危害较大的有眼镜蛇、眼镜王蛇、银环蛇、金环蛇、海蛇、喹蛇、蝮蛇、五步蛇、竹叶青、龟壳花蛇等。毒蛇分泌的毒素大致可以分为神经毒、心脏毒、凝血素、抗凝血素、溶血素及酶类六大类。人被毒蛇咬伤后，毒液可随淋巴循环进入体内，若直接进入血液循环，极易迅速死亡。

发现被毒蛇咬伤的病人，应迅速进行以下处理。

（1）被咬伤者要镇定，尽可能减少活动，就地进行处理。

（2）立即用止血带、布带或绳子等代用品，在毒蛇咬伤的创口的近心脏一端约 5 厘米处进行绑扎，以减少毒素的吸收和扩散。

（3）扎在肢体上的止血带或代用品应每隔 15 ～ 30 分钟放松一次，以防止被扎肢体缺血坏死。

（4）及时清洗处理被毒蛇咬伤的创口。创口周围皮肤用肥皂水洗涤干净，如有条件，可以在流水下冲洗。用吸乳器或用拔火罐的办法，吸出创口内毒液，然后用 1 ：5000 的高锰酸钾溶液或 3% 的过氧化氢（双氧水）冲洗伤口，还可以用火柴烧灼伤口，或放几颗高锰酸钾于伤口中，可破坏毒素。

（5）尽早服用特效蛇药，如上海蛇药、南通蛇药、蛇伤解毒片、群生蛇药、广西一号蛇药等，根据条件任选一种，按说明服用。

（6）经上述初步处理后，迅速将病人送医院继续进行治疗。

二 蝎蜇伤

蝎子的尾部有毒液腺，可以分泌

蝎毒素，与蛇毒作用类似，但程度较轻。蝎蜇局部有红肿、灼痛、麻木或出血。若被巨大毒蝎蜇伤，可能出现头晕、头痛、流涎、畏光、流泪、喷嚏、鼻衄、肌肉疼痛、恶心、呕吐、血压增高、体温下降、心动过缓、出汗、尿少、失语、嗜睡、抽搐等。重症者，有胃肠出血、急性肺水肿及呼吸中枢麻痹致死。

当有人被蝎子蜇伤后，可以采用以下方法处理。

（1）于蜇伤部位红肿斑点中心处，找到蝎子的尾部毒刺，并尽快拔除。

（2）在受蜇上方（近心端）以止血带或布条绑扎，减少毒素吸收。并予扎后每隔15～30分钟放松一次。

（3）用消毒的针挑破或穿刺局部皮肤，用吸乳器或拔火罐吸出毒素。

（4）用3%的氨水、5%的碳酸氢钠，或1∶5000高锰酸钾溶液清洗伤口。局部敷以消毒纱布。

（5）对重症者及儿童，应及时送医院继续治疗。

三　蜈蚣咬伤

蜈蚣的毒液中含有组织胺样物质及溶血蛋白质。人被咬伤后，多数只是局部有症状，极少数病人会发生过敏反应。蜈蚣咬伤后，局部跳痛、红肿、灼热、水疱、组织坏死。严重者出现全身症状，如头晕、头痛、呕吐、恶心、发热，甚至昏迷，极少数出现过敏性休克。

处理方法如下：

（1）咬伤局部用3%的氨水，或5%～10%的碳酸氢钠溶液或肥皂水涂抹。但局部不宜涂碘酒，以免增加局部刺激。

（2）伤口外涂擦六神丸、南通蛇药（捣烂水调后用），亦可以蒲公英、鱼腥草捣烂取汁搽在伤口处。

（3）对剧痛及有全身症状者，应及时送医院治疗。

第三章　中毒时的急救

一 及时发现急性中毒

1. 急性中毒有什么特点?

（1）发病急。人吃了或接触了毒物后，身体受到毒物的损害，会在一定时间内发生中毒。

（2）多个人同时发病。毒物在周围环境中也会存在，通过消化道、呼吸道及皮肤等途径进入人体。如果多个人处于同一个有毒环境，或是吃了、接触了毒物，就会发生多个人同时发病的情况。如某单位多人出现恶心、呕吐、拉肚子,应首先考虑食物引起的急性中毒。

（3）吃过或接触过有毒物质。吃过被污染的东西；工作或居住的场所里存在有害气体；皮肤沾上了污染物；被毒虫叮咬过等。

2. 急性中毒最容易看到的重要信号

（1）扑倒。日常生活中，煤气（一氧化碳）、硫化氢等有害气体以及一些食物和药物急性中毒都可以引起扑倒。值得注意的是煤气中毒和硫化氢急性中毒。

（2）血尿。正常人尿液中偶尔或根本没有红细胞。当尿液中的红细胞数量较少时，只能通过显微镜才能看到。在显微镜下，如果发现尿液离心沉淀后每个高倍视野下有 3 个以上的红细胞，即为血尿。当尿液中的红细胞数量较多时，尿液的颜色就会由平时的淡黄色明显变红，甚至呈洗肉水的颜色、棕褐色或酱油色，肉眼就能够识别出来。

红细胞遭破坏的原因有很多，如果造成红细胞破裂，这种情况叫作溶血。血红蛋白尿是溶血时很重要的一个表现。

日常生活中，很多有毒物质可以

造成溶血，使人发生血尿，主要包括以下几类：

①食物被细菌污染引起的中毒。

②芦荟、蓖麻子、毒蘑菇等植物引起的食物中毒。

③一些药物，如哌嗪（驱蛔灵）引起的中毒。

④一些农药，如抗凝血灭鼠剂引起的中毒。

（3）嘴唇、指甲青紫，即嘴唇和指甲变成青紫色。正常情况下，人的皮肤，特别是面部、手掌等处皮肤是白里透红或微带棕色透红的，嘴唇呈红色，指甲呈淡红色。如果这些地方变成紫色或青紫色，医学上称为发绀。

不少物质引起的中毒可以出现发绀，一般由下列原因造成。

①腌菜引起的中毒。

②腐败青菜引起的中毒。

③工业盐或嫩肉粉（含亚硝酸盐）引起的中毒。

（4）呕吐。多数急性中毒，特别是急性食物中毒有恶心、呕吐的症状。常见的会发生恶心、呕吐的急性中毒

包括以下几种：

①细菌污染食品引起的中毒和有毒植物、有毒动物中毒。

②部分气体如煤气等中毒。

③药物中毒，如阿司匹林引起的中毒。

④农药中毒，如有机磷农药引起的中毒。

（5）腹泻。大多数急性食物中毒会引起腹泻，部分药物中毒也会出现腹泻。

（6）皮疹。皮肤接触某些物质后出现皮疹叫接触性皮炎。常见的引起接触性皮炎物质有：

①动物，如昆虫分泌物、毒毛等。

②植物，如花粉及植物叶、茎、花、果实等。

③化学物质，如涂料、胶粘剂、化妆品等。

还有些物质被食用或吸入也可以引起皮疹，这是一种过敏反应，医学上也叫变态反应。例如，有些人对海产品过敏，吃海产品就会起皮疹；有的人对酒精过敏，即使喝少量的酒，

皮肤也会起皮疹；还有的人对房屋装修中的甲醛过敏，接触就会起皮疹。

二 要避免在救助中毒者时使自己受到伤害

1. 不要盲目跳进污水井、阴沟等中毒现场去救人

城市污水井、阴沟等环境中常有高浓度有机气体，还有硫化氢、一氧化碳等有毒气体，而且由于空间相对密闭、氧气浓度低，所以在这种环境中，人会迅速中毒或死亡。

缺乏专业知识、盲目救人，可能会造成自身死亡。所以，当在污水井、发酵池、矿井、爆炸现场等处发生急性中毒或操作者情况不明、长时间不从现场出来时，切忌盲目进入现场，而是要拨打急救电话呼救，或向消防部门求救。需在有救助经验人的指导下，穿戴好防毒面具和防护服再进入现场。

2. 在救护上防止沾上毒物

毒物可以通过皮肤进入人体引起中毒，所以，当发生化学物品泄漏事件现场有大量液态物质等性质不明物质时，一定要注意在救护中防止皮肤被污染。

救援操作时首先要做好防护，戴好防护手套，有条件的要穿防护服或使用其他防护用品。

3. 怀疑煤气中毒要先打开门窗再进屋

发生煤气中毒时，如果屋内门窗紧闭，往往煤气浓度比较高。所以怀疑屋里的人发生煤气中毒时，要先打开紧闭的门窗，再进入屋内救人，防止自身中毒。

4. 尽量远离中毒事件现场

安全事故造成的化学品泄漏、环境事故、火灾等突发事件现场存在大量有毒有害物质，这些物质会迅速弥散到周围的环境中，对动物、植物造成伤害，也会危害人体健康。所以要远离各种事故现场，不要因好奇而靠近，更不要围观，以免对自己造成伤害。

三 误服蓖麻子中毒怎么办

蓖麻子可以榨油，内服可作泻药，或调制软膏，工业上用途更广。

误服蓖麻子，可因其含有蓖麻毒素及蓖麻碱而发生中毒。主要中毒症状初为咽喉及食管烧灼感、恶心、呕吐、腹痛、腹泻，可有血性粪便。继而有头痛、嗜睡、昏迷等。

中毒严重者可有黄疸、出血、血尿、尿少甚至无尿，最后可因脱水、休克、惊厥、呼吸及心力衰竭而危及生命。

发现以上中毒情况的病人，可进行以下初步处理：

（1）立即以手指或其他方法刺激咽部催吐。

（2）洗胃：喝清水 500 毫升，再刺激咽部催吐，反复进行，直至呕出清水。

（3）暂停进食脂肪及油类食物。

（4）口服蛋清、冷牛奶或冷米汤，以保护胃黏膜。

（5）立即送医院继续治疗。

四　发生急性苯中毒怎么办

苯，俗称香蕉水，为无色且具有芳香味的挥发性油状液体，呼吸道吸入或误服，均可以导致发生中毒。尤以口服中毒严重，2 毫升可以迅速使人昏迷，10 ~ 15 毫升可以致死。

轻度中毒，开始可有头痛、眩晕、耳鸣、流泪、咽干、咳嗽和酒醉感并疲乏，无力，步态蹒跚，继而出现恶心、呕吐、嗜睡，乃至神志不清。

重症中毒，意识突然丧失，昏迷，脉搏快弱，血压下降，瞳孔散大，对光反应迟钝或消失，全身肌肉纤维颤动及抽搐，呼吸增快或减慢，甚至发生呼吸衰竭。

发现苯中毒病人，立即进行以下处理：

（1）如为呼吸道吸入中毒，应迅速抬至空气新鲜处，脱去被污染的衣物，清洗被污染的皮肤。

（2）误服中毒时，应先以手指刺激咽部催吐，再用 1% ~ 5% 的碳酸氢钠溶液和猪（牛）骨烧成炭碾末，配成 0.5% 的悬液，进行洗胃。

（3）在医生指导下，用解毒剂葡醛内酯 100 ~ 200 毫克，肌肉注射，或 100 毫克口服，均每日 2 ~ 3 次。

（4）立即送医院继续抢救。

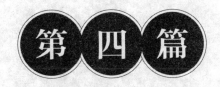

第四篇

家庭饮食决定健康

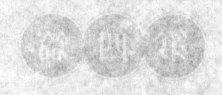

第一章　不同食物的饮食宜忌

一　肉类

·猪肉·

猪是猪科动物，几乎全身是宝，它的各个部位，包括猪血，都极富营养，可以制成各种各样的美味食品。猪肉是动物类脂肪和蛋白质的主要来源之一。猪肉纤维较为细软，结缔组织较少，肌肉组织中含有较多的肌间脂肪，经过烹调加工后，肉味特别鲜美。

性味归经：性平、味甘咸，入脾、胃、肾经。

养生功效：猪肉具有补虚养血，滋阴润燥、利二便和止消渴之功效。补虚养血，猪肉既可以提供血红素（有机铁）和促进铁吸收的半胱氨酸，又可以提供人体所需的脂肪酸，所以能改善缺铁性贫血。若烹调得宜，可以滋养脏腑、健身长寿。猪肉经过长时间高温炖煮后，不饱和脂肪酸会有所增加，从而使胆固醇大大降低。

营养组成：猪的瘦肉和肥肉分别含水分53%和6%，蛋白质16.7%和2.2%，脂肪28.8%和90.8%。猪肉又是磷和铁的丰富来源，肉中所含的铁容易被人体吸收，其他微量元素如铬、钴、铜、锌、锰、硒、硅、氟等也都含有，特别是在某些内脏中，含量较多。猪肉中所含的维生素主要是含脂溶性维生素，基本不含水溶性维生素，但猪肉是肉类中含B族维生素最多的，相当于牛羊肉的7倍。

适宜类型：一般人群都可以适量食用。适宜阴虚不足，头晕，贫血，老人燥咳无痰，大便干结，以及营养不良者食用；适宜妇女产后乳汁缺乏者，尤以猪蹄或猪骨为好；猪肉富含对生长发育非常重要的微量元素铜和锌，所以也适宜青少年食用。

禁忌事项：体胖、多痰、舌苔厚

腻者慎食，多食则助热，使得脂肪积聚；患有冠心病、高血压、高血脂者，忌食肥肉；猪头肉为动风发疾之物，凡有风邪偏盛之人，应忌食猪头肉。猪肉忌与乌梅、大黄、桔梗、黄连、首乌、苍耳、吴茱萸、胡黄连等中药，以及羊肝、龟肉、驴肉、马肉、甲鱼等一同食用。烧焦的猪肉忌食。食用猪肉后，忌饮用大量茶水，因为这样不但容易造成便秘，而且增加有毒物质和致癌物质的吸收。

最佳拍档：①猪肉与绿豆芽。猪肉含有丰富的优质蛋白质，脂肪、胆固醇含量较高；绿豆芽富含大量的维生素 C，是低热量的减肥食品。同食，营养全面，且不易发胖。

②猪肉与泡菜。泡菜是将蔬菜浸泡在盐水中，经过乳酸发酵而制成的一种咸菜，与猪肉一起炒食，可以大大减少猪肉的肥腻味，且酸且美，非常爽口，是下饭的好菜。

③猪肉与山楂。山楂烧猪肉，可以滋阴润燥、化食消积，对高血压、高血脂患者来说，是很好的食疗配方。

④猪肉与大蒜。猪肉中含有维生素

B1，如果吃肉时再拌一点大蒜，可以延长维生素 B1 在人体内停留的时间，这对促进血液循环、尽快消除身体疲劳、增强体质，都有非常重要的作用。

⑤猪肉与柠檬。猪肉营养丰富，但单独食用过于油腻，如果配上柠檬的清香，可以掩盖住猪肉的油腻。

搭配陷阱：①猪肉不可与牛肉同食。猪肉味酸、性微寒，有滋腻阴寒之性，而牛肉气味甘温，能补脾胃、壮腰脚，有安中益气之功。二者一温一寒，一补中益脾胃，一冷腻虚人，性味有所抵触，故不宜同食。

②猪肉不可与羊肝同食。因为羊肝气味苦寒，能补肝、明目，治肝风虚热。"猪肉滋腻，入胃便作湿热"，从食物药性讲，配伍不宜。羊肝有膻气，与猪肉共同烹炒易生怪味，从烹饪角度来看，亦不相宜。

③猪肉与豆类不宜搭配。因为豆中脂肪酸含量很高，60% ~ 80% 的磷是以脂肪酸形式存在的，它常与蛋白质和矿物质元素形成复合物，因而影响二者的可利用性，降低利用效率。此外，豆类与瘦肉、鱼类等荤食

中的矿物质如钙、铁、锌等结合，会干扰人体对这些元素的吸收且易引起腹胀气滞。故猪肉与黄豆不宜搭配，民间常见的猪蹄炖黄豆也是不合适的搭配。

④猪肉与香菜不宜搭配。香菜即芫荽，味辛性温，耗气伤神。猪肉滋腻，助湿热而生痰。古书有记载："凡肉有补，唯猪肉无补。"一耗气，一无补，二者配食，对身体有损害，故猪肉与香菜不宜搭配。《饮膳正要》中记载："猪肉不可与芫荽同食，烂人肠。"芫荽可去腥味，宜与羊肉同吃。

⑤猪肉不可与虾同食。损精。虾有淡水虾、海虾之分，淡水虾（如青虾）味甘性温，有补肾、壮阳、通乳之功效；海虾，味甘咸性温，亦有温肾壮阳、兴奋性机能的作用。猪肉助湿热而动火，故二者相配，耗人阴精，元代朱震亨云："猪肉补气，世俗以为补阴，误矣！唯补阳尔。今之虚损者，不在阳而在阴，以肉补阴是以火济水，盖肉性入胃，便作湿热。"因此，猪肉不宜与虾配膳食用。

⑥猪肉不宜与田螺同食。猪肉味酸性冷、寒腻，田螺性属大寒，二者同属冷性，且滋腻易伤胃肠。

⑦猪肝不宜与菜花同食。菜花含有大量纤维素，纤维素中的醛糖基可与猪肝中的铁、铜、锌等微量元素形成螯合物，降低人体对这些元素的吸收率。

⑧猪肉不可与菊花同食。猪肉味酸性冷寒腻，有滋腻阴寒之性；菊花味苦、性微寒，能疏散风热、清肝明目、清热解毒。两者的食物药性皆属冷寒，若配膳同食则有损人体健康，可用川莲水煎5分钟后服用解救。

⑨猪肉不可与百合同食。猪肉与百合同食容易引起中毒，可用韭菜汁解救。

专家提醒

食用猪肉时，应除去猪颈部的粉灰色腮腺及全身各部的灰色、黄色或暗红色的"肉疙瘩"，即称为"肉枣"（羊脂、淋巴结等）的东西，因为这些器官内可能含有很多病菌和病毒，若食用易感染疾病。

猪肉如果调煮得宜，可成为"长寿之药"。猪肉经长时间炖煮后，脂肪会减少 30% ~ 50%，不饱和脂肪酸增加，而胆固醇含量会大大降低。

好的猪肉颜色呈淡红或者鲜红，不安全的猪肉颜色往往是深红色或者紫红色。猪脂肪层厚度适宜（一般应占总量的 33% 左右），色洁白，没有黄膘色，在肉尸上盖有检验章的为健康猪肉。此外，可以通过烧煮的办法鉴别，不好的猪肉放到锅里一烧，水分很多，没有猪肉的清香味道，汤里也没有薄薄的脂肪层，用嘴一咬，肉很硬，肌纤维粗。

·猪骨·

猪骨即猪科动物猪的骨骼。我们经常食用的是排骨和腿骨。

性味归经： 性温，味甘、咸，入脾、胃经。

养生功效： 猪骨有生乳、补虚、润肠胃、生津液、泽皮肤、丰机体、补中益气、养血健骨之功效。儿童经常喝骨头汤，能及时补充人体所必需的骨胶原等物质，增强骨髓造血功能，有助于骨骼生长发育，成人喝可以延缓衰老，补充钙质。

营养组成： 猪骨除含蛋白质、脂肪、维生素外，还含有大量的磷酸钙、骨胶原、骨黏蛋白等。

适宜类型： 骨头的营养成分比植物性食物的营养成分更容易被吸收，所以人人皆可食，儿童和中老年人尤为适宜。另适宜年迈体虚，小腿抽筋者食用；适宜肺结核患者食用；适宜产后虚弱少乳者食用。

禁忌事项： 感冒发热期间忌食，急性肠道炎感染者忌食。值得注意的是，骨折初期不宜饮用排骨汤，中期可少量进食，后期饮用可达到很好的食疗效果。

最佳拍档： ①鸡骨草与猪骨。可以清肝火、祛湿毒，最适合夏天食用。

②苦瓜、黄豆与猪骨。苦瓜中含有一种叫"奎宁精"的物质，含有生理活性蛋白，有利于人体皮肤新生和伤口愈合。所以常吃苦瓜还能增强皮层活力，使皮肤变得细腻健美。黄豆具有健脾宽中、润燥消利、健脑、美容的作用。猪脊骨具有补肾填髓强筋壮骨的作用，常食此汤可以抗衰益寿。

搭配陷阱：酸菜炖猪骨可以补钙，禁忌用大火炖。

猪骨煮汤，能壮腰膝，益力气，补虚弱，强筋骨。若脾胃虚寒，消化欠佳之人食之，易引起胃肠饱胀或腹泻，故应在骨汤中加入生姜或胡椒。猪骨煅炭研粉则性温，有止泻、健胃、补骨的作用。

·猪蹄·

猪蹄是猪科动物猪的四足，前蹄称为猪手，后蹄称为猪脚。现在，人们把猪蹄称为"美容食品"和"媲美熊掌的美味佳肴"。

性味归经：性平，味甘咸。

养生功效：猪蹄具有补虚弱、填肾精等功效，对延缓衰老和促进儿童生长发育具有特殊的意义，对老年人神经衰弱、失眠等有良好的治疗作用。传统医学认为，猪蹄有壮腰补膝和通乳之功，可用于肾虚所致的腰膝酸软和产妇产后缺少乳汁之症，女性多吃猪蹄，还具有丰胸作用。

营养组成：猪蹄中含有较多的蛋白质、脂肪和碳水化合物，并含有钙、磷、镁、铁以及维生素 A、维生素 D、维生素 E、维生素 B2 等有益成分。它含有丰富的胶原蛋白质，脂肪含量比肥肉低，但含有较高的胆固醇。

适宜类型：一般人群皆可食用。适宜血虚、老年体弱、产后缺奶、腰脚软弱无力、痈疽疮毒久溃不愈者，以及生长期的青少年食用。

禁忌事项：由于猪蹄中的胆固醇含量较高，因此有胃肠消化功能减弱的老人一次不能过量食用；患有肝胆病、动脉硬化和高血压病的人应当少吃或不吃。晚餐吃得太晚或临睡前不宜吃猪蹄，以免增加血黏度。猪蹄不可与甘草同吃，否则会引起中毒，但可以用绿豆治疗。感冒期间，忌食猪蹄。另外，痰盛阻滞、食滞者应慎食。

最佳拍档：猪蹄与大巢菜。大巢菜又名野苕子、野豌豆，多生于田边及灌木林间，可做汤或炒食。大巢菜含有蛋白质、碳水化合物、脂肪、钙、磷等多种营养成分。从食物药性来看，大巢菜性味甘寒，具有清热利湿、和血祛瘀的功效。大巢菜与滋阴润燥、补中益气的猪肉相配，可以为人体提供丰富的营养成分，具有滋阴健中、和血利湿的功效，最适合于治疗干咳、口渴、水肿、心悸、体倦、乏力、便秘等病症。

猪蹄可滋阴、补益气血。大巢菜与猪蹄搭配，可为人体提供丰富的营养成分，具有补益气血、清神强智的功效，适合于治疗身体虚弱、梦遗、月经不调、腰膝酸软等病症。

搭配陷阱：黄豆和猪蹄相克。一是黄豆中的纤维含有醛糖酸残基，这种物质能与猪蹄中的矿物质生成螯合物，干扰或降低人体对矿物质的吸收。

专家提醒

猪蹄若作为通乳食疗，应少放盐，不放味精。临睡前不宜吃猪蹄，以免增加血黏度。每次食1只猪蹄为宜。

猪蹄上的毛不好清除，可以洗净猪蹄，用开水煮到皮发胀，然后取出，用指钳将毛拔除，省力省时。

·牛肉·

牛肉是牛科动物黄牛或水牛的肉，黄牛平均体长1.5~2.0米，体格健壮结实。

性味归经：性平、味甘，入脾、胃经。

养生功效：牛肉含有丰富的蛋白质，氨基酸组成比猪肉更接近人体需要，能提高机体抗病能力，对生长发育及手术后、病后调养的人在补充失血、修复组织等方面特别适宜。寒冬食牛肉，有暖胃作用，为寒冬补益佳品。中医认为，牛肉有补中益气、滋养脾胃、强健筋骨、化痰息风、止渴止涎的功效。适用于中气下陷、气短体虚，筋骨酸软、贫血久病及面黄目眩之人食用。

营养组成：牛肉为滋补强壮之佳品，它所含的蛋白质、脂肪以及维生素A、维生素B、维生素D、钙、磷、铁等物质十分丰富，其中牛肉蛋白质所含的必需氨基酸很多，故其营养价值很高。

适宜类型：凡身体衰弱，或久病体虚，营养不良，筋骨酸软，中气下陷，气短，贫血，面色萎黄，头昏目眩之人，均宜食用；手术后的人，宜多饮牛肉炖汤，或用牛肉加红枣炖服，能补中益气，助肌肉生长，促进伤口愈合；体力劳动者、运动员等在繁重体力劳动或激烈运动前后，宜吃牛肉，对补充身体过多的消耗和帮助肌肉生长很有帮助；在食欲不振，身体素虚，又不能进服其他补养药时，亦宜先吃牛肉汁。另外，牛肉中含有丰富的铁质，有较好的补血作用。

禁忌事项：感染性疾病发热期间忌食。牛肉因含中等量的胆固醇，故高血脂患者忌食。疯牛病肉禁食；根据前人经验，牛肉忌与韭菜一同食用；在民间，有群众视牛肉为发物，对于患有湿疹、疮毒、瘙痒等皮肤病者，应忌食。患有肝炎、肾炎者，亦应慎食。

最佳拍档：①牛肉与鸡蛋。二者均含有丰富的蛋白质。若同食，蛋白质互相补充，能促进吸收，尤其适合久病体虚、贫血消瘦及营养不良者食用。

②牛肉与白萝卜。牛肉可益阳气、健脾胃、补虚弱，白萝卜有下气补中、利胸膈、安五脏的功效。同食，对营养不良、贫血、术后恢复、口角溃疡、脂溢性皮炎、角膜炎、舌炎、癞皮病者有利。

③牛肉与芋头。芋头有强脾健胃、消疬散结、清热解毒、滋补身体的功效；牛肉具有健脾益肾、补气养血、强筋健骨的作用。一起炖食，对脾胃虚弱、食欲不振及便秘有防治作用。此外，有防止皮肤变老的功效。

④牛肉与山药。牛肉富含蛋白质和氨基酸；山药有助消化、增强新陈代谢的作用。一起炖食，有健脾补气的功效。

搭配陷阱：①牛肉与栗子。二者同食，不易消化，甚至会引起呕吐。

②牛肉与姜。牛肉不宜加姜作为佐料，因为姜性温，与性味甘温的牛肉搭配，无疑是火上浇油，导致体内热生火盛，出现各种热痛病症。

③牛肉与白酒。牛肉甘温，能补气助火，而白酒属于大热之品。若同食，如火上浇油，会引起牙龈肿痛、口腔溃疡等症。

专家提醒

古代有"霞天膏"，就是单用牛肉熬制而成，专治脾虚久泻，大病后极虚羸瘦, 诸虚百损之人。

牛肉的纤维组织较粗, 结缔组织又较多, 应横切, 将长纤维切断, 不能顺着纤维组织切, 否则不仅没法入味, 还嚼不烂。牛肉受风吹后易变黑, 进而变质, 因此要注意保管。一周吃一次牛肉即可, 不可食之太多, 另外, 牛脂肪更应少食为妙, 否则会增加体内胆固醇和脂肪的积累量。

·牛肝·

牛肝是牛科动物黄牛或水牛的肝脏。

性味归经: 性平、味甘, 入肝经。

养生功效: 牛肝具有补肝, 养血, 明目的功效。

营养组成: 牛肝是一种优质蛋白质食物, 每100克牛肝中, 除水分外, 含蛋白质18.9克, 碳水化合物9克, 脂肪2.6克, 灰分0.9克, 钙13毫克, 磷9毫克, 铁9毫克, 硫胺素0.39毫克, 核黄素2.3毫克, 烟酸16.2毫克, 抗坏血酸18毫克, 维生素A1830国际单位。此外, 牛肝还含各种酶、磷脂、胆固醇、高度不饱和脂肪酸与肝糖原等。

适宜类型: 一般人群皆可食用, 尤适宜夜盲症患者、视力减退者、近视者食用。血虚萎黄, 虚劳羸弱, 青盲, 雀目, 以及因肝血不足所致的头晕眼花者宜多食。

禁忌事项: 据前人经验, 牛肝忌与鳗鱼一同食用。高血脂者慎用。

最佳拍档: ①牛肝与红枣。二者同食, 可养肝明目, 养血补气。

②牛肝与葱。牛肝有腥味, 与葱一起炒食, 能避免这种味道, 而且香气四溢。二者同食, 可以促进胃液分泌, 加快营养吸收。

搭配陷阱: ①牛肝与鲇鱼。《饮膳正要》中记载: "牛肝不可与鲇鱼同食。"因为鲇鱼中含有复杂的生物化学成分, 多食易引起人体不适; 而牛肝中含有多种维生素、酶类和微量元素。若二者共食, 则容易产生不良的生化反应, 对人体不利。所以, 牛肝与鲇鱼不宜配膳同食。

②牛肝与富含维生素C的食物。维生素C具有较强的还原性, 很容易被氧化剂氧化而失去生理活性, 特别是在微

量金属离子存在时，极易被氧化分解。牛肉中含有的铁、铜离子较为丰富，极容易使维生素 C 氧化为脱氢抗坏血酸，而失去原来的功能。所以，牛肝不宜与富含维生素 C 的果蔬同食。

专家提醒

中医认为，肝开窍于目，根据"以脏补脏"的理论，凡肝血不足之人引起的视物昏花，目暗弱视、近视眼、夜盲症等，均可以食用牛肝、猪肝、羊肝之类。

·牛肚·

牛肚是牛科动物黄牛或水牛的胃。牛为反刍动物，共有四个胃，前三个胃为牛食道的变异，即瘤胃（又称毛肚）、网胃（又称蜂巢胃、麻肚）、瓣胃（又称重瓣胃、百叶胃），最后一个为真胃，又称皱胃。

性味归经：性平、味甘，入脾、胃经。

养生功效：牛肚补虚，益脾胃。补气养血，补虚益精。治病后虚羸，气血不足，消渴，风眩。

营养组成：牛肚含蛋白质、脂肪、钙、磷、铁、硫胺素、核黄素、烟酸等，营养价值非常高。

适宜类型：人皆可食，尤适宜脾胃虚弱、气血不足、病后体虚、营养不良之人。

禁忌事项：牛肚性平，诸无所忌。

最佳拍档：①莲子芡实薏米煲牛肚。有聚气敛精、健脾益胃的功效。莲子能养肾固精、健脾去损；芡实能健脾止泻、补肾固精；薏米能健脾除湿、清热补肺；再配伍补气益血、健脾养胃的红枣，此汤不燥不寒，不腻不滞。

②牛肚与炒枳壳。有补气健肾，消痞除满之功效。适用于脾胃虚弱，食后脘腹胀满，及胃下垂等症。

搭配陷阱：牛肚与鳗鱼。鳗鱼中所含的某些生物活性物质，能够对人体产生一定的不良影响，牛肚营养丰富，所含生物活性物质比较复杂，二者同食更易产生不利于人体的生化反应。

专家提醒

牛肚可以细分为两种，吃饲料长大的牛肚发黑，吃粮食庄稼长大的牛肚发黄。白色的是经过药剂漂白的，属冷藏食品。

·鸡肉·

鸡肉肉嫩，味鲜，营养丰富，人们常常用来滋补身体。适合多种烹饪方法，热炒、炖汤、凉拌。

性味归经：性温、味甘，归脾、胃经。

养生功效：益五脏，补虚损，健脾胃，强筋骨，能温中补脾，益气养血，补肾益精。普通人冬季食用鸡汤，可以提高自身免疫力，流感患者多喝点鸡汤，有助于缓解感冒引起的鼻塞、咳嗽等症状。

营养组成：鸡肉是高蛋白、低脂肪的食物，富含钙、磷、铁、镁、钾、钠、维生素A、维生素B1、维生素B2、维生素C、维生素E和烟酸等成分。此外，鸡肉还含有高度不饱和脂肪酸，以及胆固醇、组氨酸。

适宜类型：鸡肉适宜虚劳瘦弱，营养不良，气血不足，面色萎黄之人食用；孕妇产后，体质虚弱，或乳汁缺乏之人宜食；对妇女体虚水肿，月经不调，白带清稀频多，易疲劳等病情有治疗作用。鸡肉富含维持神经系统健康、消除烦躁不安的维生素B12，睡眠不好，容易疲劳的人多食鸡肉，可以保持心情愉悦。

禁忌事项：喝鸡汤时不应饮汤弃肉。鸡的臀尖是储存细菌、病毒及致癌物质的"仓库"，切忌食用；多龄鸡头要忌吃。服用左旋多巴、铁剂时，暂不宜食用鸡肉；老年人不宜常喝鸡汤；内火偏旺和痰湿偏重之人、肥胖症患者和患有热毒疖肿之人忌食；高血压病人和血脂偏高者忌食。鸡肉鸡汤中含脂肪较多，会使血中胆固醇进一步升高，引起动脉硬化、冠心病，使血压持续升高，对病情不利；患有胆囊炎、胆石症的人忌食，以免刺激胆囊，引起胆绞痛发作。

最佳拍档：①鸡肉与金针菇。鸡肉蛋白质含量较高、种类多，消化率高，易被人体吸收利用，有增强体质的作用，并含有对人体生长发育起重要作用的磷脂类；金针菇富含赖氨酸和锌，有助于促进婴幼儿智力的发育，增强机体的生物活性，促进新陈代谢，加速营养素的吸收与利用。同食，功效更明显。

②鸡肉与栗子。鸡肉补脾造血；

栗子健脾，有利于鸡肉营养成分的吸收，造血功能也会随之加强。一起炖食，效果更佳。

③鸡肉与柠檬。柠檬的酸味能促进食欲，而柠檬的清香配以鸡肉的香味更能令人食欲大增，并能为人体提供丰富的营养成分。

④鸡肉与绿豆芽。常食，可降低心血管病及高血压的发病率。

搭配陷阱：①鸡肉与糯米。鸡肉具有温中、补气、养血的功效；糯米性温味甘，入脾、胃、肺经，补中益气，可治口渴、尿多等症。二者皆属温性，同食易助火、引起身体不适，所以不宜配膳同食。

②鸡肉与芥末。鸡肉若与芥末同食会伤元气。芥末乃热性之物，鸡为温补之品，二者若同食，恐助火热，无益于人体健康。

③鸡肉与大蒜。鸡肉味甘酸性温补；大蒜味辛性温、有小毒，主下气消谷、除风、杀毒。有古人云："大蒜属火，性热喜散。"二者若同食其功用相左。且蒜气熏臭，从调味的角度来讲，大蒜与鸡肉也不合。《金匮要略》中说："鸡不可合胡蒜食之，滞气。"

④鸡肉与菊花。同食，可能会引起身体不适。

⑤鸡肉与李子。李子为热性之物，鸡肉乃温补之品，同食，恐助火热，无益于健康。

⑥鸡肉与鲤鱼。鸡肉甘温、鲤鱼甘平。鸡肉补中助阳，而鲤鱼下气利水，二者性味不反，但功能相乘。鲤鱼中含有丰富的蛋白质、酶类、多种微量元素及多种生物活性物质；鸡肉所含的成分亦极为复杂。古籍中常可见到鸡鱼不可同食的说法，主要是指不可同煮、同煎炒。

专家提醒

鸡不同部位的肉的营养成分有所差异。鸡肝中的胆固醇很高，与猪肝的含量基本接近，胆固醇高的人不要多吃；鸡胸脯肉的脂肪含量很低，含有大量维生素，如维生素B2和烟酸，后者能起到一定的降低胆固醇的作用；鸡翅膀含有较多脂肪，想减肥的人应尽量少吃；一般来说，老鸡的脂肪含量高于仔鸡。鸡肉温补脾胃，益气养血，特别是老母鸡的补益之功效更高，许多久病、瘦弱之人用来补身，尤其是畏寒风重，虚不受补者。老母鸡不但能补气补血，还能祛风，故比仔鸡优胜得多。一般人多喜欢吃鲜嫩的仔鸡，不爱吃肉粗骨硬的老母鸡。从祛风补气补血的功效来看，母鸡越老，功效越好。因为老母鸡肉多，钙质多，用文火熬汤，最适宜贫血患者及孕妇、产妇和消化力弱的人补养。

·鸡肝·

鸡肝是雉科动物家鸡的肝脏，鸡杂之一，呈大小双叶，叶面有苦胆和筋络，加工时须摘去。其色紫红，质细嫩。宜卤、炸。肝脏是动物体内储存养料和解毒的重要器官，含有丰富的营养物质，具有营养保健功能，是最理想的补血佳品之一。

性味归经：鸡肝性微温，味甘苦。

养生功效：具有补肝血、明目之功效。

营养组成：鸡肝富含蛋白质、脂肪、碳水化合物、钙、磷、铁、维生素 B1、维生素 B2、烟酸、硫胺素、核黄素、抗坏血酸，还有一般肉类食物中不含的维生素 C 等。

适宜类型：鸡肝养血明目，诸无所忌。尤其适宜肝虚目暗、夜盲症、小儿角膜软化症、佝偻病、妇女产后贫血、以及肺结核之人食用，也适宜怀孕妇女及孕妇先兆流产者食用。贫血者和常在电脑前工作的人宜多食，有一定的治疗效果。

禁忌事项：有病鸡肝和变色变质鸡肝切勿食用。不宜与维生素 C、抗凝血药物、左旋多巴、帕吉林和苯乙肼等药物同食。

最佳拍档：①鸡肝与丝瓜。二者一起炒食，鸡肝中的维生素 A 与丝瓜中的营养能互相促进，对眼睛有益。

②鸡肝与胡萝卜。鸡肝、胡萝卜、大米一起煮成粥，营养全面，胡萝卜素含量高，对经常用脑及用眼的人特别有好处。

③鸡肝与西红柿。二者一起炒食，可以补血、养肝、明目。

搭配陷阱：鸡肝与富含维生素 C 的食物。鸡肝中含有较多的铜、铁离子，能氧化破坏维生素 C，所以鸡肝不宜与辣椒、菜花、毛豆、苦瓜、豆芽、山楂等富含维生素C的食物搭配食用。

专家提醒

鸡肝中铁质丰富，有补血功能。其维生素A的含量远远超过奶、蛋、肉、鱼等食品，具有维持正常生长和生殖机能的作用，能保护眼睛，防止眼睛干涩、疲劳，维持视力正常，还能维持肤色健康，保养皮肤。

·鸭肉·

鸭科动物家鸭的肉。鸭喜合群，胆怯。母鸭好叫，公鸭则嘶哑，无飞翔力，善游泳，主食谷类、蔬菜、鱼、虫等，是自古以来的滋补佳品。

性味归经：性寒，味甘、咸，入肺、胃、肾经。

养生功效：可大补虚劳、滋五脏之阴、清虚劳之热、补血行水、养胃生津、止咳自惊、消螺蛳积、清热健脾、虚弱水肿；治身体虚弱、病后体虚、营养不良性水肿。鸭肉不仅脂肪含量低，且所含脂肪主要是不饱和脂肪酸，能起到保护心脏的作用。

营养组成：鸭肉营养价值很高，富含蛋白质、脂肪、烟酸、维生素B1、维生素B2、维生素E及钙、磷、铁、钾、钠、镁、锌、铜、硒等营养成分。

适宜类型：鸭肉适宜营养不良、体内有热、上火和水肿的人食用，特别是低热、虚弱、食少、妇女月经少、大便秘结、糖尿病、肝硬化腹水、肺结核、慢性肾炎水肿等患者食用。适宜癌症患者及放疗化疗后食用。

禁忌事项：身体虚寒，或受凉引起的不思饮食，胃部冷痛，腹泻清稀，腰痛及寒性痛经之人忌食；阳虚脾弱、外感未清、便泻肠风者皆不宜食用；感冒患者、患脚气者不宜食。此外，鸭肉不宜与鳖肉同食，同食会令人阴盛阳虚、水肿泄泻；鸭肉不宜与杨梅、大蒜、木耳同食。

最佳拍档：①鸭肉与冬瓜。富含叶酸的冬瓜与含有维生素B12的鸭肉同食，可预防贫血、促进食欲。

②鸭肉与姜。鸭肉滋阴补血，姜味辛性温，一起烹调，有降火的功效，且可促进血液循环。

③鸭肉与干冬菜。鸭肉营养丰富，

干冬菜滋阴开胃、化痰利膈。二者同食，对肺热咳嗽者有利。

④鸭肉与芋头。富含叶酸的芋头与含有维生素B12的鸭肉同食，可预防贫血、增进食欲。

⑤鸭肉与竹笋。二者一起炖食，可治疗老年人痔疮下血。因此，民间认为鸭是"补虚劳的圣药"。

搭配陷阱：①鸭肉与鳖肉。《饮膳正要》中记载："鸭肉不可与鳖肉同食。"药王孙思邈也曾说："鳖肉不可合猪、兔鸭肉食，损人。"《本草纲目》中说："鳖肉甘平无毒，鳖甲咸平""鳖性冷，发水病"，而鸭肉也属凉性，二者均属凉性，同食令人阴胜阳虚，水肿泄泻。

②鸭肉与柠檬。柠檬中的柠檬酸易与鸭肉中的蛋白质结合，使蛋白质凝固，不利于人体吸收。

专家提醒

鸭肉、鸭血、鸭内金全都可药用。

烹调时加入少量盐，肉汤会更鲜美。公鸭肉性微寒，母鸭肉性微温。入药以老而白、白而骨乌者为佳。用老而肥大之鸭同海参炖食，具有很好的滋补功效，炖出的鸭汁善补五脏之阴和虚痨之热。

·鸭血·

家鸭的血液，以取鲜血为好。鸭血比猪血颜色暗，弹性较好，而且有一股较浓的腥臭味。

性味归经：性寒，味咸。归肝，脾经。

养生功效：鸭血具有补血、解毒的功效。对于失血血虚、劳伤吐血、贫血虚弱、药物中毒等有一定的疗效。

营养组成：鸭血富含铁，且以血红素铁的形式存在，容易被人体吸收利用。鸭血含有维生素K，能促使血液凝固，有止血的功效。鸭血中脂肪含量非常低，适合血脂高的人经常食用。

适宜类型：适宜劳伤吐血，痢疾之人食用，或小儿白痢似鱼冻者，宜热饮或兑酒冲服。鸭血含铁丰富，多吃些带有鸭血的菜肴，可以防治缺铁性贫血，并能有效预防中老年人患冠心病、动脉硬化等症。鸭血是人体污物的"清道夫"，可以利肠通便，清除肠腔内的沉渣浊垢，对尘埃及金属微粒等有害物质具有净化作用，以避免积累性中毒。因此贫血患者、老人、妇女和从事粉尘、纺织、环卫、采掘等工作的人尤其应该常吃鸭血。

禁忌事项：平时脾阳不振，寒湿泻痢之人忌食。

最佳拍档：鸭血和豆腐、木耳等一起烹制，不但味道鲜美，而且可以起到植物蛋白和动物蛋白营养互补的作用。

搭配陷阱：鸭血与豆浆同食会影响铁的吸收。

专家提醒

鸭血因其卓越的补血效果，不但对白血病患者有很好的滋补养血作用，而且对急性白血病并发贫血症者有显著的辅助治疗效果，同时兼有抗癌抑癌的防治作用。因此，可作为急性白血病并发贫血症患者的餐饮妙品，宜经常服食。

购买时注意，真鸭血旺细腻而嫩滑，而牛血炮制成的毒"鸭血"空隙多，不要错选。

·鹅肉·

鹅是鸟纲雁形目鸭科动物的一种。鹅是食草动物，浑身是宝。鹅翅、鹅蹼、鹅舌、鹅肠、鹅肝是餐桌上的美味佳肴，鹅油、鹅胆、鹅血是食品工业、医药工业的主要原料。鹅肉是理想的高蛋白、低脂肪、低胆固醇的营养健康食品。鹅肝营养丰富，鲜嫩味美，可促进食欲，是世界三大美味营养食品，被称为"人体软黄金"。

性味归经：性平，味甘。归脾、肺经。

养生功效：鹅肉具有暖胃生津、补虚益气、和胃止渴之功效，用于治疗中气不足，消瘦乏力，食少，气阴不足所致的口渴、气短、止咳化痰、解铅毒等，是中医食疗中的上品。天气寒冷时吃鹅肉，可以防治感冒和急慢性气管炎；老年糖尿病患者常食鹅肉汤，还有控制病情发展和补充营养的作用。适宜身体虚弱，气血不足，营养不良之人食用。

营养组成：鹅肉含蛋白质、脂肪、维生素 A、B 族维生素、烟酸、糖、钙、磷，还含有钾、钠等十多种微量元素。

鹅蛋含蛋白质、油脂、卵磷脂、维生素，以及钙、镁、铁等营养元素。

适宜类型：适宜身体虚弱、气血不足、营养不良之人食用，也适宜于天气寒冷时食用。凡经常口渴、乏力、气短、食欲不振者，可常喝鹅汤，吃鹅肉，这样既可补充老年糖尿病患者营养，又可控制病情发展，还可治疗和预防咳嗽病症，尤其对治疗感冒和急慢性气管炎、慢性肾炎、老年水肿、治肺气肿、哮喘痰壅有良效。在冬季进补效果更好。

禁忌事项：根据民间说法，鹅肉、鹅血、鹅蛋均为发物，患有高血压病、高脂血症、动脉硬化、湿热内蕴、舌苔黄厚而腻、顽固性皮肤疾患、皮肤生疮毒、淋巴结核、痈肿疔毒及各种肿瘤等病症者忌食。

最佳拍档：①鹅肉与白萝卜。一起炖食，不但汤浓味香，而且具有补气、化痰、开胃的功效，经常食用对增强体质、防治慢性支气管炎很有帮助。

②鹅肉与胡萝卜。胡萝卜中的胡萝卜素与鹅肉中富含的不饱和脂肪酸配合，具有预防癌症、心脏病的功效。

③鹅肉与西兰花。鹅肉脂肪低，蛋白质高，与西兰花中的膳食纤维搭配，可帮助降低饮食中胆固醇的吸收率。

搭配陷阱：①鹅肉与鸭梨。二者同食，可能会伤胃。

②鹅肉与鸡蛋。二者同食，可能会伤元气。

③鹅肉与柿子。鹅肉味甘性平，含有大量蛋白质，脂肪含量低，不饱和脂肪酸含量高，能补虚益气、暖脾胃，治身体虚弱。柿子性寒，味甘涩，含有丰富的肝糖、铁、维生素A、维生素B、维生素C，氨基酸、甘露醇等物质，能润肺生津、清热止血、涩肠健脾、解酒降压。二者若同食，容易产生生化反应，对人体不利，严重者会导致死亡。可用绿豆水煎服解救。

专家提醒

鹅有苍鹅与白鹅之分，鹅肉以白鹅者为良，肥嫩者佳。鹅肫，性较和平，煨食补虚，宜于病后。鹅卵补中，滞气更甚于鹅肉，多食会引发痼疾。

据现代药理研究证明，鹅血中含有较高浓度的免疫球蛋白，对艾氏腹水癌的抑制率达 40% 以上，可增强机体的免疫功能，升高白细胞，促进淋巴细胞的吞噬功能。

鹅血中还含有一种抗癌因子，能增强人体体液免疫而产生抗体。由于免疫功能和肿瘤的发病率有密切关系，大多数患有恶性肿瘤的病人，其机体的免疫功能显著下降。在鹅血中所含的免疫球蛋白、抗癌因子等活性物质，能通过宿主中介作用，强化人体的免疫系统，达到治疗癌症的目的。

·鸽肉·

鸽子是一种常见的鸟，翅膀宽大，善于飞翔，羽色有雨点、灰、黑、绛和白等，足短矮，嘴喙短，食谷类植物的籽实。鸽肉不但营养丰富，而且有一定的保健功效，能防治多种疾病，《本草纲目》中记载："鸽羽色众多，唯白色入药。"

性味归经：性平、味甘、咸。归肝、肾经。

养生功效：鸽肉具有补肾、养血、滋补益气、祛风解毒的功能，对病后体弱、血虚闭经、头晕神疲、记忆衰退有很好的补益治疗作用。白鸽的繁殖力很强，性欲极强，雌雄交配很频繁，这是由于白鸽的性激素分泌特别旺盛所致，所以人们把白鸽作为扶助阳气强身的妙品，认为它具有补益肾气、强壮性机能的功效。民间称鸽子为"甜血动物"，贫血的人食用后有助于恢复健康。乳鸽的骨内含有丰富的软骨素，可与鹿茸中的软骨素相媲美，经常食用，具有改善皮肤细胞活力，可使皮肤变得白嫩、细腻，能够增强皮肤弹性，改善血液循环，使面色红润。女性常食鸽肉，可调补气血，提高性欲。鸽肉中还含有丰富的泛酸，对脱发、白发和未老先衰等有很好的疗效。鸽血中富含血红蛋白，能使术后伤口更好地愈合。鸽肉含有许多人体必需的氨基酸，且易于被人体消化。鸽肉中含有最佳的胆素，可很好地利用胆固醇，防治动脉硬化。经常食用鸽肉，还具有增强皮肤弹性、改善血液循环的功效。

营养组成：鸽肉所含营养成分比许多禽肉高，其中蛋白质为 21%～22%，脂肪仅为 2%～3%，能量为

5.02兆焦耳，含人体所需21种氨基酸中的16种，主要氨基酸含量累积达16.91%，赖氨酸、蛋氨酸等8种人体必需氨基酸含量大于8.43%，谷氨酸、天门冬氨酸两种决定肉味的氨基酸含量达3.36%，是鸽肉肉味鲜甜可口的主要原因。此外，鸽肉所含的钙、铁、铜等元素及维生素A、B族维生素、维生素E等都比鸡、鱼、牛、羊肉含量高。

适宜类型：适宜身体虚羸，头晕，腰酸和妇女血虚经闭之人食用；适宜高血压病、高脂血症、冠心病、动脉硬化症患者；适宜毛发稀疏脱落，或头发早白，未老先衰者食用；适宜男子不育，精子活动力减退，睾丸萎缩，阴囊湿疹瘙痒者食用；适宜神经衰弱，记忆力减弱者食用；适宜习惯性流产和孕妇胎漏者食用；适宜贫血者食用。

禁忌事项：鸽肉性平，诸无所忌。

最佳拍档：鸽肉可与胡萝卜、当归、枸杞、木耳、香菇等蔬菜一起食用，可以滋阴补血，健脾开胃。

搭配陷阱：鸽肉和猪肉一起吃容易长黑斑。鸽肉和羊肉一起吃容易长痔。

专家提醒

鸽蛋又称鸽卵，性平味甘，也能补肾益气，民间多以鸽蛋加桂圆肉、枸杞子、冰糖蒸食。鸽子肉是一种很好的补品，能加快伤口愈合，但要注意几点：一是鸽子一定要炖着吃，只加少许盐，不再另外添加佐料，二是不能多吃，以免伤口处新组织增长太快形成肉芽，影响美观。

· 马肉 ·

马肉为马科动物马的肉，是我国北方游牧民族及南方一些地区比较流行的肉食。煮或炒会有泡沫产生，且会发出恶臭，因此有很多人不喜欢马肉的味道。马的数目并不多，因此算不上是普遍的肉类。

性味归经：性寒、味甘酸，入肝、脾经。

养生功效：马肉有除热、下气、补中益气、补肾、强筋骨、养肝补血、滋阴壮阳的作用，可促进血液循环，增强人体免疫力。马肉的脂肪和胆固醇含量比较低，可以预防动脉硬化，治寒热痿痹。

营养组成：马肉比鸡肉或牛肉含有更优质的蛋白质，还含有丰富的维生素及钙、磷、铁、镁、锌、硒等矿物质，具有恢复肝脏机能和防止贫血的作用。而且马肉中所含的脂肪质量优于牛、羊、猪的脂肪，马肉脂肪近似于植物油，其含有的不饱和脂肪酸可溶解掉胆固醇，使其不能在血管壁上沉积，对预防动脉硬化有特殊作用。

适宜类型：适宜老年人食用；适宜动脉硬化、冠心病和高血压患者食用；适宜气血不足，营养不良，腰酸腿软之人食用。

禁忌事项：马肉忌与生姜、猪肉、大米、苍耳同食。马肉忌炒食。患有痢疾、疥疮之人忌食。

最佳拍档：马肉与枸杞子。二者同食，补气养血、安神养心。

搭配陷阱：①马肉与仓米。仓米为仓库中久储之米。《食疗本草》载："马肉不与仓米同食，必卒得恶，十有九死。"

②马肉与姜。姜辛温，马肉性寒，二者性味相反；姜辛温解表，马肉除热下气，二者功用亦不相同。此外，姜含有挥发油和姜辣素，具有刺激性，与马肉同食，可能会引起咳嗽。

专家提醒

由于马肉烹制过程中特殊气味，因此古人认为马肉有毒。但游牧民族食用马肉已有五千年的历史。实际上马肉不仅无毒，而且营养较其他家畜更为丰富，大可放心食用。

· 驴肉 ·

驴肉是马科动物驴身上的肉，肉质细嫩，相比牛肉、羊肉，味道鲜美，营养更丰富。民间谚语"天上龙肉、地上驴肉"就是对其最高的赞誉。

性味归经：性平、味酸甘，入心、肝经。

养生功效：可补虚、补气、补血、滋阴壮阳、安心气。常食有补益食疗作用。可治劳损、风眩、心烦。驴肾，味甘性温，有益肾壮阳、强筋壮骨的功效。可治疗阳痿不举、腰膝酸软等症。

营养组成：驴肉是一种高蛋白、低脂肪、低胆固醇肉类。与牛肉、猪肉相比较，其氨基酸、不饱和脂肪酸、微量元素含量均高于后者，而胆固醇、脂肪含量均低于后者。驴肉含有动物胶、骨胶朊和钙等成分，能为老人、儿童、体弱者和病后调养的人提供良好的营养补充。

适宜类型：适宜脾虚肾亏、身体羸弱者及贫血症患者；适宜劳损之人及风眩、心烦心悸之人食用；适宜气血不足，营养不良，目眩头晕之人食用。适于久病之后的气血亏虚，短气乏力，倦怠羸瘦，食欲不振，阴血不足，肢挛，不寐多梦、功能性子宫出血和出血性紫癜等症。

禁忌事项：驴肉不可与猪肉同食，食驴肉后不宜饮荆芥茶；妇女怀孕期间忌食，平素脾胃虚寒者忌食；慢性肠炎、腹泻患者及瘙痒性皮肤病患者忌食。

最佳拍档：①驴肉与大蒜、杏仁。三者同食，对支气管哮喘有辅助治疗作用。

②驴肉与豆豉。经常空腹食用驴肉加豆豉，对于更年期综合征有非常好的辅助治疗效果。

③驴肉与枸杞子。二者一起煲汤服食，可疏肝理气、养心安神，适用于忧郁及更年期综合征等。

④驴肉与红枣。二者都有很好的补益作用，同食对气血不足、食少乏力、体瘦者有利。

搭配陷阱：①驴肉与金针菇。驴肉味甘性凉，有补气养血、滋阴壮阳、安神去烦等功效。金针菇性寒、味甘咸，入肝、胃经，有补肝、益肠胃、抗癌的功效，主治肝病、胃肠道炎症、溃疡、癌瘤等病症。二者同属寒凉之物，单食功效甚益，若配膳同食易损阳助阴，不利于健康，甚至会引起心痛，严重者会致命。

②驴肉与马齿苋。二者均属凉性，且不易消化，同食易导致腹泻。

专家提醒

挑选熟驴肉先要看包装，包装应密封、无破损、无胀袋，注意熟肉制品的色泽，尽量不要挑选色泽太艳的食品，色泽太艳可能是人为加入的合成色素或发色剂亚硝酸盐造成的。

用驴肉做菜时，可用少量苏打水调和，这样可以去除驴肉的腥味。制作驴肉时，可配些蒜汁、姜末，既能杀菌，又可除味。

·兔肉·

兔肉为兔科动物家兔、东北兔、高原兔、华南兔等的肉。在日本，兔肉被称为"美容肉"，它受到年轻女子的青睐，常作为美容食品食用。兔肉包括家兔肉和野兔肉两种，家兔肉又称为菜兔肉。兔肉属于高蛋白质、低脂肪、少胆固醇的肉类，兔肉蛋白质含量高达70%，比一般肉类都高，但脂肪和胆固醇含量低于所有的肉类，故它有"荤中之素""保健肉"的说法。每年深秋至冬期间食用味道更佳。

性味归经：性凉、味甘，入肝、脾、大肠经。

养生功效：补中益气、凉血活血、润肤、解毒、祛热止渴。可治热气湿痹，止燥健脾，利大肠，消渴羸瘦，胃热呕吐，便血，营养不良，体倦乏力。

营养组成：兔肉中富含大脑和其他器官发育不可缺少的卵磷脂，有健脑益智的功效；经常食用，可保护血管壁，阻止血栓形成，对高血压、冠心病、糖尿病患者有益处，并增强体质，健美肌肉。兔肉还能保护皮肤细胞活性，维护皮肤弹性。兔肉中所含的脂肪和胆固醇低于所有其他肉类，而且脂肪又多为不饱和脂肪酸，常吃兔肉，可强身健体，但不会增肥，是肥胖患者理想的肉食。女性食之，可保持身体苗条。兔肉中含有多种维生素和8种人体所必需的氨基酸；含有较多人体缺乏的赖氨酸、色氨酸，因此，常食兔肉可防止有害物质沉积，让儿童健康成长，助老人延年益寿。

适宜类型：适宜儿童以及中老年人食用；适宜糖尿病患者食用；适宜缺铁性贫血，营养不良，气血不足之人食用；适宜高血压，冠心病，动脉硬化，肥胖症者食用。

禁忌事项：孕妇及经期女性、有明显阳虚症状的女子、脾胃虚寒者不宜食用。兔肉不可与鸭肉、鸡蛋同食。深冬不宜吃兔肉。呕吐、泄泻者忌食。

最佳拍档：①兔肉与枸杞子。兔肉肌纤维细腻疏松，水分多；枸杞子有滋补肝、肾、肺及清肝去火等功效。同食，可泻火、清热。

②兔肉与大葱。兔肉中所含蛋白质高于等量的牛羊肉，而且低脂肪，易于吸收，所以一直被认为是美容佳品；大葱有降血脂的作用。若同食，二者功效增强，适合肥胖症、高血压及冠心病、脑梗死等患者食用。

搭配陷阱：①兔肉与橘子。兔肉味酸性冷；橘子中含有大量的葡萄糖、柠檬酸、胡萝卜素及多种维生素，味甘酸而性温，多食生热。二者功能不同，不可同食，否则会引起胃肠功能紊乱，易导致腹泻。

②兔肉与芥末。兔肉味酸性寒冷；芥末则味辛性温，有温中利窍、通肺豁痰、利嗝开胃的作用。二者性味功能相反，不宜配膳同食。所以，在烹调兔肉时不宜加入芥末调味。

③兔肉与姜。兔肉味酸性寒冷；生姜、干姜味辛辣而性热。二者性味功能相反，若同食则易致腹泻。

④兔肉与鸡蛋。兔肉味甘酸性寒；鸡蛋味甘性微寒。二者各含有一些生物活性物质，若同炒共食，容易产生刺激胃肠的物质而引起腹泻。

专家提醒

兔脑性温，将其捣碎外敷，可治疗烫伤、皮肤皲裂及冻疮。

兔肝适宜夜盲症，小儿疳眼者食用。用鲜兔肝 2～3 具，开水烫至半熟，空腹食用，对夜盲症很有效果。

·狗肉·

狗肉是犬科动物狗的肉。狗肉是膳食中的珍品，因其肉味道醇厚，芳香四溢，有的地方也叫香肉。俗语说："狗肉滚三滚，神仙站不稳。"它和羊肉都是冬季进补的佳品。

性味归经：性温、味咸酸，入脾、胃、肾经。

养生功效：狗肉有温肾助阳、壮力气、补血脉的功效，可以增强机体的抗病能力，提高消化能力，促进血液循环，改善性功能。狗肉还可用于老年人的虚弱症，如尿溺不尽、四肢厥冷、精神不振。冬天常吃，可使老年人增强抗寒能力。安五脏，暖腰膝，属温养强壮食品。

营养组成：狗肉含有丰富的蛋白质和脂肪，还含有维生素 A、维生素 B1、维生素 E、氨基酸和铁、锌、钙等矿物元素。狗肉的一般化学组成，与其他兽肉类似，但因情况不同，变化亦颇大。就其营养成分，肥的狗肉可与中等肥度的羊肉相比拟，而且脂肪的熔点较之羊脂肪要低得多，基本上与猪脂肪相接近。因此，狗肉具有较高的食用价值。

适宜类型：适宜脾肾阳虚、畏寒肢冷、腰膝酸软、小便清长者。适宜年老体弱，腰疼足冷，四肢不温者食用；适宜脾胃气虚，腿软无力，阳气不足以及遗尿之人服食；适宜败疮（慢性溃疡）久不收敛之人或痔漏久不愈者食用；适宜性功能减退所致的遗精、早泄、阳痿、不育者食用。

禁忌事项：凡患咳嗽、感冒、发热、腹泻和阴虚火旺等非虚寒性疾病的人均不宜食用；脑血管病、心脏病、高血压病、卒中后遗症患者不宜食用；大病初愈者不宜食用；热病后忌食狗肉；阴虚火旺之人忌食；狗肉性温，多食生热助火，多痰发渴，因此各种急性炎症、湿疹、痛疽、疮疡患者和妊娠妇女都应忌食；疯狗肉禁食；忌吃半生不熟的狗肉，以防寄生虫感染。

最佳拍档：黑豆与狗肉搭配可治疗腰痛等肾虚症；红薯与狗肉搭配可治疗夜间多尿症。吃狗肉后易口干，喝些米汤可缓解这一症状。

搭配陷阱：①狗肉与茶。狗肉中含有丰富的蛋白质，而茶叶中含有较多的鞣酸。若食用狗肉后立即饮茶，就会使茶叶中的鞣酸和狗肉中的蛋白质结合成为鞣酸蛋白，这种物质有收敛作用，能减弱胃肠蠕动，导致便秘，使代谢产生的有毒物质和致癌物滞留肠内被动吸收，不利于人体健康。

②狗肉和葱。狗肉性热，助阳动火，葱性辛温发散，利窍通阳，二者配食，益增火热，有鼻衄症状的人需特别注意。

③狗肉与大蒜。狗肉性大热而温补；大蒜性温有小毒，主下气消谷，除风、杀毒。古人云："大蒜属火，性热喜散。"食用后蒜气熏臭，并能刺激胃肠黏膜。二者若同食易助火损

人,《本草纲日》中记载:"狗肉同蒜食,损人。"尤其是火热阳盛的人更不宜同食。

④狗肉与绿豆。绿豆性寒,狗肉性热,绝不可一起搭配,否则可能会中毒。

专家提醒

不建议经常食用狗肉,因为狗身上有很多病菌,虽然营养价值很高,但不够安全。有需要者可酌情减少食量,或者多注意狗肉的烹制卫生情况。

二 粮食类

·玉米·

玉米是一年生谷类植物,植株高大,茎强壮,挺直,叶窄而大。1492年,哥伦布在古巴发现玉米,后发现整个南北美洲都有种植,1494年把玉米带回西班牙后,逐渐传至世界各地。到了明朝末年,玉米的种植在我国已达十余省地。玉米是夏季、秋季采收成熟果实,将种子脱粒后晒干用,亦可鲜用。

性味归经: 性平,味甘淡。

养生功效: 玉米具有健脾养胃、和中益气、止泻、防癌、降胆固醇、健脑、平肝利胆、泄热利尿、止血降压、治疗食欲不振等功效,对于饮食减少、水湿停滞、小便不利或水肿、高脂血症、冠心病、脂肪肝、直肠癌和止霍乱下痢等病症有一定的疗效。

营养组成: 玉米主要含蛋白质、脂肪油、氨基酸、生物碱、淀粉、钙、磷、铁、维生素 B1、维生素 B2、维生素 B6、玉米黄素、玉米油、烟酸、泛酸、胡萝卜素、槲皮素等营养成分。玉米胚中脂肪含量仅次于大豆,蛋白质、脂肪含量都高于大米,玉米还含有胶蛋白。

适宜类型: 玉米对治疗食欲不振、水肿、尿道感染、糖尿病、胆结石等症有一定的作用。脾胃气虚、气血不足、营养不良、动脉硬化、高血压、高脂血症、冠心病、肥胖症、脂肪肝、癌症、习惯性便秘、慢性肾炎水肿、维生素A缺乏症等患者适宜食用。

禁忌事项: 玉米受潮霉坏变质有致癌作用,不宜食用;患有干燥综合征、更年期综合征、糖尿病且属阴虚火旺之人不宜食用爆玉米花，否则易助火伤阴。

最佳拍档：①玉米与梨。二者加水煎汤服用或者代替茶饮，有健胃消食及消暑的作用。

②玉米与木瓜。木瓜能帮助人们清理肠胃，可以预防衰老、降血压以及抗癌，二者同食，可防治慢性肾炎和冠心病，对糖尿病也有一定的疗效。

③玉米与鸡蛋。二者同食，可以预防由于胆固醇过高而引起的疾病。

④玉米与豆制品。玉米中缺乏色氨酸和赖氨酸，而豆制品中这两种营养素的含量非常丰富。同食，其营养成分得到互补，可以大大提高食物的营养价值。

⑤玉米与奶油。玉米可开胃、健脾、除湿、利尿，有利于胡萝卜素的吸收。如果与奶油同食，可以强身、健脑和通便。

搭配陷阱：①玉米与土豆。二者均含淀粉，同食会导致人体摄入淀粉过多。大量食用的话，则会引起肥胖，血糖上升。

②玉米与田螺。二者同食，容易导致腹痛呕吐。

③玉米与牡蛎。二者同食，则会影响对牡蛎中锌的吸收。

专家提醒

有关专家建议，玉米熟吃比生吃好。虽然烹调使玉米损失部分维生素C，却会获得更具有营养价值的抗氧化剂。不论油炸还是水煮，玉米都会释放出更多的营养物质。同时，烹饪过的玉米还释放一种酚类化合物赖氨酸，对癌症等疾病具有一定疗效。高温烹调后，玉米抗氧自由基的活性升高，而氧自由基会引起机体氧化损伤，增加患病概率。

· 小米 ·

小米是一年生草本植物，属禾本科，我国北方通称谷子，去壳后叫小米，它性喜温暖，适应性强。小米最早起源于我国黄河流域，在我国已有七千年的栽培历史，现主要分布在我国华北、西北和东北各地区。小米的抗旱能力超群，农谚有"只有青山干死竹，未见地里旱死粟"，它既耐干旱、贫瘠，又不怕酸碱，所以在我国南北干旱地区、贫瘠山区都有种植。按成熟早晚，可分早、中、晚三熟；以籽粒黏性，可分为糯粟和粳粟。小米米粒小，呈淡黄或深黄色，质地坚硬，制成品有甜香味。在我国北方，许多妇女生育后，有用小米加红糖来调养身体的传统。

性味归经：性甘咸、凉，专入肾，兼入脾、胃。

养生功效：小米具有健脾和中、益肾气、补虚损、清虚热、利尿等功效。小米含有大量的碳水化合物，对缓解精神压力、紧张、乏力等有很大的作用。小米富含维生素 B1、维生素 B2 等，具有治消化不良及口角生疮的功效。小米熬成粥后，可滋阴补虚，是老人、幼儿、孕妇最适宜的补品。此外，发芽的小米中含有大量酶，有健胃消食的作用。

营养组成：小米含有丰富的铁质，含有蛋白质、复合维生素 B、钙质、钾、纤维等营养元素。小米的淀粉含量高（约70%），是一种能量食物。小米中蛋白质的质量常优于小麦、稻米和玉米，但小米中钙、维生素 A、维生素 D、维生素 C 和维生素 B12、赖氨酸含量很低。小米是人体必需的营养食品，而且容易被人体消化吸收，所以被营养专家称为"保健米"。

适宜类型：一般人均可食用，尤其适用老人、病人、产妇，是上好的滋补品；

禁忌事项：气滞者忌用；素体虚寒，小便清长者少食。不宜作产妇产后主食，会导致营养不良。另外，小米忌与大豆或肉类食物一起食用。

最佳拍档：①小米与豆类。小米与豆类食物混合食用，这是由于小米的氨基酸中缺乏赖氨酸，而豆类的氨基酸中富含赖氨酸，刚好可以弥补其不足。

②小米与莲子。二者煮粥同食，有降血压、助睡眠等功效。

③小米与桑葚。桑葚富含人体所必需的多种氨基酸和有氧化作用的类黄酮，能预防动脉硬化，对心脑血管有保护作用，而小米的滋补作用极强，二者同食，可保护心血管健康。

④小米与红枣、山药。三者一起熬粥同食，可以起到既滋补又预防便

秘的作用,这种粥比较适合食欲不好、脾胃虚弱的老年人食用。

⑤小米与绿豆。小米补元气,绿豆解毒清火。同食,能提高效果。

⑥小米与鸡蛋。二者同食,鸡蛋可补充小米所不足的动物蛋白质、钙、卵磷脂等营养成分。二者搭配还具有养心安神、补血滋阴、清热解毒的功效。

搭配陷阱:①小米与醋。醋中含有机酸,会破坏小米中的类胡萝卜素,降低营养价值。

②小米与杏仁。二者同食,双方所含的特殊物质会发生化学反应,可能会出现呕吐与腹泻等症状。

专家提醒

1.优质小米米粒大小、颜色均匀,呈乳白色、黄色或金黄色,有光泽,很少有碎米,无虫,无杂质。

2.优质小米闻起来有清香味,无其他异味。严重变质的小米,手捻易成粉状,碎米多,闻起来微有霉变味、酸臭味、腐败味或其他不正常的气味。

3.优质小米尝起来味佳,微甜,无任何异味。劣质小米尝起来无味,

微有苦味、涩味及其他不良滋味。

· 大麦 ·

大麦是禾本科草本作物的种子。我国各地均有栽培。夏季采收成熟果实,晒干去皮壳备用。

性味归经:性凉、味甘,归胃、肠经。

养生功效:能健脾消食,除热止渴,利小便。用于脾胃虚弱,食积饱满、胀闷;烦热口渴;小便不利。亦可用于胃溃疡及十二指肠溃疡,慢性胃炎等。

营养组成:大麦蛋白质中赖氨酸含量和生物价偏低。含淀粉、蛋白质、钙、磷、尿囊素等成分。其中尿囊素可促进溃疡的愈合。

适宜类型:溃疡胃气虚弱、消化不良者宜食;肝病、食欲不振、伤食后胃满腹胀者及妇女回乳时乳房胀痛者宜食。

最佳拍档:①大麦与糯米。大麦的口感较为粗糙,而糯米的黏糯感可以部分弥补大麦这方面的欠缺。二者搭配可以滋补身体、养颜润肤、预防便秘、排除污染。

②大麦与红糖。将大麦炒熟后,

磨成粉加红糖水，制成面糊食用，对腹泻患者有良好的治疗作用。

搭配陷阱：①大麦与芥菜。大麦性凉、味甘，芥菜性凉、味辛，二者同食，很有可能会伤及胃部，引起不适。

②大麦与枇杷。大麦性凉、味甘，枇杷性温、味辛，二者同食，可能会导致肠胃不适。

【专家提醒】

妇女在怀孕期间和哺乳期内忌食大麦芽，因大麦芽可以回乳或减少乳汁分泌。用大麦芽回乳，必须注意：用量过小或萌芽过短者，均可影响疗效。未长出芽之大麦，服后不但无回乳的功效，反而可以增加乳汁。

·粳米·

粳米就是我们平时所称的大米。它是稻米中谷粒较短圆、黏性较强、胀性小的品种。我国各地均有栽培，以北方为多。有早、中、晚三收，即在六月、七月、八月、九月或十月采收成熟果实，晒干，碾去皮壳用。实际上，粳米只是大米经常被食用的一种。全世界有二分之一的人口以之作为主食，其粥有"世间第一补"之美称。

性味归经：性平、味甘，归脾胃经。

养生功效：粳米具有养阴生津、除烦止渴、健脾胃、补中气、固肠止泻的功效，用粳米煮米粥时，浮在锅面上的浓稠液体（俗称米汤、粥油），具有补虚的功效，对于病后产后体弱的人有辅助疗效。粳米的糙米比精白米更有营养，它能降低胆固醇，减少心脏病发作和中风的概率。

营养组成：粳米中含有丰富的蛋白质，所含人体必需的氨基酸也比较全面，还含有脂肪、钙、磷、铁及B族维生素等多种营养成分。

适宜类型：适宜一切体虚之人、高热之人、久病初愈、妇女产后、老年人、婴幼儿消化力减弱者煮成稀粥调养食用。

禁忌事项：粳米甘平，健脾益胃，一般常人都可食，但糖尿病、干燥综合征、更年期综合征、阴虚火旺和痈肿疔疮热毒炽盛者不宜食用粳米，否则易伤阴助火。

最佳拍档：①粳米与黑芝麻。二

者煮粥，每日两次，早餐、晚餐食用，适于中老年体质虚弱者选用，并有预防早衰之功效。

②粳米与枸杞子。二者煮粥，加入适量白糖，长期服用可以滋补肝肾，益精明目。

搭配陷阱：粳米不可同马肉食，发痼疾。粳米不可和苍耳食，令人卒心痛。

专家提醒

粳米做成粥，更易于消化吸收，但制作米粥时千万不要放碱，因为米是人体维生素 B1 的重要来源，碱能破坏米中的维生素 B1，会导致维生素 B1 缺乏，出现"脚气病"。

制作米饭时一定要"蒸"，不要"捞"，因为捞饭会损失掉大量维生素。

·黄米·

黄米本是北方的一种粮食，是糜子或黍子去皮后的制成品，因其颜色发黄，因此统称为黄米。糜子、黍子在植株形态上区别较小，由糜子加工成的米没有糯性，陕北老百姓称其为"黄米"或"糜米"，由黍子加工成的米有糯性，陕北老百姓称其为"软米"。蒙古族的"炒米"由糜米制作而成，东北人爱吃的"年糕"是由软米制作而成。

性味归经：性微寒、味甘。

养生功效：黄米具有益脾和胃、滋补强体、补中益气、安神等功效。可治阳盛阴虚，夜不得眠等症。

营养组成：黄米富含蛋白质、碳水化合物、粗脂肪、赖氨酸、B 族维生素、维生素 E、锌、铜、锰等营养元素。

适宜类型：营养丰富，老少皆宜，体弱多病、久泄胃弱者宜多食。

禁忌事项：黄米性黏滞，易身体燥热者少食。

最佳拍档：黄米与小米。二者有很好的安神养脑的作用，对于失眠患者有较好的食疗功效。

专家提醒

黄米可用于煮粥、做糕、做米饭和酿酒。黄米、小米同出北方，但在北方人眼里，黄米的价值是要高于小米的。人们拿它当江米使，有些地方甚至还拿它做糕款待宾客。

三 蔬菜类

·空心菜·

空心菜是旋花科一年生或多年生蔓生草本植物。高温仍能生长，但不耐寒，遇霜茎叶枯死，高温无霜地区可以终年栽培。空心菜按照繁殖方式分为子菜和藤蕹两类。栽培方式依地势不同分为旱地栽培、水生栽培和浮生栽培（或称深水栽培）3种。

性味归经：性平、味甘。

养生功效：空心菜具有促进肠蠕动、通便解毒之功效；食后可降低肠道的酸度，预防肠道内菌群失调，对防癌有益；还可洁齿防龋除口臭，健美皮肤，堪称美容佳品。此外，可预防感染、防暑解热、凉血排毒、防治痢疾。

营养组成：空心菜含有丰富的维生素A、B族维生素、维生素C、烟酸、蛋白质、脂肪、钙、磷、铁等。其维生素B2含量是番茄维生素B2含量的8倍，钙含量是番茄钙含量的12倍。

适宜类型：适宜高血压病头痛者食用；适宜糖尿病人食用；适宜慢性习惯性便秘及痔疮患者食用；适宜鼻出血和尿血者食用。宜旺火快炒，避免营养流失。

禁忌事项：凡是血压偏低之人忌食；脾胃虚寒，大便稀薄，慢性腹泻者忌食；其性大凉，女子月经来潮期间忌食。

最佳拍档：①空心菜与白萝卜。连根空心菜和白萝卜一同榨汁，用蜂蜜调服，可以治疗肺热出血、鼻出血或尿血。

②空心菜与红辣椒。二者同食，味道甘爽甜美，富含丰富的维生素和矿物质，还可降压、解毒、消肿。

③空心菜与鸡爪。鸡爪含有丰富的胶原蛋白，空心菜则含有大量膳食纤维，二者同食，有滋润肌肤，润肠通便的功效。

搭配陷阱：①空心菜与枸杞子。空心菜和枸杞子都是含钾很高的食物，一起大量食用，容易出现腹胀、腹泻等症状。

②空心菜与牛奶。牛奶及酸奶、奶酪等奶制品富含钙质，而空心菜所含化学成分会影响钙的消化吸收。

专家提醒

选购空心菜时，以色正、鲜嫩、茎条均匀、无枯黄叶、无病斑、无须根者为优。失水萎蔫、软烂、长出根的为次等品，不宜购买。

空心菜不耐久放，如想保存较长的时间，可选购带根的空心菜，放入冰箱中冷藏可维持5～6天。

·茼蒿·

茼蒿属菊科的一年生或二年生草本植物，原产地中海，在中国已有900余年的栽培历史，且分布广泛，但目前南北各地栽培面积很小。叶互生，长形羽状分裂，花黄色或白色，瘦果棱，高二三尺，茎叶嫩时可食，亦可入药。茼蒿的食用部分为幼嫩的茎叶，有特殊风味，营养丰富。

性味归经： 性平，味甘辛，入肝、肾经。

养生功效： 茼蒿具有平补肝肾，缩小便，宽中理气，清血养心，降压润肺之功效。其中含有特殊香味的挥发油，有助于宽中理气，消食开胃，增加食欲，降压补脑以及促进蛋白质代谢的作用，促进脂肪的分解。丰富的粗纤维有助肠道蠕动。含有丰富的营养物质，且气味芬芳，可以养心安神、稳定情绪。常食茼蒿，对咳嗽痰多、脾胃不和、记忆力减退、习惯性便秘等均大有裨益。

营养组成： 茼蒿营养十分丰富，含有多种氨基酸、脂肪、蛋白质及较高量的钠、钾等矿物盐，能调节体内水液代谢。还含有维生素A、维生素C，尤其胡萝卜素的含量极高，是黄瓜、茄子含量的20～30倍。有"天然保健品，植物营养素"之美称。

适宜类型： 适宜心悸怔忡，失眠多梦，心烦不安，痰多咳嗽，腹泻脘胀，夜尿频繁，腹痛寒疝，大便秘结、高血压、贫血或骨折等病症者食用。

禁忌事项： 茼蒿辛香滑利，胃虚泄泻者不宜多食。

最佳拍档： ①茼蒿与鸡蛋。茼蒿

含有丰富的维生素、胡萝卜素以及多种氨基酸，与鸡蛋一起炒食，可以提高维生素 A 的吸收利用率。

②茼蒿与大蒜。二者同食，清淡爽口，润肠通便，低脂低热，很适合减肥人士食用，还有开胃健脾、降压补脑的功效。

③茼蒿与蜂蜜。二者加水熬汤，有润肺化痰、止渴去热的功效，用于痰热咳嗽、肺燥咳嗽或痰浓稠等。

④茼蒿与鱿鱼。茼蒿有健脾消肿、消热解毒的功效，鱿鱼营养价值极高，热量又低，对怕胖的人比较适宜。

专家提醒

历史传说：杜甫一生颠沛流离，疾病相袭，在四川夔州时，他肺病严重，眼花耳聋，生活无着，于是在 56 岁时抱病离开夔州，到湖北公安。当地人民做了一种菜给心力交瘁的杜甫食用，用茼蒿、菠菜、腊肉、糯米粉等制成。杜甫食后，赞不绝口。为纪念这位伟大诗人，后人便称此食为"杜甫菜。"

· 香椿 ·

香椿是多年生的落叶乔木，树木可高达 10 多米。叶互生，为奇数羽状复叶，叶痕大，长 40 厘米，宽 20 厘米，幼叶紫红色，成年叶绿色，轻披蜡质，略有涩味，叶柄红色。

性味归经：性温，味甘辛。

养生功效：香椿能增进食欲，可辅助治疗慢性肠炎。

营养组成：香椿含有丰富的维生素 C、维生素 E、胡萝卜素和钾、钙、镁等营养素，是营养价值很高的蔬菜；香椿性凉味苦，具有清热解毒、健胃理气、补肾养发、润肤健美、舒肝明目等多重食疗功效。每 100 克香椿头中含蛋白质 9.8 克，为蔬菜之冠，还含有丰富的钙和维生素 C，也含有磷、胡萝卜素以及铁、B 族维生素等营养成分。

适宜类型：适宜饮食不香，不思纳谷之人食用；适宜慢性肠炎、痢疾之人食用；适宜妇女白带频多之人食用；适宜谷雨前食用。

禁忌事项：慢性皮肤病、淋巴结

核、恶性肿瘤患者均忌食。

最佳拍档：①香椿和鸡蛋。香椿摊鸡蛋这道传统菜肴具有上佳的营养功效和补益作用。鸡蛋性温，营养价值高，与苦凉的香椿搭配食用，菜肴性味趋于平和，适用于各种体质的人群。

②香椿拌豆腐。这是非常适合春季食用的菜品，能起到很好的润燥及清热解毒功效。这道菜白绿交互，清香爽口，能促进食欲，适合早、中、晚任何一餐食用。香椿拌豆腐中钙的含量很高，是儿童春季膳食补钙的有效途径。

专家提醒

最好的香椿头宜在谷雨前采食，古有"雨前椿芽雨后笋"之说。

·蕨菜·

蕨菜是野菜的一种，它所烹制的菜肴色泽红润，质地软嫩，清香味浓，被称为"山菜之王"，是不可多得的野菜美味。蕨菜虽可鲜食，但难以保鲜，所以市场上常见其腌制品或干品。

性味归经：性寒、味甘涩，入大肠、膀胱。

养生功效：蕨菜具有清热、利尿、滑肠、益气、养阴、利湿、止泻的功效，能扩张血管、降低血压，对细菌有一定的抑制作用，能解毒、杀菌消炎。

营养组成：蕨菜含蛋白质、脂肪、糖、粗纤维、氨基酸、蕨素、蕨甙、甾醇、维生素C、胡萝卜素、维生素C、纤维素、钾、钙、铁等。此外含有18种氨基酸等。

适宜类型：一般人群均可食用，每次30克左右。炒食适合配以鸡蛋、肉类。

禁忌事项：蕨菜性味寒凉，脾胃虚寒者忌食，常人亦不宜多食。

最佳拍档：①蕨菜与鸡肉。二者搭配，具有补髓填精、补肾壮阳之功效。

②蕨菜与香菇。二者同食，有益气开胃的功效。

搭配陷阱：蕨菜忌与黄豆、毛豆、花生等同食。蕨菜具有利湿滑肠的作用，黄豆具有下利大肠、润燥消水的功效，二者长期同食易引起腹泻。

专家提醒

蕨菜可鲜食或晒干菜，制作时用

沸水烫后晒干即成。吃时用温水泡发，再烹制各种美味菜肴。鲜品在食用前也应先在沸水中浸烫一下后过凉，以清除其表面的黏质和土腥味。

·韭菜·

韭菜是中国传统的蔬菜之一，《山海经》中就有关于韭菜的记载，汉朝就出现了在室内种植韭菜，北宋时已有韭黄种植的记载。韭菜有"春香，夏辣，秋苦，冬甜"之说，以春韭为最好。韭黄是韭菜的软化栽培品种。韭黄在遮光条件下，叶绿素解体，氨基酸积聚起来形成叶黄素，便会呈黄色。韭黄不仅颜色鲜亮，其口感也胜于韭菜，只是营养价值远不如韭菜。

性味归经：性温、味甘辛，归肾经。

养生功效：韭菜可祛寒散瘀、滋阴壮阳，可治疗男子遗尿、阳痿、遗精、早泄等症，对妇女小腹冷痛、产后乳汁不通等症有辅助治疗的功效，所含的大量维生素和矿物质，可以预防与治疗夜盲症、眼干燥症、皮肤粗糙以及便秘等，具有减少脂肪的吸收和减肥的功效。

营养组成：韭菜含丰富蛋白质、脂肪、糖类、钙、铁、维生素A、维生素B1、维生素B2、维生素C和食物纤维等。韭黄中除硒的含量比韭菜高外，其他营养成分含量均低于韭菜。

适宜类型：一般人都可食。体质虚寒、皮肤粗糙、便秘、痔疮及肠道癌症患者宜多食，每次20克。因为韭菜中所含大量的维生素A，可维持视力的正常功能，对肝脏也有保护作用，尤其适宜夜盲症、肝病之人食用。

禁忌事项：凡属阴虚火旺之人忌食；胃虚有热，溃疡病，眼疾之人，疮毒肿痛者忌食，以免令痛痒增加，肿痛转剧。夏季宜少食。根据前人经验，韭菜忌与蜂蜜、牛肉同食。隔夜韭菜不宜食用。

最佳拍档：①韭菜与豆芽。加速脂肪代谢，适合便秘与肥胖者。

②韭菜与豆干。提高蛋白的利用率，改善肠胃功能。

③韭菜与豆腐。促进食欲，降低血脂，预防癌症。

搭配陷阱：不宜与韭菜配膳同食

的食物：韭菜不可与菠菜配膳同食，二者同食容易造成滑肠，导致腹泻。韭菜不可与牛肉配膳同食，二者若同食容易令人发热动火。韭菜不可与蜂蜜配膳同食，二者若同食容易引发心痛。韭菜性属辛温，能壮阳活血；白酒甘辛微苦，性大热，有刺激性，能扩张血管，使血流加快，可引起胃炎和胃肠道溃疡复发。若饮白酒而食韭菜，就如同火上浇油，久食动血，有出血性疾病者更不宜饮白酒时吃韭菜。古时曾有"饮白酒，食生韭令人增病"和"韭不可与酒同食"之说。

专家提醒

春节食用有益于肝。初春时节的韭菜品质最佳，晚秋的次之，夏季的最差，有"春食则香，夏食则臭"之说。韭菜与虾仁配菜，能提供优质蛋白质，同时韭菜中的粗纤维可促进胃肠蠕动，保持大便通畅。食疗若用鲜韭汁，则因其辛辣刺激呛口，难以下咽，需用牛奶 1 杯冲入韭汁 20～30 克，放白糖调味，方可咽下，胃热炽盛者则不宜多食。

· 小白菜 ·

小白菜原产于我国，南北各地均有分布，在我国栽培十分广泛。小白菜属十字花科蔬菜，是一种普遍栽培的大众化蔬菜。其品种多、生长期短、适应性广、高产易种植，可全年生长与供应。据测定，小白菜是蔬菜中含矿物质和维生素最丰富的菜。

性味归经：性寒，味甘。

养生功效：小白菜含抗过敏的维生素 A、维生素 C、维生素 B 族、钾、硒等，能够通肠利胃、促进肠道蠕动、保持大便通畅，能促进骨骼的发育，加速人体的新陈代谢和增强机体的造血功能，还有助于荨麻疹的消退。小白菜含维生素 B1、维生素 B6、泛酸等，具有缓解精神紧张的功能。小白菜的食用方法很多，可清炒或是与香菇、蘑菇、笋等拌炒，小白菜汤有利于减肥。

营养组成：小白菜含蛋白质、脂肪、粗纤维和钙、磷等矿物质及多种维生素。

适宜类型：一般人均可食用，适宜每餐20克左右。

禁忌事项：脾胃虚寒、大便溏薄者，不宜多食和生食。

最佳拍档：①小白菜与豆腐。平喘止咳，增强机体免疫力。

②小白菜与鸭肉。促进胆固醇代谢，有利于健康。

③小白菜与虾肉。增强免疫力，改善微循环，增强抗病能力。

④小白菜与鲤鱼。促进营养的吸收与利用。

⑤小白菜与猪肝。促进营养吸收。

⑥小白菜与青椒。增强免疫力。

⑦小白菜与辣椒。促进胃肠蠕动，有助于营养吸收。

⑧小白菜与虾肉。增强免疫力。

⑨小白菜与乌鸡。调节免疫力，抗衰老。

⑩小白菜与鲇鱼。营养丰富全面。

⑪小白菜与豆浆。美容效果好。

⑫小白菜与鲫鱼。促进营养消化吸收。

搭配陷阱：小白菜不宜与兔肉配膳同食，否则易引起腹泻和呕吐。

专家提醒

小白菜不易生食。用小白菜制作菜肴，炒、煮的时间不宜过长，以免损失营养。小白菜包裹后冷藏只能维持2～3天，如连根一起贮藏，可延长1～2天。

·豆角·

豆角，又叫豇豆，是夏天盛产的蔬菜，含有各种维生素和矿物质等。嫩豆荚肉质肥厚，炒食脆嫩，也可烫后凉拌或腌泡。豆荚长而像管状，质脆而身软，常见有白豆角和青豆角两种。

性味归经：性平、味甘，归脾、胃经。

养生功效：豆角除了有健脾、和胃的作用外，最重要的是能够补肾、调营卫、生精髓。所谓"营卫"，就是中医所说的营卫二气，调整好了，可充分保证人的睡眠质量。多吃豆角还能治疗呕吐、打嗝等不适。小孩食积、气胀的时候，用生豇豆适量，细嚼后咽下，可以起到一定的缓解作用。

营养组成：豆角的营养素相当丰富，含有蛋白质、脂肪、碳水化合物、粗纤维、钙、铁、维生素 A、维生素 B1、维生素 B2、维生素 C、烟酸、细胞凝集素等多种成分。

适宜类型：妇女白带多者，皮肤瘙痒，急性肠炎者更适合食用，同时适宜癌症、急性肠胃炎、食欲不振者食用；不适宜腹胀者。豆角使人头脑宁静，调理消化系统，消除胸膈胀满。可防治急性肠胃炎、呕吐腹泻。食用生豆角或未炒熟的豆角容易引起中毒，这是由于生豆角中含有两种对人体有害的物质：溶血素和毒蛋白。当人们吃了生豆角后，这两种毒素对胃肠道有强烈的刺激作用，轻者感到腹部不适，重者出现呕吐、腹泻等中毒症状，尤其是儿童。因此，在做豆角这道菜时，一定要充分加热煮熟，或急火加热 10 分钟以上，以保证豆角熟透，有害物质就会分解变成无毒物质。

禁忌事项：烹调前应将豆筋摘除，否则既影响口感，又不易消化。烹煮时间宜长不宜短，要保证豆角熟透，否则会发生中毒。为防止中毒发生，豆角食前应进行处理，可用沸水焯透或热油煸，直至变色熟透，方可安全食用。

最佳拍档：①豆角与土豆。增进吸收，增强免疫力。

②豆角与木耳。促进铁的吸收。

专家提醒

为预防加工不当造成食物中毒，菜豆角在加热时，要注意翻炒均匀、煮熟焖透，使菜豆失去原有的生绿色和豆腥味。大锅炒制时，应将豆角先用热水焯熟后再炒。若食用后出现恶心呕吐等消化道中毒症状，应立即到医院就诊。

· 黄花菜 ·

黄花菜系多年生草本植物，是百合科萱草属的黄花菜、北黄花菜、小黄花菜三个植物种及它们之间的杂交种花蕾的干制品。其花瓣金黄、肉质肥美，香味浓郁，食之清香、鲜嫩，口感爽滑如同木耳、草菇。在中国栽培历史悠久，自古被视作"席上珍品"。

性味归经：性凉、味甘。

养生功效：黄花菜具有有止血、消炎、清热、利湿、消食、明目、安神等功效。还可消炎，治肺结核、口干舌燥、大便带血、小便不利、吐血、鼻出血、便秘等。

营养组成：黄花菜含蛋白质、脂肪、碳水化合物、钙、磷、铁、胡萝卜素、维生素 B1、维生素 B2、烟酸等。

适宜类型：患有情志不畅、气闷不舒、神经衰弱、健忘失眠者；气血亏损、体质虚弱、心慌气短、阳痿早泄者，各种出血病人，诸如痔疮出血、小便尿血、大便带血、溃疡病者，少量呕血、鼻出血、肺结核咯血者，妇女产后体弱缺乳、月经不调者宜多食。

禁忌事项：黄花菜又名金针菜，一般晒干后泡发，可炒食或煮汤，但也有人喜欢鲜吃。一次吃较多的新鲜黄花菜后可能出现中毒现象，表现为嗓子发干、心口发烧、恶心、呕吐、腹痛、腹泻等，严重的可出现血便、血尿及尿闭症等症状。这是因为新鲜黄花菜中含有一种秋水仙碱，这种物质无毒，但经胃肠道被人体吸收后，就变成了有毒的氧化二秋水仙碱。因此最好不要吃新鲜黄花菜，要吃时可先将鲜黄花菜在沸水里余一下，再进行烹饪。另外，皮肤瘙痒症、支气管哮喘患者忌食。

最佳拍档：①黄花菜与菊花头。改善脑功能，养心安神、除湿消肿。

②黄花菜与黄瓜。改善不良情绪。

③黄花菜与羽衣甘蓝。提高机体免疫力。

④黄花菜与巴豆。预防便秘。

⑤黄花菜与附子。散寒燥湿、温经止痛，治疗风寒湿痹、关节冷痛。

⑥黄花菜与豆腐。适宜于高血压、糖尿病、高血脂患者食用。

专家提醒 ——————

鲜黄花菜中含有一种"秋水仙碱"的物质，它本身虽无毒，但经过胃肠道的吸收，在体内氧化为"二秋水仙碱"，则具有较大的毒性。所以在食用鲜品时，每次不要多吃。由于鲜黄花菜的有毒成分在温度60度时可减弱或消失，因此食用时，应先将鲜黄花菜用开水焯过，再用清水浸泡2个小时以上，捞出用水洗净后再进行炒食，这样秋水仙碱就能被破坏掉，食用鲜黄花菜就安全了。食用干品时，消费者最好在食用前用清水或温水进行多次浸泡后再食用，这样可以去掉残留的有害物质，如二氧化硫等。

·紫菜·

紫菜，是在海中互生藻类的统称。紫菜属海产红藻。叶状体由包埋于薄层胶质中的一层细胞组成，深褐、红色或紫色。紫菜还可以入药。紫菜被称为"海洋蔬菜"，广泛分布于世界各地，但以温带为主。现已发现约70余种。自然生长的紫菜数量有限，产量主要来自人工养殖。

性味归经：性寒、味甘咸，归肺、肾经。

养生功效：紫菜能清肺热、散瘿瘤、软坚化痰、降低血浆胆固醇含量，也可利尿。紫菜所含的成分对记忆力衰退有一定的改善作用。紫菜含碘量很高，可用于治疗因缺碘引起的甲状腺肿大，紫菜有软坚散结的功能，对其他郁结积块也有用途；富含胆碱和钙、铁，能增强记忆、治疗妇幼贫血、促进骨骼、牙齿的生长和保健；含有一定量的甘露醇，可作为治疗水肿的辅助食品；紫菜所含的多糖具有明显增强细胞免疫和体液免疫功能，可促进淋巴细胞转化，提高机体的免疫力；可显著降低进血清胆固醇的总含量；紫菜的有效成分对艾氏癌的抑制率为53.2%，有助于脑肿瘤、乳腺癌、甲亢、恶性淋巴瘤等肿瘤的防治。

营养组成：紫菜含蛋白质、脂肪、胡萝卜素、维生素 B1、维生素 B2、维生素 B12、维生素 C，烟酸、胆碱、氨基酸（丙氨酸、谷氨酸、天门冬氨酸等）、碘、钙、磷、铁等成分。其中以碘的含量最为突出。含有一定量的甘露醇。

适宜类型：患有甲状腺肿、淋巴结肿大、高血压、动脉硬化、瘿瘤、瘰疬、咳嗽痰稠、脚气、水肿、小便不利等症的病人宜多食。另外，各类恶性肿瘤、乳腺小叶增生、脚气病、水肿、白发、脱发、睾丸肿痛等患者常食用好处多。

禁忌事项：紫菜性寒，故平时脾胃虚寒，腹痛便溏之人忌食；身体虚弱的人，食用时最好加些油类来减低寒性。每次不能食用太多，以免引起腹胀、腹痛。若紫菜在凉水浸泡后呈蓝紫色，说明在干燥、包装前已被有毒物质污染，这种紫菜对人体有害，应绝对禁止食用。

最佳拍档：①紫菜虾皮汤，补碘又补钙。紫菜的碘含量非常丰富，几乎是粮食和蔬菜的100倍。紫菜含的铁和维生素B12也很丰富，它们都是造血所必需的营养素。虾皮含钙丰富，两者配伍相得益彰，对缺铁性贫血、骨质疏松症有一定效果。

②香油紫菜汤，治便秘。将紫菜放入开水中煮开，再滴入香油并调味即可。紫菜中1/5是膳食纤维，可以促进排便，将有害物质排出体外，保持肠道健康。

③紫菜海带汤，去脂减肥。由紫菜、海带辅以冬瓜皮和西瓜皮做成，适合体胖的女性经常饮用，可达到瘦身塑形的效果。因紫菜和海带含丰富的膳食纤维，且热量很低，再加上具有利水效果的冬瓜皮、西瓜皮，减肥效果会更加明显。

④紫菜瘦肉汤，延年益寿。每100克干紫菜含蛋白质25～30克，与大豆含量相当，还含有丰富的维生素等营养成分。紫菜中的蛋白质和其他营养成分容易被消化吸收，非常适合消化功能减退的老年人食用。加上瘦肉，营养更均衡，且不油腻，对老年人有延年益寿的作用。

⑤豆腐兔肉紫菜汤，能降血脂。豆腐性味甘凉，能益中气、和脾胃，而兔肉也有补中益气的作用。中医认为，紫菜有化痰、除湿、利尿的作用；合而为膳，味美汤鲜，易于吸收，为老年高脂血症患者所适用。

搭配陷阱：柿子与紫菜同食，易产生不适。

专家提醒

紫菜是海产食品，容易返潮变质，应将其装入黑色食品袋置于低温干燥处或放入冰箱中，可保持其味道和营养。

· 洋葱 ·

洋葱为百合科草本植物，原产于

中亚，在埃及是一种古老的蔬菜，消费历史已有5000多年了。它的适口性好，具有突出的防病保健功能。洋葱含有植物广谱杀菌素，且含有挥发性硫化丙烯，能杀菌抑菌，对害虫有驱避作用，因而极少有病虫害，是一种比较洁净的绿色食物。

性味归经：性温，味辛。

养生功效：洋葱具有散寒、健胃、发汗、祛痰、杀菌、降血脂、降血压、降血糖、抗癌之功效。常食洋葱可以长期稳定血压，降低血管脆性，保护人体动脉血管。洋葱含有能激活血溶纤维蛋白活性的成分，能减少外周血管和心脏冠状动脉的阻力，对抗人体内儿茶酚胺等升压物质，又能促使钠盐的排泄，从而使血压下降。此外，洋葱具有较强的杀菌功能，可杀灭金黄色葡萄球菌、白喉杆菌，可帮助防治流行性感冒。

营养组成：洋葱富含蛋白质、粗纤维及硒、胡萝卜素、维生素B1、维生素B2、维生素C等多种营养成分，洋葱还含有前列腺素A等成分。

适宜类型：高血压、高血脂、动脉硬化、糖尿病、癌症、急慢性肠炎、痢疾等病症患者以及消化不良、饮食减少和胃酸不足者适宜食用。

禁忌事项：患有皮肤瘙痒性疾病和眼疾、眼部充血、脾胃发炎等病症者不宜多食。洋葱对眼睛有刺激作用，患眼疾时不宜生切洋葱。此外，洋葱不宜过量食用，否则会产生胀气过多。

最佳拍档：①洋葱与羊肉。增强机体免疫力，补体虚。

②洋葱与牛肉。益寿强身。

③洋葱与鹅肉。预防心血管疾病。

④洋葱与鸭肉。去除鸭肉油腻。

⑤洋葱与鸡肉。营养全面。

搭配陷阱：洋葱与蜂蜜。活性物质反应，有毒物质，刺激肠胃，腹胀、腹泻，伤害眼睛。

【专家提醒】

洋葱几乎不含脂肪，而在其精油中却含有可降低胆固醇的含硫化合物的混合物。据调查。洋葱是目前所知唯一含前列腺素的植物，还含有能激活血溶纤维蛋白的活性成分。这些物质均为较强的血管舒张剂，能减少外周血管和心脏冠状动脉的阻力，对抗人体内儿茶酚胺等升压物质的作用，又能促使钠盐的排泄，从而使血压下降。洋葱还含有降血糖的物质——甲苯磺丁脲物质，故对糖尿病人颇有益处。洋葱中还含有硒，硒为微量元素中的抗癌之王，所以洋葱也是一种抗癌食品。

·卷心菜·

卷心菜属十字花科芸薹属。是甘蓝的一个变种。二年生草本，被粉霜。起源于地中海沿岸，16世纪开始传入中国。卷心菜具有耐寒、抗病、适应性强、易贮耐运、产量高、品质好等特点，在中国各地普遍栽培，是中国东北、西北、华北等地区春季、夏季、秋季的主要蔬菜之一。现在为世界性栽培的蔬菜。

性味归经：性平、味甘，归脾、胃经。

养生功效：卷心菜可补骨髓、润脏腑、益心力、壮筋骨、利脏器、祛结气、清热止痛。主治睡眠不佳、多梦易睡、耳目不聪、关节屈伸不利、胃脘疼痛等病症。具有重要的医疗作用，是一种天然的防癌药物。能增进食欲、促进消化、预防便秘。可抑菌消炎，提高人体免疫力，预防感冒。防止出血，保护肝脏；也可以消除皮肤粗糙，防止皮肤松弛，治疗皮肤过敏。此外，对预防老年人骨折亦有好处。

营养组成：卷心菜中优质的植物性蛋白质含量特别丰富，此外含有维生素A原、维生素B1、维生素B2、维生素C、维生素E、维生素K和维生素U等。其中大量的维生素U是防治溃疡病的主要成分。卷心菜中丰富的纤维素类可分解糖类，对糖尿病的好转有所帮助。卷心菜中的钙质更容易被人体吸收。

适宜类型：适宜糖尿病患者食用；适宜胃溃疡及十二指肠溃疡患者食用；适宜容易骨折的老年人食用。适宜动脉硬化、胆结石症患者食用；适宜肥胖之人食用；怀孕的妇女、贫血患者应当多吃。

禁忌事项：卷心菜无毒无害，养胃健体，是优质蔬菜，一般人群皆可食用。

最佳拍档：卷心菜配以木耳这种滋补强身性食品，其主要功效是补肾壮骨、填精健脑、脾胃通络。常食对胃溃疡病的恢复极为有利。另外，凡小儿发育迟缓或久病体虚、肢体痿软无力、耳聋健忘等，均可食用卷心菜与木耳搭配的菜肴，大有裨益。

虾米具有补肾壮阳、滋阴健胃的功效。卷心菜含丰富的维生素 C、维生素 E，具有增强人体免疫功能的作用。卷心菜还因含有果胶、纤维素，能够阻碍肠内吸收胆固醇、胆汁酸，对动脉硬化、心脏局部缺血、胆石病患者及肥胖者特别有益。常将卷心菜与虾米搭配同食，能强壮身体，防病抗病。

卷心菜含少量致甲状腺肿的物质，会干扰甲状腺对碘的利用，所以必须加海产品，例如用海米来补充碘。两者搭配，清淡可口，是糖尿病和肥胖患者的理想食物，也适宜动脉硬化、结石、便秘等患者食用。

专家提醒

卷心菜含大量食物纤维和水分，

生吃也好，烹饪后吃也好，卷心菜都是一种非常健康的蔬菜。卷心菜富含大量维生素 C，每 100 克的热量也只有 23 卡路里。并且卷心菜一年四季都能够采购到，可以在每天的饮食中充分利用，将摄取的热量降低。控制每天摄取的热量，就与瘦身联系起来。所谓卷心菜瘦身，就是一日三餐，餐前摄取卷心菜的方法。

据《本草纲目》记载，甘蓝（卷心菜），煮食甘美，其根经冬不死，春亦有英，生命力旺盛。故人们誉称为"不死菜"。

· 芥蓝 ·

芥蓝，十字花科芸薹属甘蓝类蔬菜，一年生草本。植株光滑，无毛而具粉霜。茎直立，分枝，原产我国南方，栽培历史悠久，是我国的特产蔬菜之一，在广东、广西、福建等南方地区是一种很受人们喜爱的家常菜，更是畅销东南亚及港澳地区的出口菜。芥蓝的花苔和嫩叶品质脆嫩，清淡爽脆，爽而不硬，脆而不韧，以炒食最佳，另外可以用沸水焯熟作凉拌菜。

性味归经：性凉、味甘辛，归肺经。

养生功效：芥蓝利水化痰、解毒祛风。可以除邪热、解劳乏、清心明目。利咽、顺气化痰、平喘。主治风热感冒、咽喉痛、气喘、并能预防白喉。久食芥蓝，有降低胆固醇、软化血管、预防心脏病的功效，但也会抑制性激素的分泌。

营养组成：每千克鲜芥蓝含水分920～930克，维生素C 513～688毫克，还含有钙1.76克、镁520毫克、磷560毫克、钾3.53克，是甘蓝类蔬菜中营养比较丰富的一种。芥蓝中胡萝卜素、维生素C含量很高，远远超过了菠菜和苋菜等被人们普遍认为维生素C含量高的蔬菜。

适宜类型：适宜热病患者食用。佐餐食用，老少咸宜。芥蓝菜有苦涩味，炒时加入少量糖和酒，可以改善口感。适合食欲不振、便秘、高胆固醇患者食用。

禁忌事项：食用时数量不应太多，次数也不应太频繁。中医认为，芥蓝有耗人真气的副作用。

最佳拍档：芥蓝菜有苦涩味，炒时加入少量糖和酒，可以改善口感。

芥蓝与里脊肉、胡萝卜、韭黄同食，有防止便秘，降低胆固醇，软化血管，预防心脏病等功效。

专家提醒

芥蓝中含有有机碱，这使它带有一定的苦味，能刺激人的味觉神经，增进食欲，还可加快胃肠蠕动，有助消化。芥蓝中另一种独特的苦味成分是奎宁，能抑制过度兴奋的体温中枢，起到消暑解热的作用。它还含有大量膳食纤维，能防止便秘，能降低胆固醇，软化血管，具有预防心脏病等功效。

·菠菜·

菠菜为藜科植物菠菜的带根全草，一年生或二年生草本。茎叶绿色，戟形或卵形，叶柄较长。因它的根是圆锥形，红色，似鹦鹉嘴，所以古人称之为"鹦鹉菜"。它是唐初从波斯经尼泊尔传到中国来的。菠菜是绿叶蔬菜中价值较高的，中国民间有句俗话说："菠菜豆腐虽贱，山珍海味不换。"

性味归经：性凉、味甘，入肠、胃经。

养生功效：菠菜能补血止血，利五脏，通血脉，止渴润肠，滋阴平肝，助消化。通肠导便，防治痔疮，促进生长发育，增强抗病能力，保障营养，增进健康，促进人体新陈代谢，延缓衰老。主治高血压，头痛，目眩，风火赤眼等病症。食菠菜可以有效缓解习惯性便秘，促进胃液和胰液分泌，有利于食物的分解，因此对糖尿病也有一定的辅助治疗作用。

营养组成：菠菜茎叶柔软滑嫩、味美色鲜，含有丰富维生素C、胡萝卜素、蛋白质，以及铁、钙、磷等矿物质。除以鲜菜食用外，还可脱水制干和速冻。

适宜类型：菜烹熟后软滑易消化，特别适合老人、幼儿、病人、弱者食用。电脑工作者、爱美的人也应常食菠菜；高血压患者和糖尿病人宜食；痔疮病便血，习惯性大便燥结者宜食；贫血者及坏血病者宜食；防治夜盲症者宜食；皮肤粗糙，皮肤过敏症，皮肤松弛者宜食，具有美容效果；防治流行性感冒时宜食。

禁忌事项：菠菜草酸含量较高，一次食用不宜过多；大便溏薄，脾胃虚弱者忌食；肾炎，肾结石，肾功能虚弱者，也不宜多吃菠菜。菠菜中所含的物质有可能导致肾结石的发展与恶化。本品生食，性较寒凉而润滑，有热者方宜；熟食之，性较平和，肠胃虚弱的人食之无明显影响。

最佳拍档：菠菜与猪肝。这类食物均性凉味甘，可清解里热，润肝明目。

搭配陷阱：①菠菜与鳝鱼。鳝鱼味甘性大温，可补中益气，除腹中冷气，菠菜味甘、性冷而滑，下气润燥。据《本草纲目》记载，可以"通肠胃热"。由此可见，菠菜与鳝鱼的食物药性、功能皆不相调和。鳝鱼多脂，菠菜冷滑，二者同食也容易导致腹泻，所以菠菜与鳝鱼不宜配膳食用。

②菠菜与瘦肉。菠菜含铜，瘦肉含锌。铜是制造红细胞的重要物质之一，又为钙、铁、脂肪代谢所必需。如果把含铜食物和含锌较多的食物混合食用，则易导致含铜食物析出的铜量减

少，营养价值降低。

菠菜不宜与豆腐、鱼等含钙量较高的食品混合做菜，如菠菜煮豆腐，因为草酸与钙反应生成难以被人体吸收的草酸钙，草酸钙会影响人的肾功能，且可形成结晶物潴留于泌尿道，引起结石。

专家提醒

相关研究证明，菠菜中含有多量的草酸，草酸进入人体后，会与肠道中其他食物中的锌、钙等矿物质结合后排出体外，而锌、钙的缺乏不利于儿童的生长发育和骨骼与牙齿的发育，甚至造成软骨病，成人缺钙也会发生手足抽筋的现象，所以菠菜不宜过多食用。部分肾炎患者食菠菜后，可见尿内管型或盐类结晶增多，尿液变浑浊，这可能是菠菜中所含的钙与草酸结合生成难溶性草酸钙之故。因此，若要去除菠菜中所含的草酸，增加机体对菠菜中钙质的吸收，可在食用前先用开水将洗净的菠菜烫至半熟，这样可使绝大部分草酸留在水中，然后食用。

· 马铃薯 ·

植物马铃薯是茄科茄属一年生草本。其块茎可供食用，是重要的粮食、蔬菜兼用作物。其营养丰富，有"地下苹果"之称。

性味归经：性平、味甘。

养生功效：马铃薯具有和胃、健中、解毒、消肿、补气、健脾、缓急止痛，通利大便等功效，其中钾和钙的平衡对于心肌收缩有显著作用，能防止高血压和保持心肌健康；马铃薯入药可消炎止痛，内用治胃痛、便秘及十二指肠溃疡等症，外用可治湿疹；对于肠癌也有很好的控制作用。还可以用来治疗痈肿、湿疹、烫伤等。

营养组成：马铃薯主要成分为糖类，特别是淀粉质含量非常高，其他还有蛋白质、脂肪、维生素 B1、维生素 B2、维生素 C 和矿物质钙、磷、铁等，并含有丰富的钾盐，属于碱性食品。除此以外，马铃薯块茎含有禾谷类粮食所没有的胡萝卜素和抗坏血酸。

适宜类型：适宜脾胃气虚，营养

不良之人食用；适宜胃及十二指肠溃疡患者食用；适宜癌症患者，尤其是乳腺癌、直肠癌患者食用；适宜高血压、动脉硬化患者食用；适宜维生素 B1 缺乏症、坏血病患者食用；适宜肾炎患者食用；适宜习惯性便秘者食用。

禁忌事项： 糖尿病患者忌食。关节炎患者忌食。发芽的马铃薯，皮色变绿变紫者有毒，因马铃薯发芽之后含多量的龙葵素，对人体有害，可引起呕吐恶心，头晕腹泻，严重的还会造成死亡，因此绝对不可食用。但适量的龙葵素能缓解胃肠平滑肌痉挛，减少胃液分泌。

最佳拍档： 马铃薯烧牛肉：牛肉营养价值高，并有健脾胃的作用。但牛肉粗糙，有时会破坏胃黏膜，土豆与之同煮，不但味道好，而且因土豆含有丰富的维生素，能起到保护胃黏膜的作用。

搭配陷阱： 马铃薯与香蕉同食易生雀斑；柿子忌与马铃薯同食。吃马铃薯后，胃里会产生大量盐酸，如果再吃柿子，柿子在胃酸的作用下会产生沉淀，既难以消化，又不易排出。

专家提醒————————

马铃薯富含植物纤维素，有强烈的饱腹感，可以用做减肥食品，也可以代替主食。

从营养角度来看，它比大米、面粉具有更多的优点，能供给人体大量的热能，可称为"十全十美的食物"。人只靠马铃薯和全脂牛奶就足以维持生命和健康。因为马铃薯的营养成分非常全面，营养结构也较合理，只有蛋白质、钙和维生素 A 的含量稍低；而这正好用全脂牛奶来补充。马铃薯块茎水分多、脂肪少、单位体积的热量相当低，所含的维生素 C 是苹果的10 倍，B 族维生素是苹果的 4 倍，各种矿物质是苹果的几倍至几十倍不等。

·山药·

山药为薯蓣科薯蓣属植物，多年生草本植物，茎蔓生，常带紫色，块根圆柱形，叶子对生，卵形或椭圆形，花乳白色，雌雄异株。块根含淀粉和蛋白质，是药食兼用的古老作物，已有 2000 多年的栽培历史。

性味归经：性平、味甘。

养生功效：山药益肾气、止泻痢、化痰涎、润肌理。有降低血糖、延年益寿之功效。对人体有特殊的保健作用，能预防心血管系统的脂肪沉积，防止动脉粥样硬化过早发生，减少皮下脂肪沉积，避免出现肥胖；能健脾胃、补肺肾、止泻，还具有滋养肌肤、使人健美的功效。

山药还具有镇静作用，可用来抗肝性脑病。山药中所含的皂甙，是激素的原料，山药的重要成分之一多巴胺，具有扩张血管，改善血液循环的重要作用。山药具有增进食欲，改善人体消化功能的作用，能够增强体质。由于山药内所含有的淀粉酶又称消化素，能分解成蛋白质及碳水化合物，所以有滋补之效。山药也富含钾，能够排除血液中的盐分，预防高血压，降低胆固醇。山药中所含的膳食纤维可以促进胃肠蠕动，有助于消化。此外，山药中的多糖蛋白质，对人体有特殊的保健作用，可以健脾补肺、固肾益精。

营养组成：山药含多种氨基酸和糖蛋白、黏液质、胡萝卜素、维生素 B1、维生素 B2、烟酸、胆碱、淀粉酶、多酚氧化酶、维生素 C 等。

适宜类型：适宜一切体虚，病后虚羸，脾胃气虚者食用；适宜慢性脾虚便溏，长期腹泻，食欲不振，神疲倦怠，妇女脾虚带下者食用；适宜肺肾不足所致的虚弱咳喘，遗精盗汗，夜尿频多之人食用；适宜糖尿病患者口渴、多尿、善饥者长期食用；适宜慢性肾炎及小儿遗尿者食用。

禁忌事项：山药不寒不热，本无所忌。但山药具有较强的收敛作用，所以大便燥结者不宜食用。不可与碱性药物一同食用。

最佳拍档：①山药与芝麻。山药芝麻泥除了能补钙外，还能使人精力充沛。因为芝麻里含有锌和硒，能提高精子的活力，而山药的黏性成分，可以保持激素分泌均衡，增强新陈代谢。在疲劳时来一碗山药芝麻泥，可以帮助恢复体力。

②山药与南瓜。南瓜含有丰富的

胡萝卜素、B族维生素、维生素C和钙、磷等成分，是健胃消食的高手，其所含果胶可以保护胃肠道黏膜免受粗糙食物的刺激，适合患有胃病的人食用。南瓜所含成分还能促进胆汁分泌，加强胃肠蠕动，帮助食物消化。山药所含的淀粉酶、多酚氧化酶等物质，有利于脾胃消化吸收。山药本身几乎不含脂肪；其含有的大量黏液蛋白能预防心血管系统的脂肪沉积，防止动脉硬化，增强人体免疫功能，延缓细胞衰老。除了各自的保健功效外，南瓜山药搭配，食疗功效不仅限于健胃消食，还对防治糖尿病、降低血糖有一定作用。

搭配陷阱：山药不宜与鲫鱼、甘遂配膳同食。

专家提醒

新鲜山药切开时黏液中的植物碱成分易造成皮肤奇痒难忍，如不慎弄到手上，可以先用清水加少许醋洗。用加热的方法促使它分解，如用火烤或用稍热的水淋洗，过一会就没事了。千万不要抓痒，要不然会抓到哪里痒到哪里。

·红薯·

红薯是常见的多年生双子叶植物，草本，其蔓细长，茎匍匐地面。块根，无氧呼吸产生乳酸，皮色发白或发红，肉大多为黄白色，但也有紫色，除供食用外，还可以制糖和酿酒、制酒精。红薯味道甜美，营养丰富，又易于消化，可供给大量热能，有的地区把它作为主食。

性味归经：性平、味甘，归脾、肾经。

养生功效：红薯补虚乏，益气力，健脾胃，强肾阴。常食使人少疾长寿。它含有独特的生物类黄酮成分，能促使排便通畅，可有效抑制乳腺癌和结肠癌的发生；能提高消化器官的功能，滋补肝肾，也可以有效地治疗肝炎和黄疸。红薯蛋白质质量高，可弥补大米、白面中的营养缺失，经常食用可提高人体对主食中营养的利用率，使人身体健康、延年益寿。红薯富含膳食纤维，具有阻止糖分转化成脂肪的特殊功能，可以促进胃肠蠕动和防止便秘，可用来治疗痔疮和肛裂等，对预防直肠癌也有一定作用。红薯对人体器官黏膜有特殊的保护作用，可抑制胆固醇的沉积、保持血管弹性，防止肝肾中的结缔组织萎缩，防止胶原病的发生。

营养组成：红薯含有丰富的碳水化合物，不含脂肪，还含有大量的淀粉、膳食纤维、胡萝卜素、维生素A、维生素B、维生素C、维生素E，以及钾、铁、铜、硒、钙等10余种微量元素和亚油酸等，营养价值很高，被营养学家们称为营养最均衡的保健食品。这些物质能保持血管弹性，对防治老年习惯性便秘十分有效。

适宜类型：适宜夏季伤暑、烦热口渴之人食用；适宜感冒发热、头痛、烦渴、下痢之人食用；适宜高血压患者头昏目赤，颜面潮红，大便干结之时食用；适宜饮酒过量，口干渴，以及慢性酒精中毒者食用。

禁忌事项：红薯在胃中易产生酸，所以胃及十二指肠溃疡及胃酸过多的患者不宜食用；烂红薯（带有黑斑的红薯）和发芽的红薯可使人中毒，不可食用；凉的红薯易致胃脘不适，不宜食用。红薯一次不要吃太多，以防发生吐酸水、肚胀排气等现象，红薯的加工食品不宜过多食用，因其制作过程会加入明矾，若过多食用胃灼热可能引起中毒。

最佳拍档：红薯缺少蛋白质和脂质，因此要搭配蔬菜、水果及蛋白质食物一起吃，才不会营养失衡。

搭配陷阱：红薯忌与柿子同吃：红薯中的糖分在胃内发酵，会使胃酸分泌增多，和柿子中的鞣质、果胶反应发生沉淀凝聚，产生硬块，量多严重时可使肠胃出血或造成胃溃疡。

(专家提醒)

红薯含有丰富的淀粉、维生素、纤维素等人体必需的营养成分，还含有丰富的镁、磷、钙等矿物元素和亚油酸等。这些物质能保持血管弹性，对防治老年习惯性便秘十分有效。

遗憾的是，人们大都以为吃红薯会使人发胖而不敢食用。其实恰恰相反，红薯是一种理想的减肥食品，它的热量只有大米的三分之一，而且因其富含纤维素和果胶还具有阻止糖分转化为脂肪的特殊功能。

·萝卜·

萝卜为十字花科草本植物萝卜的根茎，球形或圆柱形，品种很多，有白皮、红皮、青皮红心等。在中国，萝卜已有两千多年的栽培历史。萝卜价格低廉而营养价值高，是普通百姓的食疗佳品。常言说得好："冬吃萝卜夏吃姜，一年四季保安康。"萝卜可用于制作菜肴，炒、煮、凉拌俱佳；又可当作水果生吃，味道鲜美；还可用于制作泡菜、酱菜等。

性味归经：性平、味辛甘，入脾、胃经。

养生功效：萝卜具有消积滞、化痰清热、下气宽中、解毒之功效。萝卜含有能诱导人体自身产生干扰素的多种微量元素，可增强机体免疫力，并能抑制癌细胞的生长，对防癌、抗癌有重要意义。萝卜中的芥子油和膳食纤维可促进胃肠蠕动，有助于体内废物的排出，用于食积胀满、痰咳失音、吐血、消渴、痢疾、头痛、排尿不利等；常吃萝卜可降低血脂、软化血管、稳定血压，可预防冠心病、动脉硬化、胆石症等疾病。

营养组成：萝卜的主要营养成分有蛋白质、糖类、B族维生素和大量的维生素C，以及铁、钙、磷和纤维、芥子油和淀粉酶。据测定，萝卜的维生素C含量比苹果、梨等水果高近10倍。

适宜类型：适宜高血压、高脂血、动脉硬化患者食用；适宜急慢性气管炎和矽肺之人咳嗽多痰，或咳嗽失音时食用；适宜食积不消，胃满肚胀，浊气吞酸，肠炎腹泻，急慢性痢疾，便秘之人食用；适宜小儿百日咳者食用，可用鲜生萝卜汁混同等量的梨汁一同服食；适宜癌症患者食用；适宜饮酒过量，宿醉未解之人食用；适宜脂溢性皮炎，脂溢性脱发患者食用；适宜维生素C缺乏者食用；适宜"人参滥用综合征"患者食用；适宜夏季炎热之时口中干渴者食用；适宜胆石症患者食用；适宜泌尿系结石患者食用。

禁忌事项：萝卜为寒凉蔬菜，体质弱者、脾胃虚寒、胃及十二指肠溃疡、慢性胃炎、单纯甲状腺肿、先兆流产、子宫脱垂者不宜多食。一般来说，吃人参、西洋参、地黄、首乌之时忌吃萝卜。若是在服用人参、西洋参之后出现腹胀时，可吃些萝卜以除胀。

最佳拍档：①萝卜与豆腐。萝卜助消化能力强，与豆腐拌食，有助于机体吸收豆腐中的营养。

②萝卜与羊肉。羊肉有很大的膻味，而萝卜有辣味，二者搭配可以去膻味，除辣味，而且蛋白互补，凉热搭配。羊肉中含有丰富的动物蛋白，萝卜中含有丰富的植物蛋白，二者可以互补，充分补充人体所需的蛋白质。羊肉温热，而萝卜性凉，能润燥清火。二者搭配同食，在寒热方面比较平衡，上火的人吃了不会咽喉肿痛，体寒的人吃了也不会拉肚子。

③萝卜与牛肉。萝卜能健脾补虚、行气消食，配以补脾胃、益气血、强筋骨的牛肉，可为人体提供丰富的蛋白质、维生素C等营养成分，具有利五脏、益气血的功效。

④萝卜与猪肉。同食可使萝卜中的维生素A更易于吸收。

⑤萝卜与金针菇。萝卜能清肺化痰、顺气消食。金针菇能降低胆固醇、健胃、益智补脑，同食对减肥有益。

⑥萝卜与酸梅。萝卜能健脾补虚，酸梅可以消食利膈、生津润肺。同食营养更加丰富，且有宽中行气、清热生津、化痰消滞等作用。

⑦萝卜与烤鱼。萝卜的糖化酶能分解因烧烤生成的致癌物质，所以萝卜与烤鱼搭配食用有利于减少致癌物在体内的蓄积。

搭配陷阱：在食用萝卜后不可马上吃水果。进食萝卜后，在人体内可迅速产生一种叫硫氰酸盐的物质，并且很快代谢产生另一种抑制甲状腺功能的物质——硫氰酸。尤其是橘子，含有大量的植物色素和类黄酮物质，如果同时食用，类黄酮物质在肠道内被细菌分解，就转化成羟苯甲酸及阿魏酸。这两种酸可以加强硫氰酸抑制甲状腺的功能，从而诱发甲状腺肿。因此专家提醒，在食用萝卜后不可马上吃水果。尤其是在甲状腺肿流行地区或已患甲状腺肿者，更应忌二者同食。

萝卜与黄瓜。萝卜中含有丰富的维生素C，而黄瓜中含有一种维生素C

的分解酶，能破坏萝卜的营养素，所以二者不宜同食。

白萝卜与胡萝卜。萝卜主泻、胡萝卜为补，所以二者最好不要同食。白萝卜和胡萝卜也不能一起煮食。

萝卜也不宜与蛇肉、烤鱼、烤肉、橘子等一起食用。

专家提醒

在我国民间，萝卜被称为"小人参"，可见人们对萝卜的营养价值的肯定。近年来，研究发现萝卜还有抗癌作用，萝卜被列入抗癌食谱。

此外，萝卜能使人头发有光泽，具有防治头屑过多、头皮发痒的作用。又有临床专家介绍，萝卜适宜肺出血、吐血、便血、鼻出血之人食用。所以，无论从哪个方面来说，常吃萝卜，裨益颇多。

·胡萝卜·

胡萝卜是伞形科二年生草本蔬菜，茎直立，长圆锥形，肉质有紫红、橘红、黄色、白色等多种，羽状复叶开白色小花，种子长圆形，肥壮的肉质根长圆锥形，营养价值极高，有"土人参"之称。胡萝卜有红胡萝卜、黄胡萝卜之分。新鲜胡萝卜甜脆，皮平滑而无污斑。亮橘黄色表示胡萝卜素含量高。可用油烹食。

性味归经：性平、味甘，归脾胃经。

养生功效：胡萝卜具有润燥明目、降压强心、健脾化滞、和胃、补肝、清热解毒、壮阳补肾、透疹、降气止咳、抗癌、抗炎、抗过敏之功效，可作为细菌性痢疾、神经官能症、高血压病的辅助食疗品，还能治疗因缺乏维生素 A 所引起的夜盲症、干眼症和小儿软骨病。可保持头发光泽，皮肤柔软，促进大脑物质交换，增强记忆力。助消化，帮助少儿发育。

营养组成：每 100 克胡萝卜中，约含蛋白质 0.6 克，脂肪 0.3 克，糖类 7.6 ~ 8.3 克，铁 0.6 毫克，维生素 A 1.35 ~ 17.25 毫克，维生素 B1 0.02 ~ 0.04 毫克，维生素 B2 0.04 ~ 0.05 毫克，维生素 C 12 毫克，热量 150.7 千焦，另含果胶、淀粉、无机盐和多种氨基酸。各类品种中，尤以深橘红色胡萝卜胡萝卜素含量最高。

适宜类型：适宜脾胃气虚，贫血，营养不良，食欲不振之人食用；适宜青少年儿童食用；适宜癌症患者食用；适宜高血压病、胆石症患者食用；适宜长期与水银接触的人食用；适宜皮肤粗糙，头皮发痒，头皮屑过多，以及夜盲症，眼干燥症等人食用。这类情况大多由于缺乏维生素 A 所致，而胡萝卜中含有丰富的胡萝卜素，人体摄入后，就会转化成维生素 A。

禁忌事项：胡萝卜忌与过多的酸醋同食，否则容易破坏其中的胡萝卜素。胡萝卜虽是有益的蔬菜，但不宜吃得太多。因为胡萝卜素为脂溶性维生素，大量食用会贮藏于人体内，使皮肤中的黄色素增加。当然，这对健康无大碍，停食两三个月后会自行消退。体弱气虚者不宜食用，常人也切忌多食久食，以免耗伤正气。胡萝卜不宜与白萝卜、人参、西洋参共同食用，不宜去皮食用，胡萝卜的营养精华很多在表皮，洗胡萝卜时不必削皮，只要轻轻擦拭即可。吃胡萝卜时不要喝酒，因为当类胡萝卜素的浓度很高时，再碰上酒精，就会和自由基结合，使类胡萝卜素由抗氧化剂转变成会攻击正常细胞的促氧化剂。

最佳拍档：①胡萝卜与猪肝。两者搭配，可以遮盖胡萝卜的味；而且猪肝可以促进胡萝卜素在体内形成维生素 A，对缺乏维生素 A 所导致的夜盲症有治疗作用。

②胡萝卜与菊花。二者一起做汤，菊花胡萝卜汤清淡、微甜、略带清香，含有丰富的胡萝卜素，可滋肝、养血、明目，常食可防止眼目昏花。

③胡萝卜与豆浆。二者搭配，能补脑，补血，养胃，美白，增强体质，消除疲劳。

④胡萝卜与红枣、冰糖。胡萝卜所含有的木质素能提高机体的免疫功能，若配以营养丰富的红枣与冰糖，则用健脾生津、解毒、润肺止咳等作用，对小儿百日咳有一定的治疗作用。

⑤胡萝卜与山药。山药对于女性丰胸、肌肤防皱有一定效果，胡萝卜有排水利尿，帮助消化，避免脂肪堆积等功效。同食对于女性美容养颜、瘦身消肿均有效果。

搭配陷阱：胡萝卜与白萝卜同煮

会相克。有人认为胡萝卜与白萝卜在一起同煮，能使菜肴色泽美观，而且都是萝卜，在一起烧煮不会出现问题。这种制菜的方法其实是错误的。胡萝卜和白萝卜虽然都是萝卜，但是营养成分有很大差别，同煮会相克，影响其营养价值。胡萝卜含有抗坏血酸酵酶，会破坏白萝卜中的维生素C，使两者的营养价值都大为降低。

饮白酒时不宜吃胡萝卜。胡萝卜含有丰富的胡萝卜素，若与酒精一起进入人体，就会在肝脏中产生毒素，使肝脏受到伤害，引起肝病。因此，饮白酒时不宜吃胡萝卜。

胡萝卜忌与辣椒配膳同食。胡萝卜中除了含有大量胡萝卜素外，还含有维生素C分解酶，而辣椒中含有丰富的维生素C，因此，胡萝卜与辣椒不宜搭配同食，否则会破坏和降低各自的营养成分和营养价值。

专家提醒

有研究显示，每天吃2根胡萝卜，可使血中的胆固醇降低10%～20%；每天吃3根胡萝卜，有助于预防心脏疾病和肿瘤。胡萝卜的营养有两大特点，一是含糖量高于一般的蔬菜，并有一种芳香甜味，二是含有丰富的胡萝卜素。关于胡萝卜的驱汞作用，国内外杂志均有报道，指出胡萝卜中的果胶物质，可与汞结合，有加速排出人体内汞离子的功能。由于胡萝卜含丰富的维生素A，有利于儿童牙齿和骨骼的发育，故对青少年的发育成长有帮助。

·生菜·

生菜为菊科一年生或二年生草本植物莴苣的一个变种，原产于地中海沿岸及亚洲西部，后传入中国。因食用部位不同可分为叶用莴苣和茎用莴苣两种。其中叶用莴苣茎短缩、粗硬，不能吃，叶肥大能生食，称为生菜。因适宜生吃而得名。颜色翠绿，口感脆嫩清香，有球形的包生菜和叶片皱褶的奶油生菜（花叶生菜）两大类。按其颜色又分为青叶、白叶、紫叶和红叶生菜。在现代社会中，生菜以其清新爽口的特点，受到人们的青睐，也是欧美国家普遍食用的大众蔬菜。

性味归经：性凉、味甘。

养生功效：生菜具有清热安神、清肝利胆、养胃的功效。因其茎叶中含有莴苣素，故味微苦，具有镇痛催眠、降低胆固醇、辅助治疗神经衰弱等功效；生菜中含有甘露醇等有效成分，有利尿和促进血液循环的作用。生菜中含有一种"干扰素诱生剂"，可刺激人体正常细胞产生干扰素，从而产生一种"抗病毒蛋白"抑制病毒。主要食用方法是生食，为西餐蔬菜色拉的主要菜品。

营养组成：生菜富含水分，每100克食用部分含水分高达96%，故生食清脆爽口，特别鲜嫩。每100克食用部分含蛋白质1.4克、碳水化合物3.2克、维生素C15毫克及多种矿物质。还有特有的莴苣素和甘露醇等物质。

适宜类型：生菜是减肥佳品，特别适宜肥胖者，以及对自己身材不满意的年轻女性食用。

禁忌事项：不可与碱性药物同服。尿频、胃寒之人应慎食。

最佳拍档：蒜蓉生菜除了具有清炒生菜的功效，还有杀菌、消炎和降血糖的作用，还可以补脑。生菜含有丰富的维生素，具有防止牙龈出血以及维生素C缺乏等功效。大蒜有解毒、行滞、健胃的功效，对脘腹冷痛、痢疾、泄泻、肺痨、百日咳、感冒、疟疾等症有一定的食疗作用。

蚝油生菜，蚝油不是油质，而是在加工蚝豉（又名牡蛎）时，煮蚝豉剩下的汤，此汤经过滤浓缩后即为蚝油。它是一种含多种营养成分、味道鲜美的调味作料。因此，蚝油生菜除有降血脂、降血压、降血糖、促进智力发育以及抗衰老等功效外，还能利尿、促进血液循环、抗病毒、预防与治疗心脏病及肝病。

生菜与营养丰富的豆腐搭配食用，则是一种高蛋白、低脂肪、低胆固醇、多维生素的菜肴，具有清肝利胆，滋阴补肾，增白皮肤、减肥健美的作用。对目赤肿痛、肺热咳嗽、消渴、脾虚腹胀等也有一定的食疗作用；而菌菇含有丰富的易于人体吸收的蛋白质，并具有补脾益气、润燥化痰以及较强的滋补功效。与生菜搭配食用，对热咳、痰多、胸闷、吐泻等有一定的食疗作用。

搭配陷阱：生菜不宜与山药、甘遂一同食用。

专家提醒

因为生菜有时会用于生吃，可能有农药化肥的残留，所以生吃前一定要洗净；生菜对乙烯极为敏感，储藏时应远离苹果、梨和香蕉，以免诱发赤褐斑点；无论是炒还是煮生菜，时间都不要太长，这样可以保持生菜脆嫩的口感；可以在汤做好后，加入生菜，烫一下就可以，不失为上等的汤菜；生菜用手撕成片，吃起来会比刀切的脆；将生菜洗净，加入适量沙拉酱直接食用，常食可有利于女性保持苗条的身材。

· 旱芹 ·

旱芹是伞形科植物芹菜的一种，另一种为水芹，旱芹更适合入药。一年或二年生草本植物，有强烈香气。茎圆柱形，高达 0.7 ~ 1.0 米，上部分枝，有纵棱及节。根出叶丛生，单数羽状复叶。由于它们的根、茎、叶和籽都可以当药用，故有"厨房里的药物"之美称。

性味归经：性凉、味甘辛，入肺、胃、肝经。

养生功效：旱芹能清热除烦、平肝降压、镇静安神、利水消肿、凉血止血、养气补虚。主治高血压，头痛，头晕，暴热烦渴，黄疸，水肿，小便热涩不利，妇女月经不调，赤白带下，瘰疬，疔腮等病症。

营养组成：旱芹含有丰富的维生素 A、B 族维生素、维生素 C、维生素 D，钙等矿物质含量也多，蛋白质、甘露醇和食物纤维等成分也有较高含量。另含有芹菜素、挥发油、香柠檬内酯、绿原酸、咖啡酸、芸香甙、胡萝卜素、烟酸、多种氨基酸、糖类、蛋白质、磷、铁等成分。

适宜类型：芹菜素有降压作用，其作用主要是通过颈动脉体化学感受器的反射作用而引起。芹菜的生物碱提取物对动物有镇静作用。所以适宜高血压病、高脂血症、血管硬化、糖尿病、经常头痛头晕、面红目赤之人食用，小便不利、尿血、水肿、乳糜尿以及小便浑浊之人适宜食用；缺铁性贫血患者和妇女更年期综合征者也宜食。芹菜可以调节人体内水分的平衡，故适宜失眠者食用。适宜月经过多，功能性子宫出血者食用。适宜老年人长期食用，有良好的保健效果。

禁忌事项：芹菜一般人皆可食用，但是脾胃虚寒、肠滑不固、血压偏低、婚育期男士应少吃芹菜，因为长期食用芹菜，会减少精子的数量。

最佳拍档：芹菜含有丰富的维生素、铁及植物纤维素，有润肤、明目、养血的功效，植物纤维素能起到减肥的作用。核桃仁中含有胡萝卜素及维生素 C、维生素 E 等，常食核桃仁可使人强健，并有润肤、黑须发的功效。

芹菜与核桃仁搭配同食，能润肤美容、抗衰老、延年益寿，还可以作为高血压、便秘等患者的辅助食疗食物。

从食物的药性来看，芹菜性味微苦、凉，具有平肝清热、祛风、利湿、止血、解毒的功效。红枣性味甘温，具有补脾胃、生津液、调和药性的功效。

芹菜、红枣都含丰富的铁，二者搭配煮汤食用，有滋润皮肤、抗衰老、养血养精的作用。可作为高血压、肝炎、贫血、血小板减少性紫癜等病人的食疗保健食物。

搭配陷阱：芹菜容易破坏维生素，蚬、蛤、毛蚶、蟹等体内皆含有维生素 B1 分解酶，若与芹菜同吃，可将芹菜中的维生素 B1 全部破坏。此分解酶遇酸后会减弱分解能力，所以，在食用这些食品时适当加醋，可以保护维生素 B1 不被破坏。

芹菜不宜与甲鱼配膳同食。芹菜与甲鱼同食会引起中毒，可以用橄榄汁解毒。

专家提醒

芹菜叶中所含的胡萝卜素和维生素 C 比芹菜茎要多很多，因此吃芹菜时最好不要把嫩叶扔掉；芹菜的降压作用炒熟后并不明显，最好生吃或凉拌，连叶带茎一起嚼食，可以最大限度地保存营养，起到降压保健的作用；芹菜能增强女性的性机能，保持肌肤健美，常食可以促进荷尔蒙的分泌，改善生理不调和更年期障碍，更可保持肌肤弹力。

另外，据研究表明，芹菜是一种感光食物，人食用之后照射阳光或其他强烈光线，会使黑色素细胞活力增加，使得皮肤变黑或有斑点。因此想让皮肤变得白皙，应少吃感光食物，也可晚餐食用少许，食用后不宜在强光下活动，防止皮肤变黑。

· 油菜 ·

油菜指的是十字花科植物油菜的嫩茎叶，是十字花科白菜的一个变种。原产我国，四季均有生产。其茎鲜嫩，叶呈深绿色，帮与白菜相似，主要有芥菜型、白菜型、甘蓝型3种类型。油菜是中国主要的油料作物和蜜源作物之一。

性味归经：性温、味辛，入肝、肺、脾经。

养生功效：油菜能降低血脂、宽肠通便、强身健体。有活血化瘀、消肿解毒、促进血液循环的作用，治劳伤吐血，血痢，丹毒，热毒疮，乳痈，习惯性便秘，老年人缺钙等病症。油菜中的维生素和矿物质元素，对维持人体黏膜及上皮组织的生长有一定作用。油菜也是美容佳品，具有润便利肠、抵御皮肤过度角质化的功效。

营养组成：油菜中富含蛋白质、粗纤维、钙、铁、磷，还含有胡萝卜素、维生素 B1、维生素 B2、维生素 C、烟酸等多种维生素。所含的矿物质能够促进骨骼的发育，加速人体的新陈代谢和增强机体的造血功能，胡萝卜素、烟酸等营养成分，也是维持生命活动的重要物质。

适宜类型：适宜孕妇产后瘀血腹痛，乳痈之人食用；适宜痈疽、搭背、项疽、丹毒、无名中毒之人食用。适宜肿痛脓疮之人食用。腹诸疾及恶露不下者，蛔虫肠梗阻者都适宜食用。特别适宜患口腔溃疡、口角湿白、齿龈出血、牙齿松动、瘀血腹痛、癌症患者食用。

禁忌事项：妇女怀孕早期、小儿麻疹后期及狐臭等患者应少食。脚气、口臭诸症、产后瘀症、目疾等患者慎食。应忌吃过夜的熟油菜，以免造成亚硝酸盐沉积，引发癌症。近代也有学者认为糖尿病患者忌食油菜。

最佳拍档：香菇炒油菜，融合了

香菇的清香爽滑，油菜的嫩绿清脆，色香味俱全。二者还都是减肥降脂能手，共同入馔，功效加倍。

搭配陷阱：油菜与南瓜。二者搭配，会破坏食物中的营养成分。

专家提醒 ————————————

油菜在我国，多用其种子，即油菜籽榨油，俗称菜籽油、菜油，作为植物油食用。油菜的营养特点是含有丰富的维生素A、维生素C和钙、磷等。由于含维生素A含量较高，可维持一切黏膜及上皮组织的正常生长。所以，这对促进儿童成长发育，增强抵抗力，对皮肤过度角化而变得粗糙都有裨益，更由于多量的维生素A可促进眼视紫质的合成，而使人眼睛明亮，起到明目作用。

·苦瓜·

苦瓜为葫芦科攀缘草本植物苦瓜的果实，具有特殊的苦味，一般绿色和浓绿色的苦瓜苦味较浓，绿白色的次之。苦瓜是人们喜爱的一种蔬菜，一般认为原产于热带地区。在南亚、东南亚、中国和加勒比海群岛均有广泛的种植。

性味归经：性寒、味苦，归脾、胃、心、肝经。

养生功效：苦瓜具有消暑除烦、清热消暑、养血益气、补肾健脾、滋肝明目的功效，对治疗痢疾、疮肿、热病烦渴、痱子过多、结膜炎等病有一定的功效。苦瓜中的维生素C含量很高，具有预防坏血病、保护细胞膜、防止动脉粥样硬化、提高机体应激能力、保护心脏等作用。苦瓜中的有效成分可以抑制正常细胞的癌变和促进突变细胞的复原，具有一定的抗癌作用。苦瓜中的苦瓜素被誉为"脂肪杀手"，能使摄取的脂肪和多糖减少。苦瓜含有苦瓜皂苷（又称皂甙），具有降血糖、降血脂、抗肿瘤、预防骨质疏松、调节内分泌、抗氧化、抗菌以及提高人体免疫力等药用和保健功能。此外，苦瓜可加速伤口愈合，也可使皮肤细嫩柔滑。

营养组成：苦瓜果实含苦瓜甙，是谷甾醇、葡萄糖甙和豆甾二烯醇、葡萄糖甙的等分子混合物。尚含羟基色胺和多种氨基酸如谷氨酸、丙氨酸、苯丙氨酸、脯氨酸、氨基丁酸、瓜氨酸、半乳糖醛酸、果胶。又含类脂，其中脂肪酸为棕榈酸，硬脂酸，油酸，亚油酸，亚麻酸，桐酸。

适宜类型：一般人群均可以食用。适宜糖尿病、癌症、痱子患者食用。

禁忌事项：苦瓜性凉，脾胃虚寒者不宜食用。另外，据动物实验结果，妊娠大鼠灌服苦瓜浆汁引起子宫出血，并在数小时后死亡，因此孕妇不宜吃苦瓜。苦瓜有解热清肠胃作用，脾虚湿阳气滞、腹泻便溏、痞闷胀满、舌苔腻者不宜食用。食苦味食品不宜过量，过量易引起恶心、呕吐等。

最佳拍档：①苦瓜与猪肉。苦瓜中含有苦瓜素，不但能增加食欲、消炎退热、清心明目，还是一种有效的抗癌食物；但苦瓜单独吃口感并不好，若与猪肉一起炒着吃，不仅可口，而且清热祛暑、明目解毒的作用更强，因为猪肉中维生素 A 的含量丰富。

②苦瓜与茄子。苦瓜有解除疲劳、延缓衰老的作用；茄子具有祛痛活血、降压止咳的功效。同食，可预防高血压与高血脂，尤其适合心脑血管疾病患者食用。

③苦瓜与小米。苦瓜能解暑止渴，小米粥同样是解暑的良粥。同食，清热解暑作用更显著。

④苦瓜与番石榴。二者都是低糖食物，同食对控制血糖有好处。

⑤苦瓜与鸡蛋。苦瓜性味苦寒，且维生素 C 含量丰富，鸡蛋营养丰富，是优质的高蛋白食品，为人类经常食用的食品之一。二者同食，有利于人体骨骼、牙齿及血管健康。苦瓜与鸡蛋同炒，可减轻苦瓜的苦味。

搭配陷阱：苦瓜与豆腐。苦瓜的草酸较多，可与豆腐中的钙结合，形成草酸钙，同食既损失钙又容易患结石症。苦瓜与花生同食易腹泻。

专家提醒

苦瓜味苦，南方人多食为蔬。夏秋间都可吃到苦瓜，用作配菜佐膳，只觉可口，不觉其苦。广东人以苦瓜切片，晒干贮存，作药用，此即治暑天感冒之苦瓜干也。

·黄瓜·

黄瓜属葫芦科一年生草本植物。黄瓜栽培历史悠久，原产于喜马拉雅山南麓的热带雨林地区，最初为野生，瓜带黑刺，味道非常苦，不能食用，后经长期的栽培、改良，才成为现在脆甜可口的黄瓜。与其他蔬菜不同，我们一般食用的黄瓜都是未成熟的青绿色黄瓜。成熟的黄瓜皮呈黄色，口感较老，不适合食用。

性味归经：性凉、味甘，入肺、胃、大肠经。

养生功效：黄瓜具有清热利水、解毒消肿、生津止渴、除湿、利尿、降脂、镇痛、促消化之功效。还能抗肿瘤、抗衰老、防酒精中毒、降血糖、减肥强体、健脑安神。主治身热烦渴，咽喉肿痛，风热眼疾，湿热黄疸，小便不利等病症。尤其是黄瓜中所含的纤维素能促进肠内腐败食物排泄，所含的丙醇、乙醇和丙醇二酸还能抑制糖类物质转化为脂肪，对肥胖者和高血压、高血脂患者有利。

营养组成：黄瓜除含少量蛋白质和脂肪外，还含有碳水化合物、灰分、钙、磷、铁、胡萝卜素、硫胺素、核黄素、烟酸、抗坏血酸等。另含有葡萄糖、鼠李糖、半乳糖、甘露糖、木米糖、果糖、咖啡酸、绿原酸、多种游离氨基酸以及挥发油、葫芦素、黄瓜酶等。

适宜类型：一般人群皆可食用，适宜炎夏季节消暑食用，适宜热性病人，身热口干烦渴者食用；适宜肥胖之人食用；适宜高血压病，高脂血症，水肿之人食用；适宜癌症患者食用；适宜糖尿病人及嗜酒者食用。

禁忌事项：黄瓜可以生吃，但不宜过多生吃。脾胃虚弱、腹痛腹泻、肺寒咳嗽者都应少吃，因黄瓜性凉，胃寒患者食之易致腹痛泄泻。女子月经来潮期间忌食生冷黄瓜，寒性痛经者尤忌。此外，黄瓜不宜与花生同食。

最佳拍档：黄瓜与木耳。黄瓜果肉脆甜多汁，清香可口，它含有胶质、果酸和生物活性酶，可促进机体代谢，能治疗晒伤、雀斑和皮肤过敏。二者搭配还能清热利尿、预防便秘。

搭配陷阱：黄瓜与辣椒。黄瓜生吃，酶不失活性。辣椒含有丰富的维生素C，每100克辣椒中含185毫克左右。维生素C是一种活性很强的还原性物质，参与体内重要的生理过程，是机体新陈代谢不可缺少的物质。若二者同食，辣椒中的维生素C就容易被破坏，因而降低各自的营养价值。同时，黄瓜也不适合与芹菜、菜花、菠菜同食。芹菜中含有大量的维生素C，菜花中维生素C的含量也比较丰富，每100克菜花中约含88毫克维生素C，每100克菠菜中维生素C的含量是90毫克，若与黄瓜同食，它们中所含的维生素C就会被分解酶分解破坏，从而降低维生素C的利用率。

此外，白菜、油菜、小白菜、荠菜、芥菜、雪里蕻、茄子、青蒜、苋菜、山楂等也富含维生素C，故黄瓜不宜和这些食物配炒或同食。

专家提醒

黄瓜清脆爽口，是不少人开胃的首选。绝大部分人都选择生食黄瓜，蘸黄豆酱、拌沙拉。其实，黄瓜加热后食用更有利于健康。黄瓜含有丰富的营养，包括维生素C、胡萝卜素和钾，还含有能够抑制癌细胞繁殖的成分。因此，从营养学的角度，是十分适合大家长期食用的蔬菜之一。但黄瓜属凉性食物，成分中96%是水分，能祛除体内余热，具有祛热解毒的作用。传统中医认为，凉性食品不利于血液的流通，会阻碍新陈代谢，从而引发各种疾病。因此，即使是在炎热的夏季，大家也要把黄瓜加热后食用，这样不仅能保留其消肿功效，还能改变其凉性性质，避免给身体带来不利影响。

熟吃黄瓜最好的方法是直接将黄瓜煮食，虽然在口味上略逊于炒制的，但营养价值可以得到很好的保留，而且能缓解夏季水肿现象。吃煮黄瓜最合适的时间是在晚饭前，一定注意要在吃其他饭菜前食用。因为煮黄瓜具有很强的排毒作用，如果最先进入体内，就能把后来吸收的食物脂肪、盐分等一同排出体外。坚持这种方法，能起到降体重的作用。此外，用黄瓜煮汤也是不错的选择。

·莲藕·

莲的地下茎叫藕，睡莲科植物，水生类蔬菜。形状肥大有节，内有管状小孔，分为红花藕、白花藕、麻花藕。红花藕瘦长，外皮褐黄色、粗糙，水分少，不脆嫩；白花藕肥大，外表细嫩光滑，呈银白色，肉质脆嫩多汁，甜味浓郁；麻花藕粉红色，外表粗糙，含淀粉多。原产于印度，很早便传入我国，在南北朝时期，莲藕的种植就已相当普遍了。莲藕可生食也可做菜，而且药用价值相当高，它的根根叶叶，花须果实，无不为宝，都可滋补入药。

性味归经：鲜藕性寒、味甘，入心、脾、胃经；熟藕性温。

养生功效：莲藕具有滋阴养血的功效，可以补五脏、强壮筋骨，补血养血。生食能清热润燥、滚血行瘀、散瘀补血、生津养胃。主治热病烦渴、吐血、衄血、热淋。熟食可健脾开胃、止泻固精。主治肺热咳嗽、烦躁口渴、脾虚泄泻、食欲不振等。

营养组成：每 100 克莲藕含水分 77.9 克、蛋白质 1.0 克、脂肪 0.1 克、碳水化合物 19.8 克、热量 84 千卡、粗纤维 0.5 克、灰分 0.7 克、钙 19 毫克、磷 51 毫克、铁 0.5 毫克、胡萝卜素 0.02 毫克、硫胺素 0.11 毫克、核黄素 0.04 毫克、烟酸 0.4 毫克、抗坏血酸 25 毫克。

适宜类型：老幼妇孺、体弱多病者尤宜，特别适宜吐血者、高血压、肝病、食欲不振、缺铁性贫血、营养不良者多食用；鲜藕生食或打汁饮用，适宜高热病人烦热口渴之时食用；适宜吐血，口鼻出血，咯血，尿血，以及血友病患者打汁服用；适宜糖尿病患者，以及便秘之人食用；适宜脾胃气虚者食用。莲藕含有丰富的铁质，故对贫血之人颇宜。

禁忌事项：生藕性质偏凉，平素脾胃虚寒之人忌食生藕；女子月经来潮期间和素有寒性痛经者也忌食生藕；熟藕及藕粉也不适宜糖尿病患者食用。脾胃消化功能低下、大便溏泄者也不宜生吃；煮藕食用忌选铁锅铁器。

最佳拍档：莲藕与猪肉。莲藕有健脾开胃、生肌止泻的功效，配以滋阴润燥、补中益气的猪肉，荤素搭配，营养丰富，具有滋阴血、健脾胃的作用。

莲藕与鳝鱼。莲藕的黏液由黏蛋白组成，还含有卵磷脂、维生素C、维生素B12等，能降低胆固醇；鳝鱼的黏液也主要由黏蛋白组成，能促进蛋白质的吸收、利用与合成。同食滋养身体疗效显著。

莲藕与姜。莲藕有清热生津、凉血止血、补益脾胃、补虚止泻等功效，与有同样功效的姜搭配，有协同作用，对心烦口渴、呕吐不止有一定疗效。

莲藕与核桃仁。莲藕含有丰富的铁；核桃仁有补血作用。同食对贫血之人特别有好处。

搭配陷阱：莲藕与大蓟。因莲藕能活血化瘀，而大蓟有止血功能。二者作用相反，所以最好不要同食。

莲藕与菊花。同食很可能导致肠胃不适。

专家提醒

购买莲藕时，以藕身肥大，肉质脆嫩，水分多而甜，带有清香者为佳。同时，藕身应无伤、不烂、不变色、无锈斑、不干缩、不断节；藕身上附有一层薄泥保护。最好选择藕节短、

藕身粗的，从藕尖数起第二节藕最好。如果发黑，有异味，则不宜食用。

·荷叶·

荷叶为多年水生草本植物莲的叶片，叶多折成半圆形或扇形，展开后呈类圆形，直径20～50厘米，全缘或稍波状。上表面深绿色或黄绿色，较粗糙；下表面淡灰棕色，较光滑，有粗脉21～22条，处中心向四周射出，中心有突起的叶西峡钱基。质脆，易破碎。微有清香气，味微苦。在我国古代就已作为蔬菜食用。荷叶是"药食两用"的食物，"绿荷包饭"至今仍是广州和福州茶楼酒肆的传统美食。

性味归经：性凉、味苦辛微涩，归心、肝、脾经。

养生功效：荷叶清香升散，具有清热解暑、散淤止血、解胸闷、健脾升阳的功效；可以治疗妇科的赤白带，荷叶浸剂及煎剂能扩张血管、降血脂、减肥，用于治疗产后口干、心肺烦躁，用来洗澡，不仅可以防治痱子，而且具有润肤美容的作用。

营养组成：荷叶中的成分主要有

荷叶碱、柠檬酸、苹果酸、葡萄糖酸、草酸、琥珀酸及其他抗有丝分裂作用的碱性成分。药理研究发现，荷叶具有解热、抑菌、解痉作用。

适宜类型：炎夏天热中暑、眩晕、头昏头痛和暑湿泄泻者宜食。吐血、咯血、痰中带血、鼻出血、尿血、大便出血，妇女崩漏者宜食；肥胖症、高脂血症、动脉硬化、脂肪肝患者及产妇宜食用。

禁忌事项：胃寒疼痛或体虚气弱之人不宜食用。体瘦血虚者慎服。

最佳拍档：荷叶与山楂。二者熬成粥，具有降压减肥、消食健脾之功。适用于高血压、高血脂、肥胖症、食积停滞、肉食不消等。

荷叶与紫菜。二者煮汤，经常食用，具有明显的降脂减肥功效。适用于亚健康超重及血脂偏高者。

搭配陷阱：荷叶不宜与桐油、茯苓、白银同食。

专家提醒

中药研究结果表明，荷叶具有降血脂的作用。荷叶碱是荷叶中提取的生物碱，荷叶碱可扩张血管，清热解暑，有降血压的作用，还是减肥的良药。有资料报道，荷叶中的生物碱有降血脂作用，且临床上常用于肥胖症的治疗。荷叶减肥原理，即服用后在人体肠壁上形成一层脂肪隔离膜，能够有效阻止脂肪的吸收，从根本上减重，并更有效地控制反弹。

荷叶中富含的黄酮类物质，是大多数氧自由基的清除剂，可以提高 SOD（超氧化物歧化酶）的活力，减少 MDA（脂质过氧化物丙二醛）及 OX-LDL（氧化低密度脂蛋白）的生成，它可以增加冠脉流量，对实验性心肌梗死有对抗作用；对急性心肌缺血有保护作用；对治疗冠心病、高血压等有显著效果；对降低舒张压，防治心律失常、心血管病等也有重要作用，因此荷叶黄酮是一类极有价值和待开发的物质。它既可作为心血管疾病的原料药，又可广泛应用于功能食品、保健食品和饮料中。

·辣椒·

辣椒为辣椒属，一年或多年生草

本植物。果实通常呈圆锥形或长圆形，未成熟时呈绿色，成熟后变成鲜红色、黄色或紫色，以红色最为常见。原产墨西哥，明朝末年传入中国。既可以用来制作各种形式的调味料，又能烹制各种美味佳肴，让人胃口大开。特别是红辣椒，印度人称它为"红色牛排"。辣椒中维生素C的含量在蔬菜中居第一位。

性味归经：性热、味辛。

养生功效：辣椒用于脾胃虚寒，食欲不振，腹部有冷感，泻下稀水；寒湿瘀滞，少食苔腻，身体困倦，肢体酸痛；感冒风寒，恶寒无汗。辣椒素可刺激大脑释放内啡肽，缓解疼痛感，可加快新陈代谢，令人保持身材苗条；可降低胆固醇，降低低密度脂蛋白、甘油三酸酯含量，促进血液循环，预防心脏病和中风等病症；此外，辣椒内含有辣椒碱及粗纤维，能刺激唾液及胃液分泌，健脾养胃，促进食欲，祛除胃寒病；辣椒对预防感冒、动脉硬化、夜盲症和坏血病有显著作用。

营养组成：辣椒含蛋白质、维生素A、维生素B12、维生素C、钙、磷、胡萝卜素、铁、钴等营养成分。另外辣椒含特有的辣椒素。

适宜类型：老少皆宜，胃寒的人适量食用，可以祛除胃寒病；辣椒能刺激人体前列腺素E2的释放，有利于促进胃黏膜的再生，维持胃肠细胞功能，胃溃疡患者宜食；已患胆结石者多吃富含维生素C的青椒，对缓解病情有一定作用；常食辣椒可降低血脂，减少血栓形成，心血管系统疾病患者宜食；辣椒素能加速脂肪分解，丰富的膳食纤维也有一定的降血脂作用，肥胖者宜食。

禁忌事项：肺结核、支气管扩张、咽喉炎、甲状腺功能亢进、溃疡病、食管炎、红斑狼疮、牙痛、干燥综合征、高血压病、癌症、目赤肿痛、口疮、更年期综合征等病人以及表现出"阴虚火旺"病症者忌食。此外，辣椒容易诱发痔疮和疮疖等炎症，故患有痔疾和疖肿者不宜食用。

最佳拍档：辣椒与肉丝。能够通过发汗而降低体温，并缓解肌肉疼痛，因此具有较强的解热镇痛作用。

搭配陷阱：辣椒与胡萝卜相克。不宜同食，会降低营养价值。

辣椒与南瓜相克。不宜配食，会破坏维生素C。

专家提醒

当辣椒的辣味刺激舌头、嘴的神经末梢时，大脑会立即命令全身"戒备"：心跳加速、唾液或汗液分泌增加、肠胃加倍"工作"，同时释放出内啡肽。若再吃一口，大脑又会以为有痛苦袭来，释放出更多的内啡肽。持续不断释放出的内啡肽，会使人感到轻松兴奋，产生吃辣后的"快感"。吃辣椒上瘾的另一个因素是辣椒素的作用。当味觉感觉细胞接触到辣椒素后会更敏感，从而感觉食物的美味。

在人们吃辣椒时，只要不将口腔辣伤，味觉反而敏感了。此外，在食用辣椒时，口腔内的唾液、胃液分泌增多，胃肠蠕动加速。人在吃饭不香、饭量减少时，就会产生吃辣椒的念头。事实上，不管吃辣成瘾与否，适量吃辣椒对人体有一定的食疗作用。

·茄子·

茄子是茄科植物茄的果实，为一年生草本植物，原产于东南亚一带，西汉时传入中国，至今已有2000多年的栽培历史。茄子在中国各地均有种植，是人们喜爱的大众化食物，且能预防和治疗多种疾病，具有很高的药用价值。

性味归经：性寒，味甘，入脾、胃、大肠经。

养生功效：茄子具有清热止血，消肿止痛的功效，用于热毒痈疮、皮肤溃疡、口舌生疮、痔疮下血、便血、衄血等病症。茄子含黄酮类化合物，具有抗氧化功能，可防止细胞癌变，同时能降低血液中的胆固醇含量，预防动脉硬化，可调节血压，保护心脏。紫皮茄子对高血压、咯血、皮肤紫斑病患者益处巨大。

营养组成：茄子的营养价值也较丰富，含有蛋白质、脂肪、碳水化合物、维生素以及钙、磷、铁等营养成分。特别是维生素P的含量很高。茄子含有龙葵碱，能抑制消化系统肿瘤的增殖，对于防治胃癌有一定效果。

适宜类型：茄子适宜发热、便秘、高血压、动脉硬化、皮肤紫斑症等患者食用，另适宜易内出血的人如咯血、坏血病、眼底出血者食用。

禁忌事项：凡是虚寒腹泻、皮肤疮疡、目疾患者、孕妇忌食。不宜食用过老的茄子，其中含有对人有害的茄碱。

最佳拍档：茄子与黄豆搭配，能健脾养胃；茄子与苦瓜搭配，能促进营养吸收；茄子与猪肉搭配，能增强抗病毒能力；茄子与牛肉搭配，能增强免疫力，强身健体；茄子与狗肉搭配，能预防心血管疾病；茄子与鹌鹑搭配，能促进营养消化与吸收；茄子与兔肉搭配，能保护心血管；茄子与羊肉搭配，能预防心血管病；茄子与巴豆搭配，能预防心血管疾病。

搭配陷阱：茄子忌与螃蟹、黑鱼配膳同食：茄子味甘性寒、滑利，螃蟹、黑鱼味咸性寒。二者的食物药性同属寒性，若配膳同食，则会有损胃肠，甚至导致腹痛、腹泻。特别是脾胃虚弱者更应忌茄子与螃蟹、黑鱼配膳同食。

专家提醒

国外研究人员发现，茄子中含有一种名为"龙葵碱"的物质，具有一定的抗癌功效。临床专家指出，由于癌细胞的大量破坏，癌症患者常伴有发烧，特别是一些接受化疗的癌症患者，更易发烧，如常食茄子，确有退烧的效果。但民间及古代医家却多认为茄子为发物，故当谨慎食用。

· 番茄 ·

番茄为茄科植物番茄的果实，原产于南美洲的秘鲁、厄瓜多尔等地，至今在安第斯山脉还有原始野生种。后传至墨西哥，演化为栽培种，16世纪中叶，由西班牙、葡萄牙商人从中南美洲带到欧洲，再由欧洲传至世界各地。相传16世纪英国公爵旅游时将其带到亚洲传入中国。番茄肉厚汁多，营养丰富，酸甜可口。

性味归经：性寒，味甘。

养生功效：番茄具有止血、降压、利尿、健胃消食、生津止渴、清热解毒、凉血平肝的功效。每人每天食用 50～100 克鲜番茄，即可满足人体对几种维生素和矿物质的需要。

番茄中所含的"番茄素"，有抑制细菌的作用；所含的苹果酸、柠檬酸和糖类，有助消化的功能。番茄含有丰富的营养，又有多种功用，被称为神奇的菜中之果。番茄内的苹果酸和柠檬酸等有机酸，还有增加胃液酸度，帮助消化，调整胃肠功能的作用。番茄中含有果酸，能降低胆固醇的含量，对高脂血症患者很有益处。番茄中的类黄酮，既有降低毛细血管通透性和防止其破裂的作用，又有预防血管硬化的特殊功效，可以预防宫颈癌、膀胱癌和胰腺癌等疾病；另外，番茄还可以美容和治愈口疮（可含些番茄汁，使其接触疮面，每次数分钟，每日数次，效果显著）。

营养组成：番茄富含有机碱、番茄碱和维生素 A、维生素 B、维生素 C 及钙、镁、钾、钠、磷、铁等矿物质。

适宜类型：患有热性病发热、口渴、食欲不振、习惯性牙龈出血、贫血、头晕、心悸、高血压、急慢性肝炎、急慢性肾炎、夜盲症和近视眼者宜食。胆固醇代谢不良者经常食用也有好处。

禁忌事项：尿路结石、关节炎、儿童多动症者，以及女子有痛经史者在月经期间不宜食用。急性肠炎、菌痢及溃疡活动期病人不宜食用。

番茄性寒，胃寒的人忌食生冷番茄。番茄也不宜生食，因为未成熟的番茄中，碱性物质番茄碱含量较高，每 100 克中可高达 51 毫克，生食后会使人头昏、恶心、呕吐。

由于番茄里含有大量的胶质、果胶、胶酚等成分，这些成分易与酸性物质发生化学反应，并结成不易溶解的块状物质，这种物质会把胃的出口处堵住，胃内压力引起胃扩张，会出现腹痛等症状，俗称胃结石，患者痛苦异常。所以番茄不宜空腹食用。

因番茄红素遇光、热和氧气容易分解，失去保健作用。因此，烹调时应避免长时间高温加热。因含有毒的龙葵碱。食用未成熟的青色番茄，会感到苦涩，吃多了，严重的可导致中毒，出现头晕、恶心、周身不适、呕吐及全身疲乏等症状，严重者还会有生命危险。

最佳拍档：吃牛肉能提高机体抗病能力，还有暖胃的作用；番茄则是含番茄红素最多的食物，有防癌功效。二者搭配不仅可发挥自身优势，更能增强补血功效。牛肉含铁较丰富，遇到番茄后，可以使牛肉中的铁更好地被人体吸收，有效预防缺铁性贫血。在炖牛肉时，加上些番茄，能让牛肉更快变烂，更适合中老年朋友食用。

当与一些水果搭配食用时，还可能增强防癌效果，如番茄配芥蓝。

搭配陷阱：①西红柿与白酒。同食会感觉胸闷，气短。

②西红柿与地瓜。同食会得结石病、呕吐、腹痛、腹泻。

③西红柿与胡萝卜。西红柿中的维生素C会被胡萝卜中的分解酶破坏。

④西红柿与猪肝。猪肝会使西红柿中的维生素C氧化脱氧，失去原来的抗坏血酸功能。

⑤西红柿与咸鱼。同食易产生致癌物。

⑥西红柿与毛蟹。同食会引起腹泻。

据营养学家研究，一个人每天吃200～400克新鲜番茄，基本上可以满足人体所需的维生素A、维生素B1、维生素C、矿物质的营养。维生素C容易氧化，怕热，怕光又怕碱，在我们常吃的蔬菜中，一般均不耐煮，如煮3分钟，蔬菜中的维生素C会损失2%，再煮15分钟左右，维生素C就会损失30%。西红柿的最大特点是它含有柠檬酸、苹果酸，而维生素C又存在于酸性环境中，烹调时不易被破坏，其维生素C损失也较少，这是其他蔬菜所不及的。由于番茄中维生素C、维生素A的比例合适，故食之可增强小血管功能，预防血管老化。番茄中的维生素P（芦丁）的含量远高于其他水果和蔬菜，既有降低毛细血管通透性和防止其破裂的作用，又有预防血管硬化的特殊功效，且维生素P尚能增强维生素C的生理作用，并可促进维生素C在体内储存，以备长期利用。

据中医药理研究发现，西红柿还

具有清热解毒，凉血平肝，降低血压的作用。患有高血压、心脏病、肝炎病的人，若能坚持每天生食一两个西红柿，对身体健康是大有好处的。一般人如果经常吃些西红柿，对防治高血压病也很有益。

四　水产品类

·甲鱼·

甲鱼是常见的卵生两栖爬行动物。其头像龟，但背甲没有乌龟般的条纹，边缘呈柔软状裙边，壳要比乌龟的壳软。甲鱼味道鲜美，营养价值极高，它的肉具有鸡、鹿、牛、羊、猪5种肉的美味，故素有"美食五味肉"的美称。在它的身上，找不到丝毫的致癌因素。甲鱼也因此而身价大增。

性味归经：性寒，味甘。

养生功效：具有滋阴凉血、补益调中、补肾健骨、散结消痞等作用，可防治身虚体弱、肝脾肿大、肺结核等症。对高血压、冠心病具有一定的辅助疗效。此外，甲鱼肉及其提取物能提高人体的免疫功能，对预防和抑制胃癌、肝癌、急性淋巴性白血病和防治因放疗、化疗引起的贫血、虚弱、白细胞减少等症功效显著。

营养组成：甲鱼富含动物胶、角蛋白、铜、维生素D、氨基酸等营养素，能够增强身体的抗病能力及调节人体的内分泌功能，也是提高母乳质量、增强婴儿免疫力及智力的滋补佳品。

适宜类型：身体虚弱的人适合食用，每次30克。适宜肝肾阴虚，骨蒸劳热，营养不良之人食用；适宜肺结核及肺外结核低烧不退之人食用；适宜慢性肝炎，肝硬化腹水，肝脾肿大，糖尿病和肾炎水肿之人食用；适宜各种类型的癌症患者及放疗化疗后食用；适宜干燥综合征患者食用；适宜高血脂，动脉硬化，冠心病，高血压患者食用；适宜低蛋白血症患者食用；适宜脚气病患者食用。

禁忌事项：肝炎患者食用会加重肝脏负担，严重时值诱发肝昏迷，故应少食；患有肠胃炎、胃溃疡、胆囊炎等消化系统疾病者不宜食用；失眠、孕妇及产后泄泻者不宜食用；甲鱼不容易被消化吸收，一次不宜吃得太多。

忌食已死的甲鱼，以免发生中毒。

最佳拍档：鳖肉与鸡翅。对肺结核、贫血、体质虚弱等多种疾病患者有一定的辅助疗效。

搭配陷阱：鳖肉不宜与芥子同食。芥子气味辛热，功能在于温中利气，白芥子辛热更甚。鳖肉为寒性食物，其二者配膳食用，冷热相反，于人不利。"鳖肉不可合芥子食，生恶疮。"鳖肉做菜肴也不宜加入芥末作为调味品。

鳖肉不宜与寒性食物等同食。鳖肉与猪肉、兔肉、鸭肉皆属寒性食物，不宜配膳食用。《本草纲目》曾引述："鳖肉不可合兔、鸭肉食，损人。"特别是对于脾胃虚寒的人来说，更不宜之。

鳖肉不宜与苋菜共食。鳖肉性属冷寒；苋菜味甘，性冷利，令人冷中损腹。二者若同食，则不易消化，还可能会形成胃肠积滞。鳖瘕，就是现代医学中所说的肝脾肿大，可能由苋菜与鳖肉中的生化成分所产生的不良作用引起。所以，鳖肉与苋菜不宜配膳食用。

鳖肉不宜与鸭蛋共食。鳖肉为寒性食物，鸭蛋的食物药性亦属微寒，二者皆属寒性，不宜配膳食用。《金匮要略》中说："鸭卵不可合鳖肉食之。"

专家提醒

（1）死甲、变质的甲鱼不能吃；煎煮过的鳖甲没有药用价值；（2）生甲鱼血和胆汁配酒会使饮用者中毒或罹患严重贫血症。此外，吃鳖还应注意两点：一是选择鳖。应选择中等大小为好，滋味属上乘；二是食鳖择季节，冬季的鳖肥为最好，春秋季也可，质稍次，而夏季的鳖俗称"蚊子甲鱼"，一般不好吃，是经验之谈，值得参考。

·青鱼·

青鱼是一种大型鱼类，主要分布于我国长江以南的平原地区，长江以北较稀少；它是长江中、下游和沿江湖泊里的重要渔业资源和各湖泊、池塘中的主要养殖对象，为我国淡水养殖的"四大家鱼"之一。生长快，成活率高。体形较长，最长可达190厘米。

性味归经：性平，味甘。

养生功效：有益气化湿、和中、截疟、养肝明目、养胃、祛风、利水的功效；主治脚气湿痹、烦闷、疟疾、血淋等症。由于青鱼中含有丰富的硒、碘等微量元素，故有抗衰老、防癌的作用。

营养组成：青鱼肉细嫩鲜美，蛋白质含量超过鸡肉，是淡水鱼中的上品。青鱼中除含有19.5%蛋白质、5.2%脂肪外，还含有钙、磷、铁、维生素B1、维生素B2和微量元素锌。

适宜类型：青鱼适宜患有各类水肿、肝炎、肾炎、脚气、脚弱之人食用；适宜脾胃虚弱、气血不足、营养不良、高脂血症、高胆固醇血症、动脉硬化等病症者食用。

禁忌事项：青鱼甘平补虚，但是用青鱼做成的糟鱼醉鲞，患有癌症、红斑狼疮、淋巴结核、支气管哮喘、痈疖疔疮、皮肤湿疹、疥疮瘙痒等病症者忌食。

最佳拍档：①青鱼与茄子。有益气化湿、和中、截疟、养肝明目、养胃的功效，主治脚气湿痹、烦闷、疟疾、血淋等症。

②青鱼与银耳。银耳具有强精、补肾、润肠、益胃、补气、和血、强心、壮身、补脑、提神、美容、嫩肤、延年益寿之功效。它能提高肝脏解毒能力，保护肝脏功能，能增强机体抗肿瘤的免疫能力，也是一味滋补良药，特点是滋润而不腻滞，具有补脾开胃、益气清肠、安眠健胃、补脑、养阴清热、润燥之功效。

两者搭配，可养肝益肾、补脾开胃、补气化湿、安眠健胃、补脑明目、养阴清热，既可以保证食者正常营养，保健身体，又可对虚胖者及时调养。

搭配陷阱：青鱼忌与李子同食；不可与荆芥、白术、苍术同食。

专家提醒

收拾青鱼的窍门：右手握刀，左手按住鱼的头部，刀从尾部向头部用力刮去鳞片，然后用右手大拇指和食指将鱼鳃挖出，用剪刀从青鱼的口部至脐眼处剖开腹部，挖出内脏，用水冲洗干净，腹部的黑膜用刀刮一刮，再冲洗干净。

·鲍鱼·

鲍鱼，同鱼类毫无关系，倒跟田螺之类沾亲带故。鲍鱼生活在海中，是海产贝类，不是鱼类，属软体动物，有椭圆形贝壳。鲍鱼是名贵的海珍品之一，肉质细嫩，鲜而不腻；营养丰富，清而味浓，烧菜、调汤，妙味无穷。

养生功效：鲍鱼具有平肝潜阳，解热明目，止渴通淋的功效；主治肝热上逆，头晕目眩，骨蒸劳热，青盲内障，高血压，眼底出血等症。鲍鱼肉中含有鲍灵素Ⅰ和鲍灵素Ⅱ，有较强的抑制癌细胞的作用。此外，鲍鱼的贝壳是一味中药，叫石决明，有清热平肝、滋阴潜阳的作用，可用于治疗头晕眼花、高血压及发烧引起的手足痉挛、抽搐以及其他炎症等。

营养组成：鲍鱼中蛋白质含量极高，鲜品中含20％，干品含量高达40％，并富含8种人体所必需的氨基酸，还有较多的钙、铁、碘和维生素A等营养元素。此外，鲍鱼营养价值极高，富含丰富的球蛋白。

适宜类型：老少皆宜。

禁忌事项：鲍鱼是高蛋白海鲜食品，糖尿病及痛风病人忌食，只能少量喝汤。

最佳拍档：鲍鱼与竹笋。竹笋含有一种白色的含氮物质，构成竹笋独有的清香，具有开胃、促进消化、增强食欲的作用。

竹笋具有低糖、低脂的特点，富含植物纤维，可降低体内多余脂肪，用于治疗消化不良等病症。

竹笋中植物蛋白、维生素及微量元素的含量均很高，有助于增强机体的免疫功能，提高防病抗病能力。

鲍鱼营养价值极高，富含丰富的球蛋白，还有较多的钙、铁、碘和维生素A等营养元素。

鲍鱼肉中还含有一种被称为"鲍素"的成分，能够破坏癌细胞必需的代谢物质。

鲍鱼能养阴、平肝、固肾，可调整肾上腺分泌，是一种补而不燥的海产品。

两者搭配具有开胃、促进消化、增强食欲的作用。能滋阴益精，清热利尿。常食用有养阴、平肝、固肾、润燥利肠之效。

搭配陷阱：鲍鱼忌与鸡肉、野猪肉、牛肝同食。

━━━ 专家提醒 ━━━━━━━━━━

鲍鱼一定要烹透，不能吃半生不熟的鲍鱼，有些人每次吃过鲍鱼就胃痛，这是因为它的高蛋白质不易消化。食用的鲍鱼，忌过软或过硬，过软如同食豆腐，过硬如同嚼橡皮筋，都难以品尝到鲍鱼真正的鲜美味道。食之应软硬适度，咀嚼起来有弹牙之感，伴有鱼的鲜味，入口软嫩柔滑，香糯粘牙。

·扇贝·

扇贝是扇贝属的双壳类软体动物的代称，约有400余种。该科的60余种是世界各地重要的海洋渔业资源之一，壳、肉、珍珠层具有极高的利用价值。扇贝营养丰富，其味道、色泽、形态与海参、鲍鱼等不相上下。

性味归经：性凉，味甘。

养生功效：扇贝具有滋阴补肾、和胃调中、防癌抗癌的功效，能治疗头昏目眩、咽干口渴、虚痨咯血、脾胃虚弱等症，常食有助于软化血管、防治动脉硬化、降血压、降胆固醇、补益健身。

营养组成：扇贝丁富含丰富的蛋白质、碳水化合物、核黄素和钙、磷、铁等多种营养成分，蛋白质含量高达61.8%，为鸡肉、牛肉的3倍，比鲜对虾高2倍。矿物质的含量也远在鱼翅、燕窝之上。扇贝富含蛋白质、碳水化合物、维生素B2和钙、磷、铁等多种营养成分。

适宜类型：老少皆宜，每次50～100克。扇贝多用于煲粥、煲汤、清炖。适宜高胆固醇、高血脂体质的人，以及患有甲状腺肿大、支气管炎、胃病等疾病的人食用。

禁忌事项：儿童痛风病患者、有宿疾者应慎食。贝类性多寒凉，故脾胃虚寒者不宜多吃。因为扇贝富含蛋白质，过量食用会影响脾胃的消化功能，导致食积，还可能引发皮疹或旧症。扇贝含有谷氨酸钠，是味精的主要成分，可分解为谷氨酸和酪氨酸等，在肠道细菌的作用下，转化为有毒、有害物质，随血液流到脑部后，有可能导致大脑神经细胞异常代谢，所以不宜多食。

最佳拍档：鹅肝的滑嫩搭配扇贝的鲜香，有异曲同工之处，同食，有益于身体健康。

小麦仁搭配扇贝，两者碰撞的火花更是无与伦比，对人体有滋阴补肾的功效。

搭配陷阱：扇贝不要搭配玉米、糙米一类的粗粮，因为它富含的锌、钾等矿物质营养会被膳食纤维吸收排解掉，尤其是锌，膳食纤维能使锌的吸收量减少一半以上。

专家提醒

扇贝极富鲜味，烹制时千万不要再加味精，也不宜多放盐，以免鲜味反失，扇贝中的泥肠不宜食用。

新鲜贝肉色泽正常且有光泽，无异味，手摸有爽滑感，弹性好；不新鲜的贝肉色泽减退或无光泽，有酸味，手感发黏，弹性差。新鲜赤贝呈黄褐色或浅黄褐色，有光泽，弹性好；不新鲜赤贝呈灰黄色或浅绿色，无光泽，无弹性。不要食用未熟透的扇贝，以免传染上肝炎等疾病。

·螃蟹·

螃蟹是甲壳类动物，它们的身体被硬壳保护着。螃蟹靠鳃呼吸。在生物分类学上，螃蟹与虾、龙虾、寄居蟹算是同类的动物。绝大多数种类的螃蟹生活在海里或靠近海洋，也有一些螃蟹栖于淡水中或住在陆地。中国食蟹的历史十分悠久。

性味归经：性寒，味咸。

养生功效：蟹肉具有舒筋益气、理胃消食、通络、清热、滋阴之功，可治疗跌打损伤、筋伤骨折、过敏性皮炎。此外，蟹肉对于高血压、动脉硬化、脑血栓、高血脂及各种癌症有较好的疗效。

营养组成：螃蟹肉中富含维生素A及钙、磷、铁、维生素B1、维生素B2、维生素C、谷氨酸、甘氨酸、组氨酸、精氨酸、烟碱酸等。

适宜类型：蟹肉适宜跌打损伤、筋断骨碎、瘀血肿痛之人食用；适宜产妇胎盘残留或临产阵缩无力者食用，尤以蟹爪为好。

禁忌事项：蟹肉性寒，不宜多食，患伤风、发热、胃痛以及腹泻、慢性胃炎、胃及十二指肠溃疡、脾胃虚寒等病症者不宜食用；月经过多、痛经、怀孕妇女忌食螃蟹，尤忌食蟹爪。此外，螃蟹不能与冷饮、梨、柿、花生仁、泥鳅、香瓜、茶水同食。尤其需要注意的是，忌食死螃蟹，可能会中毒。

最佳拍档：螃蟹是大寒食物，胃肠虚寒的人吃后会腹痛腹泻。如果能配着喝点酒，则可以减轻或消除吃螃蟹后的不适感觉。但在酒的选择上也是很有讲究的，黄酒配着螃蟹吃最好。

搭配陷阱：螃蟹不宜与泥鳅同食。据《本草纲目》记载："泥鳅甘平无毒，能暖中益气，治消渴饮水，阳事不起。"泥鳅为温补，而螃蟹为冷利，其功能正好相反，所以螃蟹与泥鳅不宜同食。

螃蟹不宜与花生仁配膳食用。螃蟹性为冷利，花生仁味甘性平，且脂肪含量高达45%，属油腻之物。油腻之物遇到冷利之物极易导致腹泻。因此，螃蟹与花生仁不宜配膳进食，特别是对胃肠虚寒的人来说，更不宜二者同食。

螃蟹不宜与冰制品同食。螃蟹性为冷利，而冰制品为寒冷之物，能使人的胃肠温度降低，减弱人的消化功能，若食用螃蟹后饮冰水或食用冰制品，可能导致消化不良或腹泻。

螃蟹不宜与梨同食。梨味甘微酸性寒，螃蟹性为冷利。《饮膳正要》中说"柿梨不可与蟹同食"，因二者皆为寒凉、冷利之物，若同食必伤人肠胃而导致腹痛腹泻。

螃蟹不宜与柿子、南瓜同食。螃蟹含有大量的蛋白质，柿子含有鞣酸。如果二者同时食用，螃蟹中的蛋白质与柿子中的鞣酸相遇，就会形成凝固块，难以消化吸收，容易引起呕吐、腹痛、腹泻等症状。所以，吃螃蟹后不宜马上吃柿子。

蟹肉若与南瓜同食，则容易引起中毒。可以用地浆水解毒。

专家提醒

在煮食螃蟹时，宜加入一些紫苏叶、鲜生姜，以解蟹毒，减其寒性。

·蚌·

蚌肉质脆嫩，色白透明。

性味归经：性寒，味甘、咸。

养生功效：蚌肉具有滋阴、养肝、止渴、解毒、明目、清热、美容、治眩晕之功效。珍珠中含有大量的氨基酸，能增大心脏的搏动幅度，使肠道的紧张性降低。珍珠中的硫酸水解物有抗组织胺的作用，可防止组织胺引起的动物性休克死亡。此外，珍珠粉可去翳、明目、定惊痫、化痰、解毒。

营养组成：蚌肉富含蛋白质、脂肪、糖类、钙、磷、铁、维生素 A、维生素 B1、维生素 B2，同时含有碳酸钙、亮氨酸、蛋氨酸、丙氨酸、谷氨酸、天门冬氨酸等。

适宜类型：阴虚内热、高血压病、高脂血症、妇女虚劳、血崩、带下、痔疮、甲状腺功能亢进、红斑狼疮、胆囊炎、胆石症、泌尿系结石、尿路感染、癌症、糖尿病、小儿水痘等病症患者适宜食用；宜在炎夏季节烦热口渴时食用。蚌肉是天然的美容产品，多食有助于保持皮肤的弹性和光泽；

蚌汁可用于涂痔肿；珍珠母（蚌壳内珠光层的疙瘩）适用于眩晕患者。

禁忌事项：蚌肉性寒，患脾胃虚寒、腹泻便溏等病症者不宜食用。

最佳拍档：蚌肉与豆腐：二者搭配，美容养颜，对女性皮肤有益。

蚌肉与苦瓜：既减肥又控制血糖。

专家提醒 ────────

蚌的吃法以煲类居多，据说和螺蛳一样，也是在清明前吃最佳——清明前水中的蚂蟥、微生物尚未频繁活动，那个时候的蚌最干净，且肉质肥厚，所谓"春天喝碗蚌汤，不生痱子不长疮"，老辈人是很相信这些俗语的。

·蛤蜊·

蛤蜊是海中蛤类食物的统称，有文蛤、海蛤、青蛤、沙蛤、沙蜊、吹潮等不同种类。在中国沿海各地均有，其肉可食，味鲜美，营养丰富。

性味归经：性寒，味咸。

养生功效：蛤蜊具有滋阴润燥、利尿化痰、软坚散结的功效，用于瘿瘤、痔疮、水肿、痰积等病症。

营养组成：蛤蜊富含蛋白质、脂肪、碳水化合物以及碘、钙、磷、铁等多种矿物质和多种维生素，而蛤壳中则含碳酸钙、磷酸钙、碘、溴盐等。

适宜类型：体质虚弱、营养不良、阴虚盗汗、肺结核咳嗽咯血、高脂血症、冠心病、动脉硬化、黄疸、瘿瘤瘰疬、淋巴结肿大、甲状腺肿大、痔疮、糖尿病、红斑狼疮、干燥综合征、尿路感染等病症患者以及醉酒之人适宜食用。

禁忌事项：蛤蜊性寒，受凉感冒、体质阳虚、脾胃虚寒、腹泻便溏、寒性胃痛腹痛等病症患者，以及女子月经来潮期间及妇人产后不宜食用。有宿疾者应慎食。

最佳拍档：①蛤蜊与枸杞。蛤蜊具有高蛋白、高微量元素、高铁、高钙、少脂肪的营养特点，所以很多养生菜里加入蛤蜊，来提升菜品的营养价值，蛤蜊海鲜粥搭配枸杞，具有很高的营养价值。

②蛤蜊与豆腐。蛤蜊滋阴润燥，豆腐清热解毒，同食可以有效治疗气血不足之症，还可改善皮肤粗糙现象。

搭配陷阱：①蛤蜊忌与田螺、橙子、芹菜同食，以免引起不适。

②生鱼、蛤蜊肉中含有破坏维生素 B1 的硫胺酶，这是一种维生素 B1 分解酶，长期吃生鱼和蛤蜊，会造成维生素 B1 缺乏，所以，服用维生素 B1 时，应禁食这些食物，否则会降低药效。

③蛤蜊与田螺。二者都属寒性食物，同食，易造成对肠胃的刺激，导致腹胀、腹痛及腹泻。

专家提醒

现代医学认为，蛤蜊肉炖熟食用，一日三次可治糖尿病；蛤蜊肉和韭菜经常食用，可治疗阴虚所致的口渴、干咳、心烦、手足心热等症。常食蛤蜊对甲状腺肿大、黄疸、小便不畅、腹胀等症也有疗效。

五　瓜果类

· 荔枝 ·

荔枝属亚热带精品名优水果，被誉为"岭南果王"，驰名中外。荔枝的果实为圆形或心形，外皮有鳞状突起物，呈鲜红、紫红、青绿或清白色，果肉为半透明状的凝脂物，柔软多汁。

性味归经：性热，味甘。

营养组成：荔枝营养丰富，果肉中含葡萄糖、果糖、蔗糖、苹果酸及蛋白质、脂肪、维生素A、B族维生素、维生素C、磷、铁及柠檬酸等成分。

养生功效：荔枝具有补脾益肝、理气补血、温中止痛、补心安神的功效；核具有理气、散结、止痛的功效；可止呃逆，止腹泻，是顽固性呃逆及五更泻者的食疗佳品，同时有补脑健身，开胃益脾，促进食欲之功效；荔枝富含铁元素及维生素C，铁元素能提高血红蛋白的含量，使人面色红润，维生素C能使皮肤细腻富有弹性。

适宜类型：荔枝适合产妇、老人、体质虚弱者、病后津液不足者食用；贫血、脾虚腹泻、老年人五更泄、胃寒疼痛者和口臭者也很适合。

禁忌事项：荔枝不可多食，多食发热；荔枝性热，出血病患者、妇女妊娠以及小儿均不可食。凡属阴虚火旺体质者不可食；糖尿病患者慎用荔枝。驾车者慎食荔枝，容易发生荔枝急性中毒；老年人多食荔枝能引起便秘。长青春痘、生疮、伤风感冒或有急性炎症时，也不适宜吃荔枝，否则会加重病情。

最佳拍档：在吃荔枝前后喝些盐水或凉茶、绿豆汤、冬瓜水、生地汤等，可以预防"上火"。

搭配陷阱：荔枝与山竹。荔枝和山竹的维生素含量都太高，且荔枝本性热，吃多了容易上火，而山竹本性凉，由于其含糖量和含钾量都很高，两者搭配，容易损害身体，有糖尿病、肾病和心脏病等特殊疾病的患者更应该谨慎食用。

专家提醒

未经保存处理的荔枝有"一日色变，二日香变，三日味变，四日色香味尽去"的特点。为了保存荔枝的色香味，可以把荔枝喷上点水装在塑料保鲜袋中放入冰箱，利用低温高湿保存。将袋中的空气尽量挤出可以降低氧气比例以减慢氧化速度，提高保鲜效果。但是，当荔枝被放置于零度以下环境时，表皮容易变黑，果肉也会变味。

·葡萄·

我国葡萄主要产区有新疆吐鲁番、和田，山东烟台，河北张家口、宣化、昌黎，辽宁沈阳、鞍山、辽阳、营口、大连，以及河南民权、开封等。中国东北长白山原始森林盛产野生葡萄，面积达几百平方千米。吉林省通化葡萄酒就是采用长白山野生葡萄酿造出来的纯天然葡萄酒。葡萄在长江以北流域至黑龙江均有栽培。品种繁多，功效各异。葡萄皮薄而多汁，酸甜味美，营养丰富，有"晶明珠"之美称。葡萄原产于西亚，据说是汉朝张骞出使西域时经丝绸之路带入中国的，在中国种植的历史已有两千年之久。

性味归经：性平、味甘酸，入肺、脾、肾经。

养生功效：葡萄有补气血、益肝肾、生津液、强筋骨、止咳除烦、补益气血、通利小便的功效。主治气血虚弱、肺虚咳嗽、心悸盗汗、风湿痹痛、淋症、浮肿等症，也可用于脾虚气弱、

气短乏力、水肿、小便不利等病症的辅助治疗。葡萄中含有较多的酒石酸，有助于消化。葡萄中所含有天然聚合苯酚，能与细菌及病毒中的蛋白质化合，使之失去传染疾病的能力，对于脊髓灰白质病毒及其他一些病毒有良好的杀灭作用。葡萄中所含白藜芦醇有保护心血管系统的功效。葡萄中钙含量很高，有益于更年期妇女维持体内雌激素水平，预防骨质疏松症。

营养组成：葡萄含有蛋白质、脂肪、碳水化合物、葡萄糖、果糖、蔗糖及铁、钙、磷、钾、硼、胡萝卜素、维生素 B1、维生素 B2、烟酸、维生素 C、酒石酸、草酸、柠檬酸、苹果酸等营养成分。

适宜类型：患有冠心病、脂肪肝、癌症、肾炎、高血压、水肿患者宜食；神经衰弱、过度疲劳、体倦乏力、形体羸瘦、未老先衰者宜食；肺虚咳嗽、盗汗者宜食；风湿性关节炎、四肢筋骨疼痛者宜食；尤其适宜儿童孕妇和贫血患者食用，葡萄干含糖量与含铁量较鲜葡萄多。

禁忌事项：阴虚内热、津液不足

者忌食。糖尿病患者及便秘者应该少吃。肥胖症患者也不宜多食。忌与海鲜、鱼、萝卜、四环素同食。

最佳拍档：葡萄与枸杞同食，能增加枸杞的药效；葡萄与糯米同食，更适宜贫血疲劳者。

搭配陷阱：葡萄与人参同食容易使人腹泻；葡萄与水产同食，鞣酸形成钙难于吸收的物质，影响健康；葡萄与补钙剂同食，会导致螺内酯、氨苯喋啶等产生腹泻、腹胀、心律失常。

专家提醒

葡萄汁是肾炎病人喜好的食品，可以降低血液中的蛋白质和氯化钠的含量。葡萄汁对体弱的病人、血管硬化和肾炎病人的康复有辅助疗效。

·石榴·

石榴原产于西域，汉代时传入中国，其色彩鲜艳、子多饱满，具有象征多子多福、子孙满堂的含义，常被用作喜庆水果。成熟的石榴皮色鲜红或粉红，常会裂开，露出晶莹如宝石般的籽粒，酸甜多汁，虽吃着麻烦，

却令人回味无穷。相传古代宫女常以石榴汁液作涂抹脂粉之用。

性味归经：性温，味甘或酸。

养生功效：石榴可达到健胃提神、增强食欲、益寿延年之功效，对饮酒过量者，解酒有奇效。石榴有收敛、抑菌、抗病毒的作用，对痢疾杆菌有抑制、杀灭作用，对体内寄生虫有麻痹作用；石榴中所含有的维生素C和胡萝卜素都是强抗氧化剂，可防止细胞癌变，能预防动脉粥样硬化；石榴叶子可制作石榴茶，能润燥解渴，若用以洗眼，还可明目，消除眼疾。石榴汁中含有多种氨基酸和微量元素，有助消化、抗胃溃疡、软化血管、降血脂和血糖、降低胆固醇等多种功能。

营养组成：石榴的营养特别丰富，含有多种人体所需的营养成分，果实中含有维生素C及B族维生素，有机酸、糖类、蛋白质、脂肪，以及钙、磷、钾等矿物质，其中维生素C的含量比苹果高1～2倍，而脂肪、蛋白质的含量较少，果实以鲜吃为主。

适宜类型：石榴适宜口干舌燥者、腹泻者、扁桃体发炎者；有帮助消化

的作用，尤其适宜老人和儿童食用。

禁忌事项：石榴中糖分含量较多，多食会损伤牙齿，其汁液的色素能染黑牙齿，还会助火生痰损肺气。因此不能多食，龋齿疼痛者更要忌食。大便秘结、糖尿病患者、急性盆腔炎、尿道炎，以及感冒者忌食石榴；肺气虚弱者及肺病患者，如肺痿、矽肺、支气管哮喘、肺脓肿等患者不宜多食。

搭配陷阱：石榴不宜与土豆同食，两者同食容易导致中毒，可用韭菜水解毒。

石榴、葡萄不宜与海味食品同食。石榴、葡萄等水果中含有较多的草酸，这些草酸会分解、破坏蛋白质，使蛋白质发生沉淀，凝固成不易消化的物质。而海味食品含有丰富的蛋白质和钙，钙会与草酸结合成一种不溶性的复合物，这种复合物不仅会刺激胃肠黏膜，损害黏膜上皮细胞，影响人体的消化吸收功能，还可能沉积在泌尿道，形成草酸钙结石。

专家提醒

孕妇多喝石榴汁可以降低胎儿大脑发育受损的概率。并可以有效地改进食欲不振的症状，减轻孕妇的呕吐疼痛，增加营养吸收。因此孕妇吃石榴不仅是可以的，而且对自身及胎儿都有好处。

· 无花果 ·

无花果是一种稀有水果，无花果夏季开花，秋季结果，果实呈扁圆形或卵形，成熟时顶端开裂，肉质软烂，味甘甜如香蕉。原产于阿拉伯南部，后传入叙利亚、土耳其等地，国内江苏、四川等地有种植，但在新疆阿图什地区栽培品质最优。无花果是无公害绿色食品，被誉为"21世纪人类健康的守护神"。

性味归经：性寒，味甘。

养生功效：无花果有补脾益胃，润肺利咽，润肠通便，抗炎消肿的功效。

营养组成：无花果果实中含葡萄糖、果糖、蔗糖、蛋白质、柠檬酸、琥珀酸、丙二酸、草酸、苹果酸、植物生长激素、淀粉化糖酶、脂肪酶、蛋白酶、胶质、甾类、维生素C、钙、磷等成分。无花果果实中含有的果糖和葡萄糖，极易为人体吸收利用。无花果中还含有枸橼酸、醋酸等有机酸。

适宜类型： 用于脾胃虚弱，消化不良，或产后缺乳，肺经燥热，咽喉疼痛或咳嗽或肠燥便秘，痔疮出血，脱肛以及癌症、高血压、高脂血症、冠心病、动脉硬化者食用。

禁忌事项： 无花果性寒，脾胃虚寒、腹痛便溏者不可食。糖尿病患者亦忌之。

最佳拍档： 无花果性味甘平，含有多种糖类、有机酸、酶、维生素 C 等，具有健胃清肠、消肿解毒、助消化的功效。猪大肠具有润肠治燥、调血痢脏毒的功效，适合于治疗大肠出血、内痔便血及肛裂便血等症。无花果与猪大肠搭配，更适合于治疗痔疮、便血等病症。无花果炖猪蹄，适合于产后缺乳者食用。常食可以润肤、美容。

专家提醒

口服无花果液，能提高细胞的活力，提高人体免疫功能，具有抗衰防老、减轻肿瘤患者化疗毒副作用的功效，可以杀死癌细胞，预防多种癌症的发生，延缓移植性腺癌、淋巴肉瘤的发展，促使其退化，对正常细胞不会产生毒害。

·杏·

杏成熟后为黄色或橘红色，味酸甜或纯甜，又名甜梅，原产于中国，长江以北栽培较多。南太平洋上的岛国斐济盛产杏，人们都喜欢吃，该国是世界上独一无二的"无癌之国"，未曾出现死于癌症者，而且居民的寿命都很长，素有"长寿国"之称。据科学家分析，斐济人经常吃杏，可能是他们无癌长寿的主要原因之一。

性味归经： 性平，味甘，入肝、心、胃。

养生功效： 杏有生津止渴、润肺化痰、清热解毒的功效，主要用于治疗热伤津、口渴咽干、肺燥喘咳等病症。鲜食杏肉可促进胃肠蠕动，开胃生津。杏仁是一味常用于止咳平喘的中药。苦杏仁经酶水解后产生氢氰酸，对呼吸中枢有镇静作用,可止咳喘,但具有毒性,需注意用法及用量,不能当食品用。

营养组成: 杏含有丰富的糖类、蛋白质,其含量与鲜枣相同。还含有钙、磷,其含量均超过梨。还含有胡萝卜素和维生素B、维生素C和维生素P等。杏与别的水果相比,它的维生素A含量特别高,在果品中仅次于芒果。

适宜类型: 适宜受风、肺结核、痰咳、水肿等患者,经常食用大有裨益。未熟果实中含类黄酮较多,类黄酮有预防心脏病和减少心肌梗死的作用。用未熟果实加工成杏脯、杏干对心脏病患者有一定好处。杏仁油有降低胆固醇的作用,适宜患心血管疾病病人食用。

禁忌事项: 杏虽好吃,但不可食用过多。苦仁有毒,需要用凉水浸泡后才能食用,过多食用就有中毒的危险。因为所含物质苦杏仁甙可被酶水解产生氢氰酸和苯甲酸,而过多的氢氰酸与组织细胞含铁呼吸酶结合,可阻止呼吸酶递送氧,从而使组织细胞窒息,严重者会抑制延髓中枢,导致呼吸麻痹,甚至死亡。生杏多食易伤筋骨,动宿痰,生痰热;小儿多食易生膈热疮痈。

搭配陷阱: 杏与猪肉同食容易产生腹痛。

杏与小米同食对人体有害,不宜长期搭配食用。

专家提醒

民间用杏仁、绿豆、粳米磨成浆,加白糖煮熟饮用,为夏天清热润肺的清凉饮料,名曰"杏仁茶"。

·大枣·

枣是我国的特产,原产于黄河中游,历史悠久,距现在已有4000多年了,河南新郑新石器时代遗址就发掘出了枣的遗物。远在周朝的时候,枣和稻已经是当时的主要农作物,且定时收获枣。现在除东北严寒地区和青藏高原外,已分布全国各地。

由于成熟的鲜枣极易腐烂,在室温下保存时间很短,加之运输、保鲜等问题的局限,一般大众很少能吃到成熟的新鲜枣果。市场上所见到的,通常是被称为中国枣的干燥枣果，部分新鲜枣则是没有熟透的青枣。

大枣是一种药食兼用之品，营养价值很高，目前有300多个品种，有红枣、南枣、圆枣、金丝枣、布袋枣、扁枣、相枣、脆枣、大糖枣、无核枣等。婴幼儿吃枣泥，老弱者吃大枣，比吃其他果品好。

性味归经：性温，味甘。

养生功效：大枣具有益气补血、健脾和胃、祛风之功效，对治疗过敏性紫癜、贫血、高血压、急慢性肝炎和肝硬化患者的血清转氨酶增高以及预防输血反应等均有理想的效果；大枣含有三萜类化合物及环磷酸腺苷，有较强的抑癌、抗过敏作用；大枣中含有抗疲劳作用的物质，能增强人的耐力；大枣还具有减轻毒性物质对肝脏损害的功能；大枣中的黄酮类化合物，有镇静降血压的作用。

营养组成：大枣富含多种氨基酸、糖类、有机酸、黏液质和维生素A、维生素B2。特别是维生素C的含量比柑橘高7～10倍，比梨高140倍，冠于百果之首，故大枣有"天然维生素丸"之称。此外，含有钙、磷、铁等。

适宜类型：大枣老少皆宜，尤其是中老年人、青少年、女性的理想天然保健食品，也是病后调养的佳品。尤其适宜肿瘤患者放疗、化疗而致骨髓抑制不良反应者食用。

禁忌事项：湿热内盛者、小儿疳积和寄生虫病儿、齿病疼痛、痰湿偏盛之人及腹部胀满者、舌苔厚腻者、糖尿病患者不可多食。鲜枣不宜多吃，否则会生痰、助热、损齿。

最佳拍档：大枣与核桃搭配营养全面，养颜美容；大枣与枸杞搭配是补血佳品；大枣与芹菜搭配煎服可降低胆固醇。

搭配陷阱：大枣与海蜇药性相悖，同食有害；大枣与鲇鱼同食容易中毒；大枣与甲鱼同食对身体有害；大枣与葱同食对身体有害。

(专家提醒)─────────

反胃呕吐：干品枣叶50克，藿香25克，丁香10克。研成细末，取10克，加1片生姜，加水适量，置于火上，煎成浓汤，服用。

荨麻疹：大枣根、樟树皮各适量。加水适量，置于火上，煎成浓汤水，清洗患处。每日清洗2次。

羊胡疮：大枣适量，烧存性，研成细末，用香油调匀，外用敷于患处。

产后补养：大枣30克，鸡蛋1个，生姜4片，红糖30克。加水适量，煎浓汤，食之。每日服用1次，连续服用15～30日。

关节酸痛：大枣根50克，五加皮25克。加水适量，置于火上，煎成浓汤，服用。

胃痛：鲜品大枣根100克，猪舌1个。分别放入水中清洗干净，加水适量，置于火上，以文火炖至肉熟，食之。

视力减弱：南枣、乌枣各10枚，或单用南枣20枚，加入猪肉或羊肉适量，置于火上，以文火炖至肉烂，连续服用7日以上，有较好的疗效。

·西瓜·

西瓜原产于非洲，是夏季最主要的瓜果之一，性寒，味甘甜，是瓜果中汁液最多者。西瓜甘甜爽口，既能祛暑热解烦渴，又有很好的利尿作用，是夏季消暑佳果。我国民间谚语说："夏日吃西瓜，药物不用抓"，说明暑夏最适宜吃西瓜，不但可解暑热、发汗多，还可以补充水分，因此西瓜号称"夏季瓜果之王"。在新疆哈密，因为日夜温差大，白天热，夜寒冷，故说："朝穿皮袄午穿纱，怀抱火炉吃西瓜。"

性味归经：性凉，味甘。

营养组成：西瓜含人体所需的各种营养，含糖、蛋白质、维生素、维生素B1、维生素B2、维生素C，以及矿物元素钙、铁、磷和有机酸等。

养生功效：西瓜具有清热解暑、除烦止渴、降压美容、利水消肿等功效。还能消除肾病炎症，使大便通畅，对治疗黄疸有一定作用。西瓜富含多种维生素，具有平衡血压、调节心脏功能、预防癌症的作用，可以促进新陈代谢，有软化及扩张血管的功能。常吃西瓜还可使头发秀美稠密。西瓜肉、子、皮均可药用。中药称西瓜皮为"西瓜翠衣"，既是清热解暑、生津止渴的良药，又可治闪腰岔气和口唇生疮。

用西瓜皮加工可制成有名的中成药"西瓜白霜"和"西瓜黑霜"。西瓜白霜是治咽喉肿瘤的良药；西瓜黑霜可用于治疗慢性肾炎浮肿和肝硬化腹水。西瓜子有润肠、清肺、助消化、降压等功效。

适宜类型：慢性肾炎、高血压患者在夏季宜多吃西瓜。黄疸性肝炎、胆囊炎、膀胱炎以及水肿患者宜食；发热烦渴或急性病高热不退、口干多汗、口疮等症患者宜食。

禁忌事项：西瓜属寒性果品，吃多了容易伤脾胃，引起腹痛或腹泻。因此，脾胃虚寒、寒积腹痛、小便频数、小便量多以及平常有慢性肠炎、胃炎、胃及十二指肠溃疡等属于虚冷体质的人均不宜多吃；吃西瓜致使口腔溃疡患处复原所需要的水分被过多排出，从而加重阴虚和内热，导致患者愈合时间延长，因此，口腔溃疡患者忌食；糖尿病患者忌食，因西瓜中含有多量的果糖、葡萄糖、蔗糖，多吃西瓜会使血糖升高，加重病情；病后、产后以及妇女行经期间忌食。立秋之后忌食；肾功能出现问题的病人如果吃了太多的西瓜，会因摄入过多的水分不能及时排出造成水分在体内储存过量，导致血容量增多，容易诱发急性心力衰竭；炎夏之际，冰西瓜也不宜多食。

最佳拍档：西瓜与薄荷搭配清热除烦强，改善不良情绪；西瓜与绿茶搭配具有醒脑、提神、镇静的功效；西瓜与紫苏同食能增加疗效；西瓜与苍耳同食能治疗暑热烦渴、热盛伤津、小便不利、喉痹、口疮；西瓜与藜芦同食能治疗暑热烦渴、热盛伤津、小便不利、喉痹、口疮。

搭配陷阱：西瓜与羊肉不宜同食。羊肉顺气、西瓜补气相反，同食易导致腹胀腹痛腹泻，伤元气。

专家提醒

挑选西瓜的基本方法有：看、摸、敲、掬、弹。看，就是看西瓜的外壳，熟瓜表面光滑，瓜纹黑绿，瓜体匀称，花蒂小而向内凹，瓜柄呈绿色、没有拧过干枯的现象。摸，就是用手摸瓜皮，感觉滑而硬的为好瓜。敲，就是用手托住西瓜轻轻拍敲或用食指和中指弹敲，熟瓜会发出"嘭嘭嘭"的闷声，生瓜会发出"当当当"的清脆声，若发出"噗噗"声，为过熟的瓜。掬，就是用双手掬起瓜放在耳边轻轻挤压，熟瓜会发出"哧哧"声。弹，就是托起西瓜，用手指弹，托瓜的手感到颤动震手的是熟瓜，没有震荡的是生瓜。另外，熟瓜还可以浮在水面上，生瓜则沉在水里。

· 金橘 ·

金橘为芸香科植物金橘或金弹的成熟果实。橘子常与柑子一起被统称为柑橘，颜色鲜艳，皮薄肉嫩，汁多香甜，洗净后可连皮带肉一起吃下，是人们生活中最常见的水果之一。

养生功效：金橘作为食疗保健品，金橘蜜饯可以开胃，饮金橘汁能生津止渴，加萝卜汁、梨汁饮服能治咳嗽。金橘药性甘温，能理气解郁、化痰、醒酒，是腹胀、烦渴、咽喉肿痛者的食疗佳品，对防止血管破裂、减少毛细血管脆性、减缓血管硬化有很好的作用。常食金橘还可增强机体的抗寒能力，防治感冒。

营养组成：果肉中含蛋白质、脂肪、膳食纤维、碳水化合物、胡萝卜素、维生素 B1、维生素 B2、烟酸、维生素 C、维生素 E、钾、钠、钙、镁、锌、铁、磷，并含有有机酸等。果皮亦含丰富的维生素 C、松柏甙、丁香甙等。

适宜类型：金橘适宜胸闷郁结、不思饮食或伤食饱满、醉酒口渴之人食用；适宜急慢性气管炎、肝炎、胆囊炎、高血压、血管硬化者食用。

禁忌事项：脾弱气虚者不宜多食，糖尿病患者忌食。金橘性温，口舌生疮、齿龈肿痛者不宜食用。

最佳拍档：①金橘与生姜。金橘拍破，同生姜用沸水浸泡饮服，用于治疗肺寒咳嗽。

②金橘与萝卜。金橘同萝卜一起绞汁服，可用于治疗肺热咳嗽。

搭配陷阱：金橘与动物肝脏。金橘中含有大量纤维素，纤维中的醛糖酸残基可与动物肝脏中的铁、铜、锌等微量元素形成混合物而降低人体对这些元素的吸收。

专家提醒

治慢性支气管炎用金橘加冰糖隔

水炖服。治消化不良用金橘、焦麦芽、焦山楂水煎服。治慢性肝炎可用金橘与半枝莲熬成浓汁，加糖服用。胃部冷痛可用金橘、吴茱萸水煎服。用金橘、藿香、生姜同煎，可治疗受寒恶心，用金橘与党参煎汤代茶饮，则能安胎。

·芒果·

芒果，一种原产于印度的常绿乔木。芒果果实椭圆滑润，果皮呈柠檬黄色，味道甘醇，形色美艳。芒果是著名的热带水果，被誉为"热带水果之王"。在中国，主要产于台湾、广东、广西、海南、福建、云南、四川等省区。

养生功效：芒果有生津止渴、益胃止呕、利尿止晕的功效。芒果能降低胆固醇，常食有利于防治心血管疾病，有益于视力，能润泽皮肤。

芒果有明显的抗氧化和保护脑神经元的作用，能延缓细胞衰老、提高脑功能。它可以明显提高红细胞过氧化氢酶的活力和降低红细胞血红蛋白氧化率。芒果中所含的膳食纤维，能使粪便在结肠内停留时间缩短，有通便的作用，因此食芒果可防治结肠癌。

营养组成：芒果果实含有糖、蛋白质、粗纤维，芒果中的维生素A含量特别高。其维生素C含量也不低，超过橘子、草莓。矿物质、蛋白质、脂肪、糖类等，也是其主要营养成分。

适宜类型：芒果果肉多汁，鲜美可口，兼有桃、杏、李和苹果等的滋味，如盛夏吃上几个，能生津止渴，消暑舒神。慢性咽喉炎、音哑者，可用芒果煎水，代茶饮用，去炎消哑。生食能止呕，治晕船，可用于眩晕症、梅尼尔综合征、高血压晕眩等症。孕妇胸闷作呕时，可吃芒果肉或以芒果煎水进食。

禁忌事项：皮肤病或肿瘤患者忌食。肾炎患者应该少食。此外，糖尿病、肠胃虚弱、消化不良、感冒以及风湿病患者最好不要食用。此外，每天吃芒果最好不要超过200克，因为芒果是富含蛋白的水果，多吃易饱。另一点，就是芒果热量高，多食容易上火。

最佳拍档：芒果与牛奶同食美容效果好；芒果与带鱼同食营养丰富，

美容效果好。

搭配陷阱：芒果不宜与大葱、大蒜等辛辣食物同食：芒果若与大葱、大蒜等辛辣食物共同食用，可以使人发黄疸，其机理还不清楚。据报道，有因为吃了过量的芒果而引起肾炎的病例，故应适当注意；芒果叶或汁对过敏体质的人可引起皮炎，故当注意。另外饭后不可食用芒果。

专家提醒

气逆呕吐：芒果1个，生食；或芒果片30克，生姜5片，清洗干净，放入砂锅内，加水适量，煎成浓汤服用，每日服用2～3次。

烦热口渴：芒果1～2个，生食；或芒果片30克，芦根30克，天花粉30克，知母15克，清洗干净，放入砂锅内，加水适量，煎成浓汤服用，每日服用2～3次。

咳嗽、气喘、痰多：鲜芒果1个，去核，吃果皮及果肉，每天服用3次。

食积不化、胸腹胀满：鲜芒果1个，去核，取果皮及果肉吃，早晚各服用1次。

·哈密瓜·

哈密瓜是驰名中外的珍果，有"瓜中之王"的美称，含糖量很高，形态各异，风味独特，不同的品种有不同的口味，有奶油味、柠檬味，但都味甘如蜜，香气浓郁，瓤肉有青色和橙黄色，甜润多汁，入口如蜜，饮誉国内外。在诸多哈密瓜品种中，以"红心脆""黄金龙"品质最佳。哈密瓜不但好吃，而且营养丰富，药用价值高。

性味归经：性微寒、味甘，归肝脾经。

养生功效：哈密瓜具有清热解暑、生津止渴、除烦利尿的功效。主治暑热烦闷、食少口渴及热结膀胱、小便不利等病症。哈密瓜中含有可以把不溶性的蛋白质转变为可溶性蛋白质的转化酶，对肾脏病人有益。哈密瓜的瓜子可以化瘀散结、生津润燥，并有较好的驱虫作用。

营养组成：哈密瓜含糖量高，在15%左右，并含有丰富的维生素、粗纤维、果胶、苹果酸及钙、磷、铁等矿物质元素。

适宜类型：性质偏寒，还具有疗饥、利便、益气、清肺热止咳的功效，适宜于肾病、胃病、咳嗽痰喘、贫血和便秘患者食用。

禁忌事项：哈密瓜应轻拿轻放，不要碰伤瓜皮。受伤后的瓜很容易变质腐烂，不能储藏。

哈密瓜性凉，不宜吃得过多，以免引起腹泻。患有脚气病（维生素 B 缺乏病）、黄疸、腹胀、便溏、寒性咳喘，以及产后、病后的人不宜食用。

哈密瓜含糖较多，糖尿病人应慎食。

专家提醒 ——————————

鲜食或加工成哈密瓜干，冷却后食用。哈密瓜的瓜子可以生食，其味不亚于其他瓜子，晒干炒熟，味道更佳。

·香蕉·

香蕉为芭蕉科植物甘蕉的果实。果实长而弯，果肉软，味道香甜。大多数香蕉是原始野生种尖苞蕉和长梗蕉的后代。野生的尖苞蕉原产于以马来西亚为中心的东南亚地区和中国南部，在远古年代已有可食的果实。中国的香蕉，主要产于广东、广西、福建、海南、台湾、四川、云南等地。香蕉是岭南四大名果之一，在我国已有 2000 多年的历史。冬季上市的"梅花点"香蕉，皮色金黄，皮上布满褐色小黑点，其香味浓郁，果肉软滑，品质最佳。

性味归经：性寒，味甘。

养生功效：香蕉可清热润肠，促进肠胃蠕动，起到润肺止咳、降低血压和滋补作用，还可使人皮肤柔嫩光泽、眼睛明亮、精力充沛、延年益寿。

营养组成：香蕉营养极其丰富，内含蛋白质、脂肪、碳水化合物、膳食纤维、灰分、维生素 A、胡萝卜素、维生素、硫胺素、核黄素、烟酸、维生素 C、维生素 E、钙、磷、钾、钠、镁、铁、锌、硒、铜、锰、碘等。

适宜类型：香蕉营养丰富，老少皆宜。其适宜发热、喉癌、大便干燥难解、痔疮、肛裂、高血压、冠心病、动脉硬化、口干烦渴、大便带血、癌症病人及放疗、化疗后食用；抑郁和情绪不安者宜食，因香蕉能促进大脑分泌内啡化学物质。适宜上消化道溃疡、肺结核、顽固性干咳者食用；适宜饮酒过量而酒醒未解者食用；适宜脂肪痢和中毒性消化不良者食用。

禁忌事项：香蕉性寒，体质偏于虚寒者，最好避之则吉。慢性肠炎、虚寒腹泻、经常大便溏薄者忌食；急性和慢性肾炎者忌食；风寒感冒咳嗽者忌食；香蕉中含糖量较高，故糖尿病患者忌食；胃酸过多者忌食；女子月经来潮期间及有痛经者忌食。怀孕期脚肿者，最好不要生吃香蕉。除非蕉肉经过蒸煮，寒性减退后才可进食。至于寒咳本不应吃香蕉，但将香蕉蒸熟再吃，则可接受。

空腹时不宜大量吃香蕉，因为其含有大量的镁，空腹过多服食后可造成体液中镁与钙的比值改变，使血中的镁大量增加，对心血管系统产生抑制作用，引起明显的肌肉麻痹，出现嗜睡乏力等症状；关节炎或肌肉疼痛患者忌食，因为香蕉可使局部血液循环减慢，代谢产物堆积，使关节和肌肉疼痛加重；在患者需要测定尿中吲哚或儿茶酚胺时，忌食香蕉，否则会影响检测结果的准确性。

最佳拍档：香蕉与杏仁同食能预防老年便秘；香蕉与藜芦同食能治疗痔疮出血、大便干结、肺燥咳嗽与发热。

搭配陷阱：香蕉与地瓜、芋头同食，易引起胃胀及身体不适。

专家提醒

香蕉的食用方法很多，并不拘泥于一般水果的生吃与榨汁，还可以水煮、火烤、油炸等。

香蕉不仅能供给人体丰富营养和多种维生素，非洲一些民族还认为常吃香蕉可使人皮肤柔嫩光泽、眼睛明亮、精力充沛、延年益寿。

治疗开水烫伤：香蕉去皮，捣烂挤汁，涂伤处。

牙痛：香蕉若干个，食盐少许。将香蕉去皮，再将香蕉蘸盐食用。

痔疮出血：香蕉若干个，剥皮食用。每日早晨，空腹食1～2个。

胃溃疡：将青香蕉烘干，磨成粉末，每次服用6克，每日3次。

便秘：香蕉1～2个，去皮，每日早晚空腹吃。

燥热咳嗽：香蕉1～2个，冰糖适量。将香蕉去皮，加冰糖，隔水炖。每日1～2次，连服数日。

冠心病、高血压、动脉硬化症：香蕉50克，茶叶、糖适量。香蕉去皮研碎，放入等量的茶水中，再加入适量糖。日服3次，每次1小杯。

·山楂·

山楂原产于中国、朝鲜和俄罗斯的西伯利亚。远在2000年前已有关于山楂的记载。有南山楂和北山楂之分。南山楂多为野生，果小，味酸涩，以药用为主，主要分布于长江以南各省；北山楂，果较大，气味香，酸甜适中可口，可鲜食或加工成山楂片、山楂饼等保健食品，主产于山东、辽宁、河北、河南等省。最有名的为山东的红瓤大楂、大金星，辽宁的软核大山楂等品种。山楂果呈圆形，红色，果汁较少，酸中带甜，既可鲜食，又可

药用，具有良好的消食开胃作用。山楂味甘酸，能够开胃，中老年人常吃山楂制品能增强食欲，改善睡眠，保持骨和血中钙的恒定，预防动脉粥样硬化，使人延年益寿，故山楂被人们视为"长寿食品"。

性味归经：性平，味甘酸。

养生功效：山楂有健脾开胃、消食化滞、活血化痰、降血脂、降血压、强心和抗心律不齐、治疗月经不调等功效；山楂内的黄酮类化合物牡荆素，是一种抗癌作用较强的药物，山楂提取物对癌细胞体内生长、增殖和浸润转移均有一定的抑制作用；山楂有收缩子宫的作用并有明显的抑制各型痢疾杆菌、绿脓杆菌、大肠杆菌的作用；山楂有利尿作用，帮助排出体内多余的水分和盐分；山楂有扩张血管、降低血压、降低胆固醇的作用，对防治高血压、高血脂、冠心病有明显疗效；山楂所含的大量维生素C和酸类物质，可促进胃液分泌，增加胃消化酶类，从而帮助消化。

营养组成：山楂含糖分、维生素、胡萝卜素、蛋白质、淀粉、苹果酸、

枸橼酸、钙和铁等物质，特别是维生素C的含量较为丰富，在水果中仅次于红枣和猕猴桃，胡萝卜素和钙的含量也很高。

适宜类型：伤食后引起的腹满饱胀，尤其是肉类食积不化，上腹疼痛者，尤为适宜食用；适宜中老年心脏衰弱、高血压、冠心病、心绞痛、高脂血症、阵发性心动过速及各种癌症患者食用；适宜肥胖症、坏血病（维生素C缺乏症）、病毒性肝炎、脂肪肝、急慢性肾炎、绦虫病患者、肠道感染者食用；适宜妇女月经过期不来或产后瘀血腹痛、恶露不尽者食用。

禁忌事项：糖尿病患者忌食；山楂味酸有敛性，胃及十二指肠溃疡和胃酸过多者不宜多食，以免因酸多加重病情；各种炎症患者因其酸敛之性会影响炎症的吸收也应忌食；因为山楂可以刺激子宫收缩，有可能诱发流产，因此孕妇忌食。山楂会损坏牙齿，特别是儿童不宜多吃。凡患有脾胃虚弱、胃酸过多、气虚便溏者慎食山楂。

最佳拍档：山楂与芦荟同食能保护口腔卫生，增强免疫力；山楂与芍药同食能改善消化功能；山楂与甘草同食对肉积痰饮、痞满吞酸、泻痢肠风有疗效；山楂与荷叶煎茶治疗高血脂。

搭配陷阱：山楂不宜与猪肝同食。山楂含维生素C比较丰富，猪肝中含有较多的铜、铁、锌等微量元素。维生素C遇到金属离子，则加速氧化，从而使维生素C和金属离子都遭到破坏，降低其营养价值，故猪肝与山楂不能合用。

黄瓜、南瓜、胡萝卜等皆含有维生素C分解酶，若与富含维生素C的山楂合用同食，山楂中的维生素C就容易被分解酶分解破坏，从而影响维生素C的摄入。所以，山楂不宜与黄瓜、南瓜、胡萝卜等合用。山楂与牛奶合食影响消化。

专家提醒

小儿脾虚久泻：将鲜山楂肉和山药分成等份，然后加入适量白糖，调匀后蒸熟，冷却后压成薄饼，能健脾醒胃、除积止泻，效果显著。

食积：山楂四两，白术四两，神曲二两。上两味研为末，蒸丸，服七十丸，白水服下。

食肉不消：山楂肉四两，水煮食之，并饮其汁。

诸滞腹病：山楂一味煎汤饮。

痢疾赤白相兼：山楂肉不拘多少，炒研为末，每次服一二钱，红痢蜜拌，白痢白糖拌，红白相兼，蜜砂糖各半拌匀，白汤调，空心下。

·甜瓜·

甜瓜因味甜而得名，由于清香袭人，故又名香瓜。甜瓜是夏令消暑瓜果，其营养价值可与西瓜媲美。甜瓜果以鲜食为主，也可制作果干、果脯、果汁、果酱及腌渍品等。

性味归经：性寒，味甘。

养生功效：甜瓜具有清热解暑、除烦止渴、利小便之功效。甜瓜蒂中所含的葫芦素 B 能减轻慢性肝损伤，保护肝脏，可辅助治疗黄疸及无黄疸型传染性肝炎、肝硬化病。适量内服能刺激胃黏膜催吐，但不为身体吸收，无虚脱及中毒等弊端。甜瓜中的转化酶可将不溶性蛋白质转变成可溶性蛋白质，能帮助肾脏病人吸收营养；甜瓜蒂中的葫芦素 B 能保护肝脏，减轻慢性肝损伤；现代研究发现，甜瓜子有驱杀蛔虫、丝虫等作用；甜瓜营养丰富，可补充人体所需的能量及营养素。甜瓜蒂含苦毒素，具有催吐作用，因能刺激胃黏膜引起呕吐，故适量内服可急救食物中毒，而不会被胃肠吸收，故无虚脱及中毒等害处。中医原为催吐药，能催吐胸膈痰症、宿食停聚和食物致毒食物。

营养组成：甜瓜含有蛋白质、碳水化合物、胡萝卜素、维生素 B、烟酸、钙、磷、铁等营养素，还含有可以将不溶性蛋白质转变成可溶性蛋白质的转化酶。

适宜类型：肾病患者宜食用；夏季烦热口渴者、口鼻生疮者、中暑者尤其适合食用；每次半个。儿童饮用甜瓜汁，对于防治软骨病有一定作用。

禁忌事项：甜瓜性味甘寒，凡脾胃虚寒、腹胀、腹泻便溏者忌食。出血及体虚者不可食瓜蒂。不宜多食，否则易引起消化不良或腹痛、腹泻，还会损齿伤筋。

最佳拍档：甜瓜与白砂糖、生姜搭配食用，可补充蛋白质、脂肪、维生素B、维生素C。

搭配陷阱：甜瓜不宜与毛蟹同食。甜瓜若与毛蟹同食，容易引起中毒，可以用柑橘皮解毒。另外，甜瓜不宜与田螺、油饼同食。甜瓜若与田螺同食，容易引起肚子痛。

专家提醒

粉刺、色斑：甜瓜、苹果各250克，胡萝卜150克。先将甜瓜洗净，削去皮，除去瓜瓤，备用；将苹果洗净，削皮去子；胡萝卜去皮。上述三味切碎，绞汁过滤，分两次饮服。

肺痈、肠痈、蛔虫：新鲜甜瓜子30克，捣烂，加水300毫升。大火煮沸，加入白糖40克，改小火续煎10分钟，去渣备用。

风热痰涎、宿食停滞：甜瓜蒂干品0.6克，干绿豆3克，将上述两味共用研为细末，用温开水送服。

·桑葚·

桑葚，为桑科植物桑树的成熟果实，桑葚果实细小，呈圆球形，密集成串，嫩时色青味酸，熟时转为紫黑色，味甜多汁。全国除严寒地区外，大部分地区有栽培。辽宁的辽南地区，河北的承德地区产的桑葚果实大而甜香味纯，产果期为1个月左右。因桑树特殊的生长环境，使桑葚具有天然生长、无任何污染的特点，所以桑葚又被称为"民间圣果"。

性味归经：性寒，味甘。

营养组成：桑葚富含活性蛋白、维生素、氨基酸、胡萝卜素、矿物质、葡萄糖、蔗糖、琥珀酸、苹果酸、柠檬酸、酒石酸、烟酸、白藜芦醇、花青素、矿物质等成分，营养是苹果的5~6倍，是葡萄的4倍，具有多种功效，被医学界誉为"21世纪的最佳保健果品"。

养生功效：桑葚具有补肝益肾、生津润肠、乌发明目、生津止渴、促进消化、帮助排便等功效。用于眩晕耳鸣，心悸失眠，须发早白，津伤口渴，内热消渴，血虚便秘。治肝肾阴亏，消渴，便秘，目暗，耳鸣，瘰疬，关节不利。

适宜类型：适合糖尿病、贫血、高血压、高血脂、冠心病、神经衰弱等病症患者使用，尤其适宜女性、中老年人及过度用眼者食用。桑葚更适宜肝肾阴血不足之人食用，诸如腰酸、头晕、耳鸣、耳聋、神经衰弱失眠以及少年白发者食用；适宜产后血虚、病后体虚、老人肠燥、习惯性便秘者食用。每次 20 ~ 30 颗。

禁忌事项：糖尿病患者以及平素大便溏薄、脾虚腹泻者忌食；少年儿童不宜多吃桑葚。因为桑葚内有较多的胰蛋白酶抑制物鞣酸，会影响人体对铁、钙、锌等物质的吸收。桑葚熬膏时忌铁器。未成熟的青桑葚因为有大量鞣酸而不宜食。

最佳拍档：桑葚与粳米同食能促进营养吸收。

桑葚与小米同食能保护心血管。

桑葚与糙米同食能美白肌肤。

桑葚与薄荷同食能治疗肝肾阴亏、腰膝酸软、目暗耳鸣、关节不利、津

亏血少、口渴烦热、肠燥便秘、糖尿病等。

专家提醒

桑葚宜采紫黑熟透者食用，并适宜选用瓷器熬食。

·梨·

梨为蔷薇科植物白梨或沙梨等栽培种的果实。梨多汁，既可食用，又可入药，为"百果之宗"，绞为梨汁，名为"天生甘露饮"。中国特优品种有鸭梨、雪花梨、苹果梨、南果梨、库尔勒香梨等。库尔勒香梨具有香气浓郁、皮薄肉细、酥脆爽口、汁多渣少、色泽鲜艳的特点，不但具有营养价值，而且可以药用，在国际市场上被誉为"中华蜜梨""梨中珍品""果中王子"。

性味归经：性凉，味甘、微酸。

养生功效：梨具有生津、清热、止咳、润肺、消痰、降火、润燥、解酒之功效，可预防便秘及消化性疾病，也有助于预防结肠癌和直肠癌。

营养组成：梨含有蛋白质、脂肪、糖类、粗纤维、灰分、镁、硒、钾、

钠、钙、磷、铁、胡萝卜素、维生素B、维生素C及膳食纤维素等。其中糖类包括葡萄糖、果糖和蔗糖。

适宜类型：梨树全身是宝，梨皮、梨叶、梨花、梨根均可入药，有润肺、消痰、清热、解毒等功效。梨适宜肺热咳嗽、痰稠或无痰、咽喉发痒干痛、音哑、急慢性支气管炎、肺结核患者食用；适宜热病后期、津伤口干烦渴之时食用；适宜高血压、心脏病、肝炎、肝硬化患者食用；适宜饮酒之后或宿醉未解者食用；适宜维生素C缺乏、低血钾者食用；适宜肾脏排泄尿酸和痛风、风湿病和关节炎患者食用；适宜皮肤瘙痒、口鼻干燥、干咳少痰者食用。适宜习惯性便秘、小儿百日咳患者以及演唱人员食用；适宜鼻咽癌、喉癌、肺癌患者放疗后食用。

禁忌事项：梨属性凉多汁水果，慢性肠炎、胃寒病、寒痰咳嗽、脾虚便溏或外感风寒咳嗽以及糖尿病患者不宜食用。妇女产后亦忌食生梨。女子月经来潮期间以及寒性痛经者忌食生梨。

最佳拍档：梨与杏仁同食能增加效果；梨与蜂蜜同食能治疗消渴口干、虚火咳嗽。

搭配陷阱：梨若与蟹同食，容易影响胃肠消化；梨与芥末同食对身体有害；梨与鹅肉同食伤肾；梨与蟹肉同食会加重寒性，导致腹痛、腹泻。

专家提醒

脾胃虚寒者、发热者不宜吃生梨，可把梨切块煮水食用。

反胃：雪梨1个，丁香50粒。梨去核，放入丁香。外用纸包好，煨熟吃。每日食用3次。

麻疹后咳嗽、年久不愈：大梨1个，栝楼皮1个（焙焦为末）。将梨挖孔，栝楼末放入，用面包烧，将梨分3次吃完，2岁小儿2日吃1个。

糖尿病：梨汁适量，每日服用3次，每次1食匙；或每日服用香水梨适量，连续食用；或香水梨不拘多少，清洗干净，捣烂，加蜂蜜适量，熬成膏，每日服用3次，每次服用1食匙，温开水调服。

气管炎：大梨1个，贝母9克（研末），冰糖30克（白糖亦可）。梨去皮、核，将贝母末放入，置于碗内，蒸熟食之，每日服用，早晚各服用2次；或梨1个，胡椒10粒，加水适量，熬成浓汁服用；或梨250克，清洗干净，连皮切成碎末，加适量冰糖炖服，每日服用1剂；或梨1个，葱白7根（连须），白糖300克，加水适量，熬成浓汁服用。

声哑失声：雪梨适量，清洗干净，捣汁，徐徐含咽；或雪梨3个，捣烂，加入蜂蜜50克，加水适量，熬成浓汁服用，每日2次分服；或雪梨1个，挖心去核，加川贝3克，蜂蜜30克，同蒸熟，食之。

·樱桃·

樱桃是一种乔木果实，号称"百果第一枝"。其果实虽小如珍珠，但色泽红艳光洁，味道甘甜而微酸，既可鲜食，又可腌制，或作为其他菜肴食品的点缀。

樱桃的主要品种有中国樱桃、欧洲樱桃、毛樱桃、山樱桃等。现在，我国的樱桃品种主要有：中国樱桃、甜樱桃、酸樱桃和毛樱桃等。其中，

中国樱桃品种又有红果、黄果两大类。著名品种还有大乌芦叶、大果红樱、泰山红樱桃、安徽大鹰嘴、二鹰嘴、甘桃、红仁桃、全红桃、黄金桃、米儿红、白樱桃及金面红。

性味归经：性温，味甘微酸；入脾、肝经。

营养组成：大樱桃树姿秀丽，花早色艳，果实味美，营养丰富。每百克鲜果肉中，含碳水化合物8克，蛋白质1.2克，钙6毫克，磷3毫克，铁5.9毫克，以及多种维生素。其中含铁量居水果之首。

养生功效：樱桃具有补血益气、健脾和胃、增强体质、健脑益智、去皱消斑、祛风除湿之功效。常食樱桃可补充体内对铁元素的需求，促进血红蛋白再生，防治缺铁性贫血，使肌肤白里透红。

适宜类型：樱桃适宜消化不良、饮食不振者食用；适宜瘫痪、四肢麻木、风湿腰腿痛者食用；樱桃水适宜小儿麻疹透发不出者，还适宜阴虚体质、面色无华、软弱无力者食用。此外，常食樱桃，有助于头发健康。

禁忌事项：樱桃性热，有溃疡症状者、上火者慎食；糖尿病者忌食；樱桃因含铁多，再加上含有一定量的氰甙，若食用过多会引起铁中毒或氢氧化物中毒，因此食用要适量。

最佳拍档：樱桃与哈密瓜同食能促进铁吸收，预防贫血，养颜、润肤。

搭配陷阱：樱桃与蜂蜜同食对身体有害。

专家提醒

樱桃性温热，热性病及虚热咳嗽者忌食。

樱桃核仁，水解后产生氢氰酸，药用时应防止中毒。

烧烫：樱桃250克，捣烂挤汁，外涂患处，每日2次。

冻疮：鲜樱桃放瓶内，埋在地下，入冬时取出。

寒痛、胃气痛及其他气痛：樱桃梗适量，烧灰为末，以烧酒服下。

咽喉炎：每日早晚可各嚼食樱桃1次，每次服用50～100克。

蛔虫、蛲虫：樱桃100克或樱桃树根50克，煮汁服用。

·草莓·

草莓果呈圆形或心脏形，果皮为深红色，肉质纯白多汁，味甘甜鲜美，香味浓郁，或带有特殊的麝香味，是水果中难得的色、香、味俱佳者，是世界上七大水果之一。它繁殖快，生长周期短，不仅适宜果园间作，还适宜庭院及盆栽作园艺观赏用。

性味归经：性凉、味酸甘，归肺、脾经。

养生功效：草莓具有生津润肺、养血润燥、健脾、解酒的功效，可以用于干咳无痰、烦热干渴、积食腹胀、小便浊痛、醉酒等。草莓中果胶和维生素含量很丰富，可治疗便秘、痔疮、高血压、高胆固醇血症等。草莓中还含有一种胺类物质，对白血病、再生障碍性贫血等血液病也有辅助治疗作用。草莓中所含的胡萝卜素是合成维生素A的重要物质，具有养肝明目的作用。

营养组成：草莓含果糖、蔗糖、蛋白质、柠檬酸、苹果酸、水杨酸、氨基酸以及钙、磷、铁、钾、锌、铬等物质。此外，草莓中含有多种维生素，尤其是维生素 C 含量非常丰富。

适宜类型：草莓适宜风热咳嗽、咽喉肿痛、声音嘶哑、夏季烦热口干或腹泻如水者食用。鼻咽癌、肺癌、扁桃体癌、喉癌患者也宜食用。坏血病、动脉硬化、冠心病、脑溢血等患者常食有益。

禁忌事项：草莓中含有较多的草酸钙，尿路结石病人不宜多吃。草莓性凉，脾胃虚弱、肺寒腹泻者忌食。

最佳拍档：草莓与牛奶同食能增进吸收，养心安神；草莓与酸牛奶同食能促进肠道健康，治疗便秘；草莓与枸杞同食能补血养气。

专家提醒

积食胀痛、胃口不佳：草莓 60 克，饭前吃。每天食用 3 次。风热咳嗽：草莓 50 克，生食；或草莓 30 克，雪梨 1 个，绞汁服用，每日服用 2 ~ 3 次。

口舌糜烂、咽喉肿痛：草莓 50 克，生食；或草莓 30 克，西瓜 500 克，绞汁食用，每日食用 2 ~ 3 次。高血压、便秘：草莓 50 克，生食。每日食用 2 ~ 3 次。

烦热干渴、咽喉肿痛、声音嘶哑：草莓洗净，榨取汁液，每次食用 1 杯，早晚各食用 1 次。

解酒：草莓鲜果 90 ~ 150 克，洗净后 1 次吃完。

· 桃子 ·

桃在全世界共有品种 3000 余个，我国约有 800 个，有供观赏的花桃和供食用的果桃两类。桃果为核果，多汁，在我国一年四季皆可尝鲜，江西有"四月桃"、北京有"五月鲜"、浙江有"六月团"、东北有"七月红"、南京有"八月寿"、山西有"九月菊"、河北满城有在立冬到小雪间成熟的"雪桃"、陕西商县有严冬露面的"腊月桃"。

桃作为果实，在我国文化中是与"仙""寿"相联系的，是吉祥长寿的象征。神话中的王母娘娘，定期举行蟠桃会，只有上等神仙才可参加，凡人吃了则可成仙，长生不老。民间寿宴上，桃是必不可少的祝寿果品，往往要把面制的寿团称为"寿桃"。

性味归经：性热，味甘酸。

养生功效： 桃有补益气血、生津解渴、润肺清肠的功效，对肺病之后气血亏损、低血糖、心悸气短者有一定的疗效。桃中铁的含量较其他水果多，多吃桃对缺铁性贫血有辅助治疗作用。

桃中含有较多的有机酸和纤维素，食之可促进消化液的分泌，增加胃肠蠕动，从而增进食欲，有利于消化。桃有生津润肠、活血消积、止喘降压、美容等功效，可用于夏日口渴、肠燥便秘、妇女痛经闭经、虚劳喘咳、高血压等。桃有活血化瘀的作用，对因过食生冷而引起痛经者更宜。桃低热量、低脂肪，可预防肥胖、糖尿病、心脏病。

营养组成： 桃肉中含蛋白质、脂肪、碳水化合物、粗纤维、钙、磷、铁、胡萝卜素、维生素B1，以及有机酸（主要是苹果酸和柠檬酸）、糖分（主要是葡萄糖、果糖、蔗糖、木糖）和挥发油。

适宜类型： 桃子适宜低血糖者以及口干饥渴之时食用，适宜低血钾和缺铁性贫血者、肺病、肝病、水肿患者食用；胃纳欠香、消化力弱者可多食。尤其适合老年体虚、肠燥便秘、身体瘦弱、阳虚肾亏者食用。

禁忌事项： 桃子性热，内热偏盛、易生疮疖、糖尿病患者不宜多吃，婴儿、糖尿病患者、孕妇、月经过多者忌食。烂桃切不可食，否则有损健康。

最佳拍档： 桃子与牛奶同食营养全面，老幼咸宜；桃子与酸牛奶同食能提高抗病毒能力。

搭配陷阱： 桃子与白酒同食可使人昏倒，甚至导致死亡。应及时吃牛黄解毒丸3粒加以缓解。

桃子与鳖肉同食易造成胃痛。

专家提醒

哮喘： 桃仁、杏仁、白胡椒各6克，生糯米10粒。将上述4味共研为细末，用鸡蛋清调匀。外敷双脚心和双手。

糖尿病： 桃树胶15克，玉米须60克。将上述两味入锅，加适量水，煎汤。连服数日。

皮肤瘙痒、痔疮： 桃树叶适量。将桃树叶洗净，加适量水入锅，煎汤。熏洗患处，每日1～2次。

浮肿腹水： 白桃花9克。将白桃

花加水入锅煎煮即可。每日1～2次。

遗精：碧桃干（未成熟的桃干果）30克，大枣30克。将碧桃干炒至外表裂开，如变焦，立即加水，与大枣共煎。每晚睡前1次。

·杏仁·

杏仁属蔷薇科，原产于中亚，西亚、地中海地区，引种于暖温带地区。杏仁果实成熟时，它绿色的外壳会裂开，而显露出包在粗糙外壳中的核仁，核仁为黄色且有很多小洞，外壳为坚硬的木质。杏仁果为扁平卵形，一端圆，另一端尖，覆有褐色的薄皮。核仁中含有20%的蛋白质，不含淀粉，磨碎、加压后，榨出的油脂，大约是本身重量的一半。

性味归经：性温、味苦，入肺、大肠经。

养生功效：苦杏仁能发散风寒，下气除喘，通便。苦杏仁对于因伤风感冒引起的多痰、咳嗽气喘、大便燥结等症状疗效显著。甜杏仁有润肺、止咳、滑肠之功效，适用于干咳无痰、肺虚久咳及便秘等症，还有益于心脏。

杏仁中还含丰富的黄酮类化合物（简称类黄酮），因其分子量小，易被人体吸收，所以它对人体的健康具有广泛的作用，如降血压、降血脂、防止血栓形成、降低血管脆性、抗炎症、抗过敏、抑制细菌、抑制病毒、防治肝病、增强免疫力、改善心脑血管血液循环、抗肿瘤等。

营养组成：杏仁营养丰富，含蛋白质、脂肪、钙、磷、铁，并含有多种维生素。

适宜类型：癌症患者以及术后放疗、化疗的人宜食用，宜将杏仁制成饮料或浸泡水中数次后再吃。杏仁温油炸制为佳。

禁忌事项：产妇、幼儿、糖尿病患者不宜食用。杏仁中的苦仁贰经酶或酸水解后，释放出氢氰酸与苯甲酸。过多的氢氰酸与组织细胞含铁呼吸酶结合，可阻止呼吸酶递送氧，从而使组织细胞窒息，严重的会抑制延髓中枢，导致呼吸麻痹，甚至死亡，所以在食用杏仁时应慎重，不宜过量。

最佳拍档：杏仁与蛋白同食能去除黑斑，柔嫩肌肤。

搭配陷阱：杏仁若与猪肉配膳同食，容易引起肚子痛。

专家提醒

正确食用杏仁，能够达到生津止渴，润肺定喘，滑肠通便，减少肠道癌的功效。杏仁烹调的方法很多，可以用来做粥、饼、面包等多种类型的食品，还能搭配其他佐料制成美味菜肴。

·莲子·

莲子，是睡莲科水生草本植物莲的种子。我国大部分地区均有出产，而以江西赣州、福建建宁产者最佳。秋、冬季果实成熟时，割取莲房（莲蓬），取出果实；或取坠入水中、沉于泥内的果实，除去果壳，鲜用或晒干用，或剥去莲子的外皮和心（青色的胚芽）用，特称为莲肉，有很好的滋补作用，常被用做制冰糖莲子汤、银耳莲子羹和八宝粥，古人认为经常服食，百病可祛，莲子"淳清芳之气，得稼穑之味，乃脾之果也"。

性味归经：性温，味甘，归脾、肾、心经。

养生功效：莲子具有清心醒脾、补脾止泻、安神明目、补中养神、健脾补胃、止泻固精、益肾涩精止带、滋补元气的作用，主治心烦失眠，脾虚久泻，大便溏泄，久痢，腰疼，男子遗精，妇人赤白带下，还可预防早产、流产、孕妇腰酸。莲子还有促进凝血，使某些酶活化，维持神经传导性，维持肌肉的伸缩性和心跳的节律等作用；且能帮助机体进行蛋白质、脂肪、糖类代谢，并维持酸碱平衡，此外还有显著的强心作用，能扩张外周血管，降低血压。莲子心有很好的祛心火的功效，可以治疗口舌生疮。

营养组成：莲子中含蛋白质、脂肪、莲心碱、芸香、牛角花糖甙、乌胺、淀粉、铁盐等成分，钙、磷和钾含量也十分丰富。

适宜类型：老少皆宜，患有体虚、失眠、食欲不振、心慌、遗精者宜多食；适宜脑力劳动者经常食用，有健脑、增强记忆力、提高工作效率、预防老年痴呆发生的作用；癌症病人放疗化疗后，妇女脾肾亏虚、白带过多的人也宜多食。

禁忌事项：变黄发霉的莲子不要食用；外感初起、大便干结、腹胀、疟疾、疳积患者不宜食用。

最佳拍档：带心莲子能清心宁神，百合、麦门冬亦有清心宁神之效，用三者制成莲子百合麦冬汤，可用于病后余热未尽，心阴不足，心烦口干，心悸不眠等。

莲子红枣汤可补血润肤，是长期疲劳过度，消耗精神的药补食品。

莲子与木瓜搭配，适合高血压、冠心病患者食用，有养心安神、健脾止泻的功效。对产后虚弱，失眠，多梦也有一定的疗效。

专家提醒

莲子自古以来是公认的老少皆宜的鲜美滋补佳品。其吃法很多，可用来配菜、做羹、炖汤、制饯、做糕点等。

·腰果·

腰果是一种风靡全球、时尚高档的休闲干果，备受人们的推崇和青睐。腰果原产于巴西，现南北纬20°以内地区多有引种栽培，遍及美洲、非洲、亚洲等几十个国家和地区。我国栽培腰果的时间比较晚，除了云南的西双版纳，海南省是唯一能种植腰果的地方。腰果与杏子仁、核桃仁、榛子仁并列为世界"四大干果"，和橡胶、椰子、胡椒同誉为海南省"四大绿宝"。

性味归经：味甘，性平，归脾、胃、肾经。

养生功效：腰果具有补脑养血，补肾，健脾，下逆气，止久渴的功效。由于富含多种维生素及矿物质，故腰果既可补养身心，又可增强食欲。腰果中的某些维生素和微量元素成分有很好的软化血管的作用，对保护血管、防治心血管疾病大有益处。它含有丰富的油脂，可以润肠通便，润肤美容，延缓衰老。

营养组成：腰果富含脂肪、蛋白质、淀粉、糖，以及少量矿物质和维生素 A、维生素 B1、维生素 B2 等成分。

适宜类型：老少皆宜，每次 10 ～ 15 粒。

禁忌事项：腰果果壳中含某种油

脂，如果误食会造成嘴唇和脸部发炎，煮腰果时，应避免锅盖敞开而触及蒸汽，否则有中毒的危险。因腰果含油脂丰富，故不适合胆功能严重不良者食用。

最佳拍档：①腰果与虾仁。腰果具有丰富的良性脂肪酸，与富含钙质的虾仁搭配，清淡爽口，可软化血管，对保护血管、防治心血管疾病有辅助作用。

②腰果与各类肉品。腰果与各类肉品（猪、牛、鸡、鸭、贝类……）相配，可用炒、炖、烧等烹饪方法制作菜品，食之可软化血管，润肠通便，润肤美容，延缓衰老。经常食用可以提高机体抗病能力、增进性欲，使体重增加。

专家提醒

腰果可炒食、油炸，香酥可口。

· 榛子 ·

榛子属桦木科植物，其果实形似栗子，外壳坚硬，果仁肥白而圆，有香气。油脂含量很高，可食，其味如栗，特别香美。榛子果形似栗，卵圆形，有黄褐色外壳。种仁气香、味甜，具油性，秋季成熟采收。主产地土耳其。在我国，榛子的大面积栽培种植比较少，但东北、华北的广大山区，都有野生品种，当地人采集来作为山货出售。

性味归经：性平，味甘，归脾、胃经。

养生功效：榛子有补脾胃、益气力、明目健行的功效，并对消渴、盗汗、夜尿多等肺肾不足之症颇有益处。榛子本身富含油脂，使脂溶性维生素更易为人体所吸收，有益于体弱、病后虚弱、易饥饿者的补养，还能有效延缓衰老、防治血管硬化、润泽肌肤。榛子有天然香气，在口中越嚼越香，有开胃之功效。榛子包含抗癌的化学成分紫杉酚，它是红豆杉醇中的活跃成分，这种药可以治疗卵巢癌和乳腺癌以及其他一些癌症，可延长病人的生命期。

营养组成：榛子富含蛋白质、脂肪、糖类，含有多种维生素和矿物质，钙、磷、铁含量高于其他坚果。榛子还含有人体所需的8种氨基酸，且含量远远高过核桃。

适宜类型：榛子适宜脾胃气虚、腹泻便溏之人食用；适宜胃口不开、食少乏力、慢性痢疾、眼花、肌体消瘦、癌症、糖尿病人食用。

禁忌事项：榛子性平，补脾，存放时间较长的榛子不可食；榛子含有丰富的油脂，胆功能严重不良者应慎食。

最佳拍档：①榛子与枸杞。熬制成榛子杞子粥，早晚空腹服食。此粥可以养肝益肾，明目丰肌，适用于体虚、视昏者食用。

②榛子与藕粉。熬制成榛子羹，一般作早餐或点心，时时服食，用于病后体虚、食少、易于疲倦者。

③榛子与莲子、粳米。熬制成"榛莲粥"，不仅口感好，而且营养丰富，癌症和糖尿病人平时可以多喝些。

专家提醒

脾胃虚弱、经常性腹泻：可用榛子仁30克，加陈皮9克，水煎服，每天服3次。若用榛子仁500克，加白糖500克，冷开水适量共研成浆状，

煮沸后即成榛子乳，治疗时也可应用，一般1次1～2匙，日服4次。

气血不足、病后体虚、饮食减少：榛子适量炒熟，研末，加白糖或红糖调匀，冲服。

肝气不足、两眼昏花：榛子仁30克，枸杞子30克，水煎服。每日1剂。

营养不良性水肿：榛子仁60克，赤小豆30克，加水煮烂。早晚各服1次。

腹胀：榛子仁、红枣各适量。榛子仁炒焦黄，研细末。红枣加水煎汤。每次1匙，每日2次，空腹以红枣汤调服。

·西瓜子·

西瓜子为葫芦科植物西瓜的种子，可供食用或药用。一般来说，我们日常吃的西瓜中的籽也可以做成西瓜子，但是个头太小，因此市面上产的西瓜子通常来自特殊的西瓜品种，比如兰州的打瓜。打瓜，也称籽瓜，所产瓜子，黑边白心，颗粒饱满，片形较大，故国际市场上有"兰州黑瓜子"或"兰州大板瓜子"之称。

性味归经：性寒、归肺、肾、大

肠经。

养生功效：西瓜子有利肺、健胃、降压等医疗功效。

营养组成：西瓜种子含脂肪油、蛋白质、维生素 B2、戊聚糖、淀粉、粗纤维、α－氨基－β－（吡唑基－N）丙酸。又含尿素酶、α－半乳糖甙酶、β－半乳糖甙酶和蔗糖酶。

适宜类型：老少皆宜，每次约 50 克。咳嗽痰多和咯血患者宜多食。食欲减少和大便干结者也宜食用。西瓜子含有不饱和脂肪酸，有助于预防动脉硬化、降低血压，高血压病人宜多食。

禁忌事项：瓜子不宜吃得太多，否则会伤肾。这是因为在制作过程中会给瓜子加入大量的盐。避免给婴幼儿吃，以免吸入气管发生危险。不宜长时间嗑瓜子，会伤津液而引起口舌干燥。

专家提醒

食用以原味为佳，添加各种味料做成的瓜子不宜多吃；咸瓜子吃得太多会伤肾；长时间不停地嗑瓜子会伤津液，西瓜子壳较硬，嗑得太多对牙齿不利。

第二章 不同人群的饮食宜忌

一 孕妇饮食

·孕妇的饮食禁忌·

孕妇的饮食应丰富多样，忌偏食。酒、浓茶、咖啡、汽水、甜食等均不适宜。妊娠早期，因恶心、呕吐等妊娠反应常影响进食，孕妇此时的饮食应以少而精、清淡可口为原则，配以青菜、水果。一旦可以进食，即应补充足够的含蛋白质丰富的食品，如瘦肉、鱼、禽蛋、豆类等。妊娠中期，孕妇应注意食物广泛，使胚胎需要的各种营养物质得以满足，尤其应注意补充钙剂。若缺乏钙质，胎儿颅骨过软，分娩时许致颅骨出血，胎儿骨骼、牙齿的发育也受影响。但应注意如添加鱼肝油时，切不可过量，以免中毒。妊娠后期，减少脂肪、粮食、糖类的摄入，以防胎儿过大造成难产。此期间还应减少食盐的摄入量。

·孕妇忌服人参蜂王浆·

人参蜂王浆是人们熟悉的滋补品，具有增强体质、调节机体免疫功能、增强机体抗肿瘤能力、改善机体内分泌功能、延缓衰老等作用。但人参蜂王浆中的人参成分药性偏温，加之蜂王浆成分可刺激子宫，引起宫缩，导致流产，对胎儿发育不利，所以孕妇忌服用人参蜂王浆。

·孕妇忌食田鸡·

市场上出售田鸡者比比皆是，食田鸡者也为数不少，这是一种不良行为。田鸡是一种捕捉农田害虫的有益动物，大批捕杀田鸡势必会使生态平衡被破坏，招致虫害猖獗，庄稼毁损。另外，吃田鸡对人体健康危害也甚大。有人剖检267只虎斑蛙，发现在160只蛙的肌肉中就有383条裂头绦虫的蚴虫。这些蚴虫进入人体后容易寄生在软组织和内脏中，它们具有极强的活动能力，善于钻孔，破坏性很大。裂头绦虫的蚴虫进入组织后，能引起局部组织发炎、溶解、坏死，形成脓肿和肉芽肿等。若寄生于要害部位则可能会导致失明、瘫痪、抽搐、癫痫发作等，严重时还可引起死亡。孕妇感染蚴虫，蚴虫还能穿过胎盘侵害胎儿，造成胎儿畸形。此外，农田长期施用各种农药，随着耐药性的提高，不少昆虫未被杀灭，青蛙捕食了这些昆虫后，体内积聚大量残留的农药。据有关部门检验发现，蛙肉内有机农药的残留量是猪肉的31倍。以此观之，如果大量吃蛙肉，危害性可想而知。

·孕妇忌乱吃酸·

不少人都相信"酸儿辣女"这句民谚，其实，妇女怀孕后吃酸吃辣与生男生女没有任何关系。

那么，妇女怀孕后为什么想吃酸东西呢？这是由于妇女怀孕后胃酸不足造成的。约有2/3的妇女在怀孕的前6个月，特别是前3个月会出现胃酸不足的现象。因此，胃的活动和消化能力很差，胃内食物的排空时间也比正常人延长1～2小时，孕妇为了补偿胃酸的不足，也就自然想吃酸味的食物了。这就好比出汗过多的人想喝水一样，都是一种补偿性的自然反应，对孕妇自身和胎儿的健康来说，都是有益的。但是，孕妇如果不加选择地乱吃酸食，对孕妇和胎儿健康都会不利，米醋、酸酒、腌制的酸菜，以及酸性较大的刺激性食物等忌多吃。

女性怀孕后最好吃一些枣、梨、杨梅，以及成熟的樱桃、海棠、西红柿等，这些水果或蔬菜含有充足的水分、酸汁和粗纤维，不但可以增加孕妇的食欲，帮助消化，而且可以避免便秘对子宫和胎儿的压力。同时，水果中还含有大量铁质，可以防止孕妇发生缺铁性贫血。另外，妊娠期间新陈代谢旺盛，最需要维生素C来维护各系统组织器官的活动机能，增强身体的抵抗力，而上述水果中的维生素C可满足孕妇的需要。

·孕妇忌偏食·

人体对营养的需要是多方面的，长期素食或食用单一的食品，会造成不同程度的营养缺乏。孕妇的营养供应不足，会直接影响胎儿大脑的发育，引起脑细胞增殖量减少，而且是永久性的脑细胞总数的减少，使出生后的小孩智力低下。因此，孕妇不能挑食、偏食，要注意多食蔬菜、水果和富含蛋白质的食物。

·孕妇要忌不正之食·

有人对孕妇饮食宜忌颇为重视，孙思邈提出"割不正之食"，程仲龄则严格指明："有孕之后，应忌食不正之物，切宜或谨。"程氏列举诸项，仅是一家之言，还需研究验证。但一般认为，孕妇忌食犬马、蟹鳖、毛蚶、辣椒等不正不洁、怪味生冷辛辣之物，否则容易损伤肠胃或发生异性蛋白过敏反应，给孕妇和胎儿带来不良影响。

忌不正之食，还包含饮食卫生。孕妇宜食有营养容易消化的食物，诚

如《达生篇》所说："饮食宜淡泊忌肥浓，宜轻忌重，宜甘平忌辛热。"《逐月养胎法》也说"饮食精熟""无大饥、无甚饱、无食干燥"，以保护脾胃功能，利于孕妇对营养的吸收。中医认为，滋腻原味和辛辣炙热之品，助湿化热生火，孕妇多食之后，易致胎热、胎动、胎漏、胎肥、难产，或使婴儿多发疮疡肿毒、目赤便秘等疾，因此，孕妇切忌嗜味偏不正或有刺激性的食物。

·孕期忌多食动物肝脏·

孕妇不要多吃动物肝脏之类的食物，以减少胎儿先天性缺陷的危险性。为什么吃动物肝脏会使胎儿畸形呢？医学研究人员做了大量的实验研究，发现动物在怀孕期内如果被喂食大量维生素 A，会使胎儿出现畸形。还有人对 20000 多名孕妇做了调查，她们在孕期内曾摄入过大量维生素 A，结果出生的小孩有的患有唇裂、腭裂、耳、眼部及泌尿道缺陷，以及极少数中枢神经系统或胸腺发育不全等。据资料分析：妇女妊娠期内，尤以前

期 3 个月时，每天所摄入的维生素 A 量若超过 15000 国际单位，则增加胎儿致畸的危险性。维生素 A 的来源主要为动物肝脏做成的食品和药物，通常孕妇每天补充维生素 A 3000 ~ 5000 国际单位已足够，而猪肝每 500 克即含有维生素 A 43500 国际单位，同量的牛、羊、鸡、鸭等动物肝脏中含维生素 A 量均高于猪肝，其中鸡肝竟数倍于猪肝。因此为保障下一代的健康和安全，孕妇忌多吃动物肝脏及其制品。

那么，怎样才能保证孕妇在妊娠期内所需维生素 A 呢？可以多吃一些富含胡萝卜素的新鲜果蔬，因为胡萝卜素可以在人体内转变成维生素 A，同时还可获得孕妇所必需的叶酸，有助于预防先天性无脑儿，可谓一举两得。

·产前忌过食生冷·

妊娠期精血聚集于冲任以养胎，孕妇机体多处于阴血偏虚，阳气偏亢的生理状态，即民间所说的孕妇多易上火，加之妊期又多偏食，多食用一些水果或饮料等生冷食物在所难免。

由于每个人的体质不同，一般讲，素体阳盛的人，适当吃一些生冷食物对胎儿的发育和大人的健康是有益的，同时可防止胎儿生产后胎毒等病的发生；但对素体阳虚之人则不然，食用不当或过食生冷食物，可导致凉遏脾胃，寒湿内生，从而使中焦不运。胎儿分娩后，由于寒湿凝滞经脉及产后多虚多淤的特点，使产妇气血虚弱，经脉不畅，气化不利，阳气不展，乳汁失于蒸化，导致部分产妇乳汁不足或无乳，严重影响婴儿的正常发育，并可导致婴儿出生后大便溏泻不止、受食不进、吐乳腹胀等症。故孕期一定要注意饮食的调节，忌过食生冷，以适度为宜。

二 病患者饮食

·病人吃水果的禁忌·

人生病后，多吃水果能够帮助恢复健康。但有的病人忌吃某种水果，否则不仅对身体无益，反而可能使病情加重。例如：

心肌梗死的病人，便秘可以使病

情加重甚至危及生命，所以不应该吃苹果、柿子、花红、莲子等水果，因为这些水果含有鞣酸，会引起便秘，吃香蕉、橘子就有益处，因为这些水果有通便的功效；心力衰竭和水肿严重的病人，忌食用含水量多的水果，如果食用了大量的西瓜或饮用了过多的椰子汁，便会使心力衰竭和水肿加重；糖尿病人忌食含糖量多的水果，如香蕉、苹果、荔枝、无花果、梨、花红；胃酸过多的病人，忌食用杨梅、梨、李子、柠檬等酸度比较大的水果；腹泻的病人忌食用梨、香蕉等水果，而食用苹果有治疗腹泻的作用；习惯性便秘的人，不能过多食用苹果、柿子、花红，而应该吃香蕉、梨。

另外，有的水果忌空腹吃或与油性食物同时吃，如柿子含有红鞣质，这种物质碰到酸便凝固成块，形成"柿石"，会导致"胃结石"。一般情况下，水果越新鲜越好，但重病人则宜煮熟后吃。

· 哮喘病人的饮食禁忌 ·

哮喘病发作时不能吃荤菜，因为动物性食品会增加血液的酸度，影响人体消化异性蛋白的能力，使异性蛋白成为一种新的过敏源而诱发哮喘。根据医学原理，寒喘忌吃生梨、芹菜、荸荠等，热喘忌吃羊肉、鹅肉、姜、桂皮等。哮喘且腹胀者，忌食芋头、豆类等，以免加重气急的症状。

· 慢性支气管炎患者的饮食禁忌 ·

在用药治疗慢性支气管炎的同时，应注意忌海腥、油腻和刺激性的食物，以及戒烟、酒。慢支病人应忌或少吃黄鱼、带鱼、蟹、虾和肥肉。辣椒、胡椒、蒜、葱、韭菜等辛辣之品，都会刺激呼吸道黏膜，使病情加重。菜肴调味忌过甜、过咸，要冷热适度。抽烟有百害而无一利，患慢性支气管炎的人，尤其应戒烟。对患有慢性肺部疾患的人来说，酒精的刺激容易引起剧烈的呛咳，并会因此发生突然晕厥，神志不清。这种现象一般几秒钟就会自动消失，常常不被病人重视。由于剧烈咳嗽引起的这种一过性神志障碍，俗称"闭气"，医学上叫咳嗽眩晕综合征。剧咳使脑脊液压力升高，直接压迫脑血管引起脑缺血，故慢性支气管炎病患者平时应少饮酒，最好不喝。也有些病人不顾咳嗽、痰多、夜间及早晨加重、影响睡眠，总喜欢睡前喝一杯酒，迷迷糊糊进入梦乡，以为酒有催眠作用。如果长期这样，是很危险的。病人本来肺通气功能就不好，睡前喝酒会抑制呼吸中枢，出现睡眠过程中的不规则呼吸或呼吸停止等，发生生命危险。因此，有慢性支气管炎、肺气肿的人，尤其是有肺功能不全的人，睡觉之前千万不能饮酒。

·高血脂、动脉硬化和冠心病患者的饮食禁忌·

血脂过高常常是引起冠心病和动脉粥样硬化的重要因素，由于饮食与高血脂有密切关系，所以，从饮食禁忌方面来说，原则是基本相同的，都为"五低"，即低热能、低饱、低总脂肪和脂肪酸量、低食盐量、低胆固醇。

其一是忌暴饮暴食。每天的热能摄入与消耗应基本平衡，若供过于求，过剩的热能会转变成脂肪，存于人体内，使人体发胖，体重增加。在临床上，

这类病人多为肥胖者，因此控制热能和限制体重是治疗的关键，尤其是冠心病人进餐更不能过饱，因为过多的食物难以消化，还会加重心脏负担，使膈肌升高，腹部胀气，限制心脏的正常活动。又因为消化食物的需求，全身血液多集中于胃肠，使冠状动脉供血不足，加重心肌缺血缺氧，易诱发心绞痛，甚至发生心肌梗死而危及生命。晚餐饱食危害更大。因入睡后血流变缓，过饱使血脂增加，并容易沉积在血管壁上，影响血管弹性而发生动脉硬化。因此禁忌饮食、节食是主要的治疗方法之一。

其二是少吃肉。长期进食过多脂肪类食物，是引起高血脂的主要因素。临床资料、动物实验及流行病学调查均表明，膳食中饱和脂肪酸的摄入量与高血压、动脉粥样硬化的发病呈明显的正相关。除少吃肉外，含胆固醇高的食品，如动物内脏、骨髓、鱼子、蟹黄、虾米、蛋黄等，也应少吃。

其三是少吃盐。食盐的摄入量与高血压病有关，而长期高血压易致动脉硬化，进而发展成为冠心病。所以

吃盐尽量控制在每天 5 克以下最好。

最后一点就是要少吃糖，禁酒烟，忌浓茶。尤其是要戒烟，因冠心病发生心肌梗死的危险性，吸烟者比不吸烟者高 2～6 倍，吸烟量越多，时间越长，急性心肌梗死的发病率就越高。如冠心病人在心肌梗死后停止吸烟，虽然不能痊愈，但也可以减少心肌梗死发作的次数。总之，要注意少吃盐和糖，戒烟酒及不饮浓茶。

·肝硬化患者的饮食禁忌·

肝硬化是由广泛的肝实质变性逐渐发展或肝脏弥漫性炎症引起的，多是因酒食不节，情志所伤，劳欲过度，或感染血吸虫等引起肝脏、肾脏、脾脏功能障碍，最终导致肝硬化的发生。肝硬化病人应该禁忌肥甘厚味，戒烟酒，同时也应注意少吃或不吃鱼。肝硬化患者都有不同程度的肝功能减退，如果饮食不节，就会增加肝脏的负担。有人认为，如果中间无意外变化，肝脏的功能仍可以代偿 40 年。但是，如果经常加重肝脏的负担，使肝脏超过负荷，就可能出现肝功代偿不全，出现腹水，进而肝昏迷。

正常人少量饮酒，肝脏可以将酒精代谢解毒，一般情况下不会损害身体。但对于肝硬化患者来说，由于相当部分的肝细胞已丧失功能，而且酒精代谢所需的各种酶活性降低，分泌减少，解毒能力大大降低。即便少量饮酒，也会加重负担，影响肝功能的恢复，甚至可致肝坏死，危及生命。肝硬化病人饮酒后迅速出现肝功能衰竭是很常见的。因此，肝硬化患者要坚决戒酒。肝硬化患者晚期常有门脉高压，脾功能亢进，食道静脉曲张，血小板减少等症状，所以很容易发生上消化道出血，而且常常很难制止，最终成为肝硬化的并发症和死亡因素。有些鱼类，如沙丁鱼、青花鱼、秋刀鱼和金枪鱼，体内含有不饱和脂肪酸二十碳五烯酸，其代谢产物有抑制血小板凝集的作用。如果多吃这类鱼，出血就很难止住。所以不要吃这类鱼，可吃些真绸鱼、鲤鱼、比目鱼，这些鱼的二十碳五烯酸的含量相对较少。此外，肝硬化患者还应该少吃煎炸、酸辣和坚硬的食品。

· 痢疾患者的饮食禁忌 ·

痢疾是最常见的急性肠道传染病之一，根据病原体的不同可分为阿米巴痢疾和细菌性痢疾，由于病原体进入肠道引起肠黏膜炎性变化及溃疡，主要临床表现有发热、腹痛、腹泻、脓血便等。患者常常由于消化不良、发热、腹泻、营养消耗和失水现象，同时由于肠道病变，对食物的刺激特别敏感。因此，痢疾病患者的饮食应该始终富有营养和水分，易于消化，无刺激性，根据各个阶段病情供给适当的饮食。

（1）急性期患者应以流质饮食为主，少食多餐，可供给藕粉、米面粥、果汁等食物，并适量加用咸汤，以补充水、盐。不用或少用牛奶、豆浆，因用牛奶和豆浆容易引起肠胀气和腹泻。

（2）好转期的患者饮食可采取半流质，供给挂面、饼干、蒸蛋糕、稀饭、去油肉汤等。不要用多渣食物和刺激性的调味品。

（3）恢复期的患者应该避免过早地进食刺激性的多渣食物，可食用少油、少渣的软饭，也可用鸡蛋、面条、牛奶、嫩瘦肉、稀饭和纤维少的蔬菜。软食的烹调制作应该切碎、煮烂，使之易于消化。

· 胆囊炎、胆石症患者的饮食禁忌 ·

胆囊炎与胆石症常常同时存在，好发生于中年以上的人群，尤其是肥胖、多子女的女性之中。常发生于吃了过多油腻的食物后，突然感到剧烈的右上腹痛，并向右侧肩部放射。有时患者疼得在床上打滚，直冒冷汗，并伴有恶心、呕吐、高烧、寒战等。胆囊炎、胆石症与饮食关系非常密切，限制过多脂肪摄入量是患者应该长期坚持的饮食原则。一般在症状缓解时，食物以烧、烩、蒸、煮为主，禁用油煎、油炸，因为胆结石的形成与体内胆固醇过高有一定关系，所以应少吃含高胆固醇的食品，如蛋黄、鱼子、肝、腰、脑髓、肥肉等。各种酒类和刺激性食品，或是浓烈的调味品，也可促进缩胆素产生，增强胆囊的收缩，使胆道口括约肌不能及时松弛流出胆汁，也有可能引起胆囊炎、胆石症的急性发作，所以应禁忌食用。植物油脂有利胆作用，在缓解期可不必禁忌。胆囊炎、胆石症的急性发作期，最好禁食1～2天，靠输液供给营养，随病情的好转，饮食仍然应该少食多餐，避免因饮食的过度刺激而影响胆囊。应挑选少渣食物，蔬菜必须煮烂或做成菜泥。多喝水和饮料，以稀释胆汁，促进胆汁的流出。保证大便通畅，可减轻症状，利于康复。总之，低脂饮食是胆道疾病防治的关键手段之一，应予以足够重视。胆囊炎患者的胆管内壁经常充血水肿，而且多伴有胆石症，胆道经常堵塞，胆汁排出有困难，脂肪类食物可促进缩胆素的分泌，增加胆囊收缩的次数和强度，但由于胆汁无法排出，会使胆囊内压力升高，患者疼痛加重。故胆囊炎患者不吃肥肉为好。

· 胃和十二指肠溃疡患者的饮食禁忌 ·

胃和十二指肠溃疡病是临床上的常见病和多发病，而不合理的饮食常常是溃疡病发生发展的重要原因。因此对饮食中的不利因素要加以注意，才能制止各种可能发生的并发症。其饮食禁忌应包括以下几方面：溃疡病应忌暴饮暴食及过酸辣的生冷食物，每天应少食多餐，白天每隔2～3小时吃1次，以免加重胃的负担，且要使胃经常保持有适量的食物，以中和胃酸，减少胃酸对溃疡病的不良刺激；食物应少用或不用油煎、油炸，以免影响消化；忌食酸、辣、生、冷、硬和太热的食物，这些食物不但难以消化吸收，而且会刺激分泌过多的胃酸。食物太冷可使胃黏膜血管收缩，发生缺血缺氧，抵抗力下降，并能促使胃肠蠕动、痉挛，加重疼痛症状。温度过高的食物可使血管扩张，导致出血。所以，凡是有刺激性的食物，如辣椒、咖啡、辣椒油、胡椒等，过量的食盐、香料、酱油、酸醛、酸菜、果汁、糖果、浓茶、酒、烟等都可对溃疡面、胃黏膜造成不良影响，也应禁食。溃疡患者不要常服用小苏打，因患者多有胃酸增加，并在返酸、嗳气、饥饿时疼痛加剧。这时，如吃几片小苏打，就会颇觉胃中凉爽，症状减轻，因小苏打可以中和胃酸，缓解胃酸对溃疡面的刺激，但如长期使用是非常不利的。因为小苏打与胃酸中和时产生二氧化碳气体，可以刺激胃酸的分泌，从而引起继发性胃酸过多，加重病情。

另外，消化性溃疡病人不适合喝牛奶，这是因牛奶能刺激胃酸分泌，大量胃酸使溃疡面难以愈合而加重病情。

·胰腺炎患者的饮食禁忌·

胰腺炎是因胰腺的消化酶对本身器官自身消化引起的化学性炎症。在急性期必须禁食，因食物和酸性胃液进入十二指肠后，可以反射地刺激胰腺分泌消化酶，从而加重胰腺负担，影响炎症恢复。对于较轻的水肿型，一般禁食 1 ~ 3 天，等上腹痛、呕吐基本消失后，再逐渐进食少量流食。如胰腺炎是因暴饮暴食、酗酒而引起，病后或恢复期更应该严格控制饮食，尤其是高脂肪类食物应忌食。因肥肉及一些富含脂肪、蛋白质的食品，包括汤圆馅、油炸食物等不容易被消化，

可能激活胰腺消化酶，从而使病情加重或复发。在胰腺炎发作的时候，生冷的食物如水果、冰淇淋、雪糕、酸梅汤等，以及多纤维食物、产气的食物如韭菜、豆类、薯类应少吃或者不吃。在临床上，最常见的是饮酒过量导致的胰腺炎，因急性胰腺炎是胰腺分泌的消化酶对腺体进行消化而引起。当患者再次喝酒后，酒精混合液体由胰管、血管、淋巴管等途径刺激胰腺，引起胰管阻塞不通。胰腺分泌亢进，管内压力升高，使胰管上皮破裂，造成十二指肠液、胆汁液在胆管内通流，最终导致胰腺的细胞功能障碍，使本身的炎症充血水肿加重，导致出血坏死，而坏死型胰腺炎常常会危及生命。

因此胰腺炎患者要严格遵守医嘱，禁食期间不要乱吃东西，坚决不能喝酒。按中医理论，要避免肥甘厚味和辛温助热之品，不要暴饮暴食，少食生冷、戒酒。如能做到这些，就可以有效地预防胰腺炎的发生。

·尿路结石患者的饮食禁忌·

尿路结石包括输尿管结石、肾结

石和膀胱结石等多种，是多种代谢性疾病的并发症，与饮食不当关系密切。尿路结石的主要成分是草酸钙。如人体摄入过多的草酸，一旦尿液中的草酸钙处于饱和状态，草酸钙结晶析出、沉淀，长时间如此，就会逐渐形成结石。因此富含草酸盐的食物如菠菜、茶叶，以及柑属水果都是促进尿路结石的因素。其中，菠菜中草酸含量最高，所以一般人忌多吃，尿路结石者更不应该多吃。

当然，尿路结石形成的原因是很复杂的，除食用过多含草酸高的食物外，还与饮食中的含钙量与肠道对草酸盐的吸收能力有直接关系。

一般来说，尿路结石患者的饮食，应在正常人饮食的基础上增加一些液体为佳。为预防尿路结石病，应多喝水，稀释尿液，这样可以降低尿中草酸盐的浓度。

· 肾炎患者的饮食禁忌 ·

肾炎患者因肾功能减退，每天排出的钠含量减少，一部分钠滞留在体内。钠有吸收水分的功能，当体内钠过多时，血中的钠和水的渗透压改变，便渗到组织间隙中形成水肿。严重水肿会使血压升高、心脏负担加重而导致心力衰竭。因此，肾炎患者应控制钠的摄入量，即少吃咸的食物。有水肿时，应该禁盐，含盐的食物也尽量不吃，同时忌用有咸味的中药秋石代盐，因秋石中氯化钠的含量在49%以上。另外，因大多数水果营养丰富，甘甜可口，即使食欲不佳也能吃一些。但急性肾炎、慢性肾炎、肾功能不好的患者，忌食香蕉，因为香蕉中钠盐含量较高。如果吃大量的香蕉就等于大量地吃盐，会使血中钠含量增高，加重肾脏的负担，使浮肿、高血压等症状加重。故肾炎不应吃香蕉。

肾炎患者还应禁忌高蛋白食物，进食过量蛋白质，有害无益。因蛋白质经胃肠道消化吸收后，经肝脏代谢，转化为氨基酸，最后转变成肌醇、肌酐、尿素等代谢产物，如肾功能不好可发生尿毒症，甚至危及生命。肾脏病者还要控制高胆固醇和刺激性食物，因慢性肾炎患者血清胆固醇较高，为阻止高胆固醇血症，动物脑髓、鱼子、虾籽、蟹黄、蛋黄和动物内脏最好不吃。烟、酒、浓茶、咖啡，以及辛辣调味品，如葱、蒜、辣椒这些，也尽量不要吃。由此可见，肾脏病的饮食治疗也是非常重要的。饮食是否得当，对疾病的恢复有很重要的关系。如饮食不当会加重病情或引起其他并发症。

· 高血压患者忌吃盐过多 ·

盐是人体生理不可缺少的物质。成年男子体重的 70% 是水，盐具有保持水分的作用，如果没有盐，人体会显得干瘪。可是吃盐多了又有害处。因为盐中的钠离子能使血管壁的张力增高，弹性变差，容易患高血压病。实验表明，人体在正常需要量之外多摄入 1 克食盐，血压可以相应上升 2 毫米水银柱，吃盐多的地区，高血压发病率明显提高。一般说来，每人每天只要摄取 3 克左右的盐就够了，高血压患者、胖人、老年人的盐摄取量还应当再少一些。如果条件允许，多吃些富含钾的食物，如蔬菜、水果（特别是柑橘类），这样可以利用钾调节体内水电解质的平衡及对血管的扩张，

从而抵消盐的有害作用，保证身体健康。

· 肠炎腹泻者忌吃大蒜 ·

大蒜生吃一般无副作用。但是肠炎性腹泻期间忌吃生大蒜，这是因肠炎时，病菌经消化道侵入肠道后，肠壁充血水肿，静脉及毛细血管扩张，肠壁通透性增加而排出大量渗出液。这些液体刺激肠壁，使人腹痛、腹泻。此时如果进食大蒜，大蒜素与肠壁渗出液相混合，以更强的作用刺激肠壁，使腹痛、腹泻加重，并可能有发热、乏力、食欲减退，而延缓肠炎治愈。

· 胆囊有病的人忌多吃肥肉 ·

胆囊病人的胆管内壁经常充血水肿，而且多伴有胆石症，胆道经常堵塞，胆汁排出困难。脂肪类食物可促进缩胆素的分泌，增加胆囊收缩次数和强度，但由于胆汁无法排出，会升高胆囊内压力，加重病人疼痛。故胆囊病人不吃肥肉为好。

·糖尿病人忌吃西瓜·

糖尿病是因胰腺内胰岛分泌的胰岛素缺乏造成的糖代谢紊乱。糖尿病人进食后，特别是吃糖类食品后，血糖明显升高，引起三多一少的症状，吃得多、喝得多、尿得多、体重减少，严重者还会出现心、脑、血管并发症。西瓜含有大量果糖，进入体内变为葡萄糖，吃西瓜就像喝糖水一样，会使血糖显著升高。这样就会加重胰腺的负担，增加尿糖，加重糖尿病人的病情。故糖尿病人最好不要吃西瓜。

·肾炎病者忌吃香蕉·

肾病病人在肾功能不良、有明显浮肿时，需要禁盐。而香蕉中的钠盐较多，如大量吃香蕉，则会使得病人血中钠滞留，加重浮肿，增加心脏和肾脏的负担，使病情恶化。有些肾炎病人有腹泻，而香蕉有滑肠作用，吃了香蕉就会使腹泻加重。

·四种人忌吃茄子·

茄子无论是煎、煮、炒、炸，都是很好的菜肴。但是容易诱发过敏，下列四种人忌吃茄子。

①容易食物过敏的人。

②神经不安定容易兴奋的人。

③气管不好的人。

④有关节炎的人。

·性格与饮食禁忌·

①失眠、烦躁、健忘、焦虑不安的人，应多吃富含钙、磷的食物。含钙多的有大豆、牛奶、鲜橙、牡蛎；含磷多的有菠萝、栗子、葡萄、鸡、土豆、蛋类。

②脾气暴躁，情绪反常，嫉妒心强，爱发火的人，应补钙（海产品如贝、虾、海带、蚧，还有豆类及牛奶）；补维生素B（各种豆类、桂圆、干核桃仁、蘑菇）。

③爱唠叨的人，因大脑缺乏复合维生素B，应补此类维生素。多食动物瘦肉、粗面粉、麦芽糖、豆类等。也可把牛奶、蜂蜜调匀在酵母中，天天饮用，每天3次。因酵母中含有小麦胚芽，富含维生素B。

④怕交际，爱独处，胆小怕事的人，

应调整食物结构，多吃碱性食物和含钙丰富的食物，经常服用蜜加果汁，少量饮酒。

⑤丢三落四，虎头蛇尾，粗心大意的人，应补充维生素 C、维生素 A，增加饮食中的果蔬数量，少吃肉类等酸性食物。富含维生素 C 及维生素 A 的食物有辣椒、鱼干、笋干、油炸萝卜、牛奶、红枣、田螺、卷心菜等。

三　婴幼儿饮食

·小儿感冒·

症状表现：小儿感冒是小儿常见的外感病之一，多发生于出生后 6 个月到 1 岁的小孩。这个时期由于母亲先天赋予小儿的抵抗力逐渐降低而自身的免疫力又很差，对病原体的抵抗力也很弱，所以小儿容易患各种感染。临床以发热、恶寒、咳嗽、喷嚏流涕、头痛身痛为主要症状。四季均可发生，冬春发病率较高。

若同一地区同时广泛流行，全身症状较重者称流行性感冒。流行性感冒是由流感病毒引起的急性呼吸道传染病，此病通过飞沫传播，传染性强，具有"变异"特性，易感者众多，常容易造成暴发性流行或世界性大流行。

感冒发生并发症的高危儿童群体主要是患有心脏、肺脏或肾脏疾病、糖尿病、囊性纤维化病，或免疫系统功能低下的孩子。婴儿可能还会并发高热惊厥。

发热期间让病儿多喝水，这样既可补充体内因发热损失的水分，又可促进毒素的排出。为了促进病儿的饮水量，最好给病儿喝些白糖水和果汁。对于年龄大的病儿可以劝他们喝些有治疗作用的药水，如野菊花 10 ~ 15 克，水煎后当茶饮；鲜芦根 30 ~ 60 克（干芦根用量可减半），水煎后当茶饮；还可用白菜根、萝卜根、大葱根、生姜等，水煎后当茶饮。

禁忌事项：忌食发物。

·小儿肺炎·

症状表现：小儿肺炎是儿科常见疾病之一。临床以发热、咳嗽、喉中痰鸣、喘急鼻煽为主要特征。此病尤其以婴幼儿发病率较高，一年四季皆会发病。如果注意到孩子患有呼吸道感染性疾病，如感冒、鼻炎、咽炎、扁桃体炎，病情不见好转，症状反而加重，孩子出现咳嗽、咳痰、呼吸困难时，应引起注意。肺炎是较重的疾病，及时治疗，一般效果较好。但可能并发脓胸、心力衰竭、中毒性脑病及呼吸衰竭等。

中医认为，小儿肺炎，也称为"咳喘"。多因内有痰热，外受风热或风寒，使寒气失于宣降而发病。临床分为阴虚肺热、风热闭肺、脾肺气虚、风寒闭肺和痰热闭肺5个症型，应辨证施治。

阴虚肺热型。症见低热盗汗，咳嗽少痰，略喘，面唇舌红，口燥咽干。舌苔少，脉细数。治宜养阴清肺，止咳平喘。

风热闭肺型。症见发热有汗，或微恶寒。咳嗽气促，喘憋痰鸣，甚者高热口渴，烦躁鼻煽，精神萎靡，口唇青紫，尿黄便干。舌苔黄厚，脉浮数。治宜辛凉解表，宣肺平喘。

脾肺气虚型。症见面色苍白，咳喘痰稀，气短乏力，自汗，四肢欠温，食少便溏，舌质淡、苔白，脉沉细无力。治宜扶正益肺，止咳化痰。

风寒闭肺型。症见恶寒发热，无汗，呛咳不爽，呼吸气急，痰白而稀，口不渴，咽不红，舌质不红，舌苔薄白或白腻，脉浮紧，指纹浮红。治宜辛温宣肺，化痰止咳。

痰热闭肺型。症见发热，气急喘促，咳嗽痰多，痰色或黄或白，或喉间痰声漉漉作响。烦躁不安，胸高鼻煽，或有呼气延长，面红唇绀，口渴，便干溲黄。舌红，苔黄或腻，脉象滑数，指纹青紫为多在气关以上。治宜清热涤痰，开肺定喘。

综上，小儿肺炎的食疗法以宣肺平喘、清热化痰为主旨。

禁忌事项：①高蛋白饮食。瘦肉、鱼和鸡蛋的主要成分为蛋白质。1克蛋白质在体内吸收18毫升水分，蛋白质代谢的最终产物是尿素。小孩进食蛋白质多，排出的尿素也相对会增加，而每排出300毫克尿素，最少要带走20毫升水分。因此肺炎高热失水的患儿应忌高蛋白饮食，在疾病后期可适当补充，以增强体质。

②海腥之物。海腥之物如鱼、虾等，易助热生痰，不利于本病的治疗和身体的康复。

③辛辣食物。辛辣食物刺激性大，而且容易化热伤津，故肺炎患儿在膳食中不宜加入辣油、胡椒及辛辣调味品。

④油腻厚味食物。患儿本身消化功能较弱，若食油腻厚味，则会影响消化吸收功能，营养得不到及时补充，以致抗病力降低。因此，患儿不宜吃肥猪肉、猪排、鸡蛋黄、蟹、凤尾鱼、鲫鱼子，以及动物内脏等厚味食品。

⑤过甜食物。小儿肺炎患者多吃糖分后，体内白细胞的杀菌作用会受到抑制，食入越多，抑制就会越明显，会使疾病迁延难愈，继而耽搁病情。

⑥生冷食物。小儿为至阴至阳之体，若过食冷饮、冰冻果汁、西瓜、香蕉、生梨等生冷食物，容易损伤体内阳气，而阳气受损则无力抗邪，病情也难痊愈，故应忌食。

⑦酸性食物。如乌梅、橘子、食醋，味酸能敛、能涩，有碍汗出解表。

· 小儿麻疹 ·

症状表现：麻疹是由麻疹病毒引起的发疹性传染病，大多流行于冬春两季，以6个月到5岁的小儿最易得病。患过麻疹的人，终生不会再感染麻疹。

麻疹病毒多首先犯肺，肺主皮毛，病邪由皮肤外出，若出疹顺利，10天左右，热退疹回，脱屑而愈；若抵抗力弱或治疗不当，毒邪内陷，则容易并发麻疹肺炎等病。

主治原则：麻疹患者适宜食用清淡、稀软、容易消化的食物，以及流质或半流质的多水分的食物；不宜食用生冷、酸涩及有收敛作用的食物，以及辛辣、油腻、煎炸、熏烤的食物。

适宜类型：初热期适宜食用透发麻疹的食物，如芫荽、竹笋、芦根茶、荸荠汤、蘑菇，尤以煎汤最好；高热期适宜食用清淡，凉润，易于消化食物，最好是流质，如粳米汤、豆浆、牛奶、果汁、甘蔗汁、荸荠汁、蛋汤、绿豆汤、藕粉、赤豆粥，以补充水分，增加营养；恢复期适宜养阴增液，食清补食物，如鳖、鸭、鸡蛋、银耳、豆腐、百合、莲子；还要补充维生素类，多食富含维生素 A、维生素 B、维生素 C 的食物，如肝类、胡萝卜、蛋黄、新鲜蔬菜和水果。水分供应也要充足，以加速毒物排泄。

①猪肝：小儿麻疹后若出现角膜软化症，适宜服食猪肝。因为猪肝中含有丰富的维生素 A，常吃猪肝可逐渐消除眼科病症。患小儿麻疹病后角膜软化症者还适宜吃羊肝、鸡肝等动物肝脏。

②甜菜：性凉，味甘，有清热解毒之功效，治疗麻疹透发不快。四川民间还有用甜菜、芫荽子、樱桃核各 10 克，煎水服的办法。

③鸽蛋：李时珍认为它有"解疮毒痘毒"的作用，适宜麻疹流行期间服食，有预防效果。

④荠菜：根据广西和福建民间经验，治疗麻疹宜用荠菜煎汤服。

⑤樱桃：有发汗、透疹的作用，凡麻疹初起或出疹期出而未透时皆适宜，民间有用鲜樱桃 1500 克，装罐内封固，然后将罐埋入地下，1 个月后取出，樱桃自化为水，去核备用。当小儿出麻疹时，给患儿饮一杯。也有将鲜樱桃挤出汁水 20～30 毫升，稍炖热后饮服。

⑥芦根：能清热、生津、止渴，尤其适宜麻疹患儿高热口渴之时服食。民间通常用鲜芦根 50 克，水煎代茶饮，若用鲜芦根 30～50 克，配合鲜萝卜 120 克，葱白 7 个，青橄榄 7 个，一同煮汤代茶，更有促使麻疹透发的效果。

⑦香菇：又称香蕈。食医均认为香菇或蘑菇为"发风、动气"之物，但它有益胃气、托痘疹的作用，凡小儿麻疹透发不快，宜用香菇 6～10 克（或鲜蘑菇 15～20 克），鲜鲫鱼 1 条，清炖（少放盐）喝汤。江苏句容一带民间通常单独用蘑菇煮汤，服后能使麻疹早透发，早治愈。

⑧芫荽：俗称香菜、胡荽，有发汗透疹的作用，宜在小儿麻疹初期或发疹期服食，麻疹已透发后勿服。在民间，凡小儿出麻疹，尤其是透发不快者，常用鲜芫荽或芫荽子适量煎汤，趁热饮汤 50～100 毫升，也可趁热用

纱布蘸芫荽汤热拭颜面及颈项、四肢、胸腹，有促进外周血液循环，助疹透发的效果。

此外，麻疹患儿宜食牛奶、赤豆汤、绿豆汤、稀粥、藕粉、面条、豆腐、萝卜汤、青菜、菠菜、梨子、酒酿、黄花菜、红苋菜、西瓜、青鱼、瘦肉、黄瓜、香醋、鲤鱼、鲢鱼等。

禁忌事项：麻疹为温热之病，最忌辛燥伤阴之物，如辣椒、川椒、芥末、咖喱、茴香、桂皮，都能助火伤津；狗肉、羊肉、牛肉、鱼、虾、鸡以及油炸食品等温热油腻和海腥发物，最易生温化热，使气血阻滞，损伤胃肠，热毒内陷，使发热、呕吐、腹泻加重，重者引起高热昏迷、抽搐，影响疾病痊愈。小儿麻疹还应禁食生冷、肥腻、难以消化的食物，应限制食用食盐，有利于水液代谢和血液循环。

此外，因峻补的药物（如红参、仙茅、仙灵脾）有留邪之弊，不利于麻疹外透，故初热期禁用峻补药治疗。不宜过量使用退热发汗剂，否则可使患儿出汗过多，不仅易伤阴津，还会使体温降低而影响皮疹的透发，故不主张退热发汗。如麻毒炽盛，患儿体温过高，持续在 39℃ 以上，可短时给予适量的解热药物。中药治疗当以辛凉透疹为主。麻疹患者忌吃下列食物：

①桂皮：又称肉桂，是常用的调味佐料，性大热，味辛甘，有补阳温里之功，又有辛甘大热助火、燥烈耗阴动血之弊。所以，小儿麻疹发热期间，切勿服用桂皮之类的调料食品。

②人参：性温，味甘苦，为温补强壮中药。小儿出麻疹，只宜吃清淡之物，或有透发麻疹作用的食物，不宜吃温补助热之物，尤其是人参之类性热助火，耗液伤阴之品，更应忌食。

③鸡蛋：小儿麻疹期间，当以清淡饮食为宜。鸡蛋补虚，《随息居饮食谱》中说："多食动风阻气。"所以麻疹患儿忌食鸡蛋。

④狗肉：温补食品。麻疹期间只宜清淡饮食，忌吃温补食物。狗肉性温，食之易"发热动火，生痰发渴"，火热之症不宜食，麻疹患儿必有发热，《本草纲目》说："热病后食之，杀人。"

所以，无论在麻疹期或麻疹恢复期间皆不宜食。

此外，麻疹患儿应当忌吃辣椒、茴香、胡椒、酸石榴、李子、梅子、花椒、洋葱、马兰头、大蒜、韭菜、牛肉、烤鸭、烤鹅、鹿肉、肥肉、猪油、油条、年糕、炒花生、糍粑、糯米饭、炒瓜子、黄精、白芍、炒黄豆、黄芪等。

·小儿猩红热·

症状表现：小儿猩红热是一种急性传染病。多见于 3 ~ 12 岁儿童，冬春季节发病最多。猩红热是由 A 组 B 型溶血性链球菌引起的急性呼吸道传染病。受这种细菌感染后 2 ~ 3 天出现症状，病儿突然高热、咽痛、头痛并伴有恶心呕吐。多数病儿在发热的第 2 天或更短的时间出现皮疹。持续 2 ~ 3 天体温下降，皮疹逐渐消退。少数患儿病后 1 ~ 5 周可发生急性肾小球肾炎或风湿热。

主治原则：猩红热主要是由于感染溶血性链球菌所引起的。链球菌释出红疹毒素而引起皮疹，病菌侵入咽部、扁桃体而引起充血、水肿、咽喉痛，毒素进入血液循环而引起发热。治疗应以清热解毒为主。

适宜类型：小儿患病期间适宜补充足量水分，以弥补体液的消耗，并加速毒素的排泄。所以，猩红热患者宜多喝水。

此外，小儿适宜食用牛奶、豆浆、鸡蛋羹、藕粉、莲子红枣粥、百合粥等高热量、高蛋白质的流质食物，并补充一定量的维生素 B、维生素 C，如各种新鲜绿叶蔬菜、水果及果汁，有助于恢复病情。

综上，猩红热患儿宜适当采用高热量、高蛋白质的流质饮食。

禁忌事项：中医称小儿猩红热为"烂喉丹痧"，主要是由于湿毒、疠气所致，所以要忌以下食物。

①生冷食物：此病患儿多有高热，应补充水分，宜饮用温水，避免食用生冷之物，患儿如多食生冷、寒性食物，如各种冷饮、冰镇食物、生梨、西瓜、橙、香蕉、荸荠，会损伤脾胃，以致健康不易恢复。

②辛辣之物：易助火，并直接刺

激咽喉部，使咽部及扁桃体疼痛加剧，这类食物有辣椒、辣酱、辣油、芥末、榨菜、咖喱、生姜、大葱、五香粉。

③过甜过咸的食物：过甜的食物多食后会助长机体湿热，并导致消化不良，食欲减退，如巧克力、糖球、水果糖、奶糖、过甜的糖水、未经稀释的蜂蜜等；过咸的食品如咸鱼、咸蟹、咸菜、腌肉等。这类食物能刺激咽喉，使黏液分泌增多，加重病情。

④发物及热性食物：发物是指容易助火生痰之物，食入发物会使体温升高，皮疹加剧，病情加重，这类食物有狗肉、羊肉、雀肉、公鸡肉、黑鱼、鲫鱼、海鳗、虾、蟹、芫荽、南瓜。

⑤油炸、炙烤食物：经油炸的食物都为忌食食物，如炸猪排、炸牛排、麻花、油条、烤鸭、烤羊肉、烤鱼片等。煎炸炙烤食物外皮坚硬，对咽喉不利；易生火，使发热加重。

⑥温热性水果：龙眼、荔枝、大枣、葡萄干、橘子等性味偏温，食后极易生火，在高热期间应忌食。

⑦较长纤维的蔬菜和水果：猩红热患儿咽部充血红肿，吞咽不利，又因高热，往往消化不佳，故忌食较长纤维的蔬菜和水果，如竹笋、毛笋、韭菜、豆芽、蒜苗、菠萝、洋葱、红薯。

·小儿水痘·

症状表现：小儿水痘俗称水花、水疱。是小儿最常见的一种出疹性传染病，多发于冬春季节，是水痘病毒引起的，经呼吸道传染是主要传播途径，另一种是接触传染，接触被水痘病毒污染的餐具、玩具、被褥及毛巾等而被感染，多见于1～6岁的小儿。

水痘发病时身热咳嗽，低热头痛，乏力，食欲不振，烦躁不安，身上先见红点，后变疱疹，光亮如珠，内含水液，常很快遍布前胸后背及头面四肢。皮疹先出现在头部和躯干，逐渐蔓延到四肢。开始出的为红色小丘疹，经1～2天变成椭圆形、绿豆大小的水疱，水疱周围呈淡红色，3～4天疱疹干缩结痂，1～3周痂皮脱落，痂盖很表浅，不留瘢痕，愈后一般良好，并可获终生性免疫。

患儿主要适宜食用下列食物：

①梨：性凉，味甘，能清热、生津、化痰、止咳，尤其适宜小儿水痘期间发热咳嗽、咯吐黄痰、口干烦渴者食用。

②兔肉：性凉，味甘，既有补中益气的作用，又有凉血解热的功效，故出水痘者，尤其是体虚小儿出水痘期间，食之甚宜。

③绿豆：性凉，味甘，能清热解毒，并能利水，水痘者宜用绿豆煎汤饮，或用绿豆煮粥服食。

④赤小豆：性平，有利水除湿、和血解毒的作用。明代药学家李时珍认为，赤小豆适宜水痘患儿煨汤喝，与绿豆有同等功效。

⑤黄颡鱼：俗称黄刺鱼。性平，味甘，《随息居饮食谱》亦云："行水，祛风，发痘疮。"故在小儿出水痘的早期宜食用。可用黄颡鱼3条，加水煎汤喝。若痘疹出后则不宜再吃。

⑥胡萝卜：性平，味甘，有健脾化滞的功用。《岭南采药录》中记载："凡出麻痘，始终以此煎水饮，能清热解毒，鲜用或晒干用均可。"用胡萝卜配合等量的荸荠100~150克，煎水代茶饮，对小儿水痘者颇宜。

⑦丝瓜：性凉，味甘，能清热、凉血、解毒，凡小儿水痘患者均宜食用。元代医家朱丹溪云："治痘疹不快。"《医学入门》也载："治小儿痘疹余毒。"

⑧竹笋：又叫毛笋，即毛竹的嫩苗。其性寒，味甘，水痘初期者宜之。《食物本草》云："治小儿痘疹不出，煮粥食之，解毒。"

⑨甜菜：性凉，味甘，有清热解毒的功效，除了适宜小儿麻疹者食用外，对出水痘的小孩亦颇适宜。清代食医王孟英就曾说过："甜菜清火祛风，稀痘疮，小儿尤宜食之。"

⑩冬瓜：性凉，味甘淡，是一味理想的清热、解毒、利湿、化痰的食物，水痘多为湿热内蕴，外感湿热邪毒，冬瓜能清之利之，湿热得清，湿热得去，故小儿水痘期间，宜多饮冬瓜汤，颇有裨益。

此外，水痘患者宜食用蕹菜、苋菜、青菜、白菜、荠菜、马兰头、枸杞头、莴笋、茭白、黄瓜、西瓜、鲫鱼、豆腐、菊花脑、茼蒿、番茄、豆浆、木耳、菠菜等。

禁忌事项：水痘宜清热，不可用发物，如食用发物，则会使水痘增多、增大，从而延长病程，故疾病初期禁食发物，如芫荽、酒酿、鲫鱼、生姜、大葱、羊肉、公鸡肉、海虾、海蟹、鳗鱼、南瓜。

由于辛辣食品可助火生痰，使热病更为严重，所以不宜食辣椒、辣油、芥末、咖喱、大蒜、韭菜、茴香、桂皮、胡椒等辛辣食物。

此外，水痘患儿常因发热而出现食欲减退、消化功能不良等情况，故忌食油腻碍胃食物，如肥猪肉、麻花、炸猪排、炸牛排、炸鸡。

小儿患水痘不宜食用下列食物：

①鸡蛋：小儿出水痘期间，适宜清淡饮食。清代名医王孟英曾有告诫："多食动风阻气……痘疮皆不可食。"

②肉桂：俗称桂皮、官桂，为民间常用的五香调料。性大热，味辛甘，属纯阳之物，温热助火、燥烈伤阴。因此，小儿出水痘期间，不宜以之为调味佐料。

③羊肉：性温，能益气补虚，但水痘为病毒传染性疾病，所以病儿不宜食用羊肉。

④鸡肉：若小儿出水痘时，痘疹内陷，难以发出者，食之则宜。若水痘愈后，则应忌之，正如《随息居饮食谱》所言："凡时感前后、痘疹后皆忌之。"

⑤狗肉：为温补性食物。《本草纲目》云："若素常气壮多火之人，则宜忌之。"水痘为急性疱疹性传染病，中医认为是外感时邪病毒，实症宜泻不宜补。所以，水痘患儿，莫食狗肉。

此外，小儿患有水痘期间，应当忌吃洋葱、韭菜、生姜、大葱、大蒜、辣椒、芫荽、薤白、胡椒、芥菜、香菇、芸薹、鹅、南瓜、香椿头、带鱼、桂圆肉、梅子、黄鱼、荔枝、杏子、大枣、柿子、栗子、石榴、樱桃、炒花生，以及糍粑、年糕、炒蚕豆、茴香、咖喱、芥末、炒瓜子、肥肉、猪油等。

四 虚弱体质者饮食

· 气虚 ·

人体由于元气不足引起的一系列

病理变化，称为气虚。所谓气，是人体最基本的物质，由肾中的精气、脾胃吸收运化水谷之气和肺吸入的空气几部分结合而成。气虚为中医术语，一般是指体质素虚或久病之后所引起的一系列表现。诸如，气虚之人常感到倦怠无力、语言低微、懒言少动、动则气短或气喘、呼吸少气、面色㿠白、头面四肢浮肿、饮食不香、肠鸣便溏、消化不良、多汗自汗，动辄易患感冒，脉搏虚弱无力、舌质淡、舌体胖大、舌边齿印等，均为气虚之象。

事实上，气虚通常还与脾、肺、心、肾之虚有关。气虚者或伴有厌食、腹胀、呕恶、慢性腹泻、胃下垂、脱肛等脾虚表现；或伴有呼吸短促、慢性咳喘等肺气虚的症状；或伴有心悸、心慌、心动过缓、脉结代等心气虚现象；或伴有腰酸、腿软、下肢浮肿、小便频多等肾气虚症候。所以，对于气虚者的饮食宜忌，应兼顾五脏之虚的宜忌原则。

凡气虚之人，宜吃具有补气作用的食物，宜吃性平味甘或甘温之物，宜吃营养丰富、容易消化的平补食品。

忌吃破气耗气之物，忌吃生冷性凉食品，忌吃油腻厚味、辛辣食物。

适宜类型：①粳米。性平，味甘，能补中益气。早在《别录》中即有"主益气"的记载，唐代食医孟诜亦云："粳米温中，益气。"清代王孟英还把粳米粥誉为"贫人之参汤"，他说："贫人患虚症，以浓米汤代参汤。"气虚者宜常食之。

②大枣。性温，味甘，为常食之物，它有益气补血的功效，历代医家常用之于气虚病人。《别录》说它"补中益气，强力"。唐代食医孟诜亦云："大枣补不足气，煮食补肠胃，肥中益气第一。"所以，气虚者宜用大枣煨烂服食为佳。

③花生。性平，味甘。《滇南本草图说》称花生"补中益气"。花生还有补脾和补肺的作用，这对气虚而兼有肺虚或脾虚者更宜，且以水煮花生食用为妥。

④山药。为补气食品，凡气虚体质或久病气虚者，宜常食之，最为有益。山药可以补肺气，补脾气，补肾气，故凡肺气虚或肾气虚或脾气虚的方药

中，都常用到它。

⑤狗肉。性温，味咸，能补中益气，对气虚兼有脾虚或肾虚或肺虚或阳虚者更宜。《日华子本草》云："狗肉补胃气，壮阳，暖腰膝，补虚劳，益气力。"

⑥牛肉。性平，味甘，有益气血、补脾胃、强筋骨的作用。《韩氏医通》说："黄牛肉，补气，与绵黄芪同功。"足见牛肉补气之力，尤为显著，故气虚者宜常食之。

⑦鸡肉。性温，味甘，有温中、益气、补精、养血的功效。无论气虚、血虚、肾虚者，皆宜食之。民间对气虚之人，有用黄芪煨老母鸡的习惯，更能增加补气作用。

⑧鲢鱼。性温，味甘，能入脾肺而补气。明代李时珍在《本草纲目》中说，鲢鱼"温中益气"。清代食医王孟英也认为"鲢鱼暖胃，补气，泽肤"，故气虚者宜食。

⑨鳝鱼。性温，味甘，有补虚损、益气力、强筋骨的作用，气虚者宜常食之。《千金·食治》就曾说它"主少气吸吸，足不能立地"。

⑩鳜鱼。俗称桂鱼。可以补气血，益脾胃。《日华子本草》云："鳜鱼益气。"《开宝本草》认为鳜鱼"益气力，令人肥健"。尤以气虚兼脾虚者最宜。

⑪樱桃。性温，味甘，既能补气补血，又能补脾补肾。《滇南本草》中记载："樱桃治一切虚症，能大补元气。"

⑫葡萄。性平，味甘酸，是一种补气血的果品，除有益气作用外，古代医药文献还认为葡萄有健脾胃、益肝肾、强筋骨的作用。《滇南本草》认为"葡萄大补气血"。《随息居饮食谱》亦记载："补气，滋肾液，益肝阴，强筋骨。"所以，凡气虚伴有肾虚、肺虚和脾虚者，皆宜食之。

⑬燕窝。性平，味甘，有益气补虚、养阴补肺的作用，对气虚又兼肺虚者尤宜。《本草再新》曾说它"大补元气"。《食物宜忌》也有"燕窝壮阳益气"的记载。《饮食辨录》中还指出："燕窝，性能补气，凡脾肺虚弱，及一切虚在气分者宜之，又能固表，表虚漏汗畏风者，服之最佳。"

此外，气虚者宜食用糯米、粟米、玉米、青稞、番薯、南瓜、白扁豆、黄豆、牛肚、乌骨鸡、鹅肉、兔肉、鹌鹑、青鱼、章鱼、熟菱、海松子、胡萝卜、豆腐、豆浆、马铃薯、香蕈、草菇、平菇、蜂王浆、红糖、白木耳、白术、甘草等。

禁忌事项：①薄荷。性凉，味甘辛，有疏散风热之用，亦有耗伤正气之害。如《本草从新》指出：薄荷"辛香伐气，虚者远之。"《本草求真》亦认为："不敢多用，恐其有泄真元耳。"清代医家汪谢诚还说过："薄荷多服，耗散真气，致生百病，余尝亲受其累，不可不知！"由此可见，凡气虚体弱之人，切勿食用。

②荷叶。性平，味甘涩，多服久服，有耗气之弊。正如清代医家吴仪洛在《本草从新》中指出："荷叶，升散消耗，虚者禁之。"因此，凡气虚体弱之人，应忌食之。

③山楂。俗称山里红、棠棣。虽有开胃消食作用，但有耗气破气之害。正气不足、气虚下陷之人，切忌多食。正如《随息居饮食谱》中所言："多食耗气，羸弱人或虚病后忌之。"《得配本草》中也明确告诫："气虚便溏，脾虚不食，二者禁用。"

④槟榔。虽有消食之功，而气虚者则应忌食，因为槟榔有破气耗气之弊。所以，《本草经疏》明确告诫："病属气虚者忌之。凡中气不足，悉在所忌。"究其原因，也就是《本草蒙筌》中所说："槟榔，久服则损真气。"

⑤佛手柑。性温，味辛苦酸。虽有健胃理气之功，又有耗气伤气之弊。故气虚之人，不宜服食。如《随息居饮食谱》中所言："多食耗气，虚人忌之。"《本经逢原》亦云："痢久气虚，非其所宜。"

⑥大蒜。味道辛辣，刺激性大，多吃可动火耗血。《本草纲目》说它"辛能散气"。《本草经疏》又说："气虚血弱之人，切勿沾唇。"《本草衍义补遗》中还指出："其伤脾伤气之祸，积久自见。"由此可知，气虚之人忌吃大蒜。

此外，气虚体质应当忌吃或少吃荞麦、柚子、柑、金橘、金橘饼、橙子、荸荠、生萝卜、地骷髅、芥菜、薤白、砂仁、菊花、茶叶及烟酒等。

·血虚·

血，是流动在血管中的不透明液体，是构成人体和维持生命活动的基本物质之一，能为全身各脏腑组织的活动提供营养和滋润。

人体的血液总量大约是体重的7%～8%，比如体重为60千克，则血液量约为4200～4800毫升。各种原因引起的血管破裂都可导致出血，如果出血量较少，不超过总血量的10%，则可以通过身体的自我调节很快恢复；如果失血量较大，达到总血量的20%时，则会出现脉搏加快、血压下降等症状；如果在短时间内丧失的血液达到全身血液的30%或更多，就可能危及生命。除了意外造成的身体缺血外，生活中常见的是因营养不良、胃肠消化吸收功能差引起的慢性缺血，这是造成各种疾病发生以及身体衰老、退化的祸根。

血虚的体质，常因失血过多，或者脾胃消化吸收功能低下，或因营养不足，或因七情过度，暗耗阴血等原因所引起，以致不能濡养脏腑经脉，

而出现面色苍白、头眩目花、耳鸣耳聋、心悸失眠、指甲口唇眼睑缺少血色，甚至毛发枯槁、稀疏脱落、全身乏力，妇女闭经或经少，白细胞、红细胞、血小板减少等血虚征象。

血虚体质宜多吃常吃具有补血作用的食物，宜吃高铁、高蛋白、高维生素C的食品，宜吃些有补气、补肾、健脾作用的食物。忌吃生冷性凉食物。

适宜类型：①牛肉。不仅能补气，还能补血。由于牛肉中含有丰富的铁质，故有较好的补血作用。如能经常炖食牛肉，或配以红枣、龙眼肉、枸杞子等，补血功效更显著，尤其适宜于年轻产妇或手术后或失血引起的血虚之人。

②猪肉。血虚之人除宜吃猪肝外，还适宜多吃些猪瘦肉。《本经逢原》中就曾说过："精者补肝益血。"《随息居饮食谱》中还介绍："治津枯血夺：猪肉煮汤，吹去油饮。"

③牛肝。有养血、补肝作用，血虚萎黄者宜食。《本草蒙筌》载："牛肝助肝血，明目。"《现代实用中药》

亦说："牛肝适宜于萎黄病，妇人产后贫血。"动物的肝脏均有补血养血之功效，凡血虚之人皆宜服食，除牛肝外，猪肝、羊肝、兔肝、鸡肝、鸭肝、鹅肝等，食之皆宜。

④羊骨。性温，味甘，能补肾强筋骨，血虚羸弱者宜食之。《食物中药与便方》中曾介绍："治再生不良性贫血：生羊胫骨（即羊四肢的长骨）1～2根，敲碎，加红枣10～20个，糯米适量，同煮稀粥，每日2～3次分服，15天为一疗程。"

⑤羊肉。性温，味甘，既能补气，又能补血，尤其是气血不足兼有阳虚怕冷者，食之更宜。金元医学家李杲说："羊肉，甘热，能补血之虚。"若用羊肉配合当归和生姜同煨，就是著名古方"当归生姜羊肉汤"，血虚怕冷者及妇人产后血虚食之最为有益。

⑥鸡蛋。性平，味甘。《本草纲目》中记载："形不足者，补之以味，故鸡蛋黄能补血。"《随息居饮食谱》亦云：鸡蛋"补血安胎"。尤其是妇女生产过后体弱血虚者，每天吃1个鸡蛋，不但能补养气血，还能促进产

妇身体康复。若能同红枣、红糖同炖后食用则更为适宜。

⑦黑芝麻。性平，味甘。金元时期著名医家刘完素就曾说过："芝麻入肝补血。"《本草经疏》中亦说："芝麻益脾胃，补肝肾之佳谷也，甘平益血润燥。"《玉楸药解》中还记载："芝麻补益精液，润肝脏，养血舒筋。"民间也常将黑芝麻炒熟研细，供血虚之人经常食用。

⑧当归。中医最为常用的补血中药，凡血虚之人，尤其是妇女血虚者，最宜服用。《本草正》云："当归，其味甘而重，故专能补血。"古代著名补血良方"四物汤"，也以当归为主要成分。根据前人经验，当归身的补血作用优于当归头或当归尾。若血虚兼怕冷之人，用当归同生姜、羊肉一同煨食，更有温补气血的作用。

⑨枸杞子。有补肝血、滋肾阴的作用。如《本草述》中说它"疗肝风血虚"。《摄生秘剖》有一名方，叫"杞圆膏"，有安神养血的功效，也是用枸杞子同桂圆熬制而成。所以，凡血虚不足者，食之甚宜。

⑩何首乌。有补肝、益肾和养血作用。明代李时珍曾说何首乌"能益血益肝，固精益肾，健筋骨，乌髭发，为滋补良药"。现代研究认为，何首乌是一种滋养强壮补血剂，它含有多量的卵磷脂，卵磷脂能促进血液的新生和机体的发育，能调节改善身体新陈代谢。对血虚者出现的头晕目眩、面色萎黄、腰膝酸软等，食之最宜。

⑪海参。性温，味咸，既能滋阴补肾，又能养血益精。如《纲目拾遗》中说它"生百脉血"。清代王孟英也说它能"滋阴补血"。现代药理研究也发现，海参体壁含刺参酸性多糖，而这种刺参酸性多糖有促进造血功能的作用。所以，凡血虚和贫血之人，宜常食之。

此外，血虚之人宜服食羊肝、猪肝、鸡肉、鸡肝、乌骨鸡、鹌鹑、青鱼、乌鱼、鳝鱼、鳜鱼、花生、黄豆、茼蒿、甜菜、香蕈、草菇、平菇、蜂乳、豆浆、牛奶、灵芝、紫河车、熟地黄、白芍、黄芪、党参、人参、肉苁蓉等。

禁忌事项：根据前人经验，凡血虚者不宜多吃荸荠。如《本经逢原》中就曾指出："荸荠兼耗营血，故孕妇血竭忌之。"因为它是一种辛辣刺激性食物，多吃常吃，易动火耗血。所以，《本草经疏》中明确告诫："气虚血弱之人，切勿沾唇。"凡血虚之人，不宜食之。

此外，凡血虚者应忌吃或少吃海藻、草豆蔻、荷叶、白酒、薄荷、菊花、槟榔、生萝卜等。

·阴虚·

阴虚体质多因久病阴伤，或房事不节，或过食温热香燥之物，或因情志内伤，暗耗津液，以致人体阴液亏损，失去润泽脏腑、滋养经脉肌肤的功用，出现身体羸瘦、形容憔悴、口干喉燥、咽痛咽干、口渴喜冷饮、大便干燥、小便短赤，甚至骨蒸盗汗，或午后低热，或夜热早凉，呛咳、颧红、消渴、舌红少苔或无苔，脉细数等一系列阴虚体征。

凡阴虚体质者，宜多吃些清补类食物，宜食甘凉滋润、生津养阴的食品，宜吃新鲜蔬菜瓜果或纤维素及维生素较高的食物，宜吃含优质蛋白质丰富的食品。忌吃辛辣刺激性食品，忌吃温热香燥食品，忌吃煎炸炒爆的食品，忌吃性热上火食物，忌吃脂肪、碳水化合物含量过高的食物。

阴虚之人宜常吃下列食物：

①鸭肉。性平，味甘咸，能滋阴养胃。《本草汇》说它"滋阴除蒸"。《随息居饮食谱》称它能"滋五脏之阴，清虚劳之热，养胃生津"。民间也认为鸭是最理想的清补之物，阴虚体质宜食之。

②鸡蛋。性平，味甘，不仅能益气养血，而且无论鸡蛋白或鸡蛋黄，均有滋阴润燥的作用。鸡蛋被医学界认为是很好的蛋白质食品，其中卵白蛋白、卵球蛋白和卵黄磷蛋白，是很完全的蛋白质。凡阴虚之人食之颇宜，尤其是鸡蛋同大豆一起食用，如民间习惯用鸡蛋与豆浆同食，更有益处。

③猪肉。性平，味甘咸，有滋阴润燥的作用。清代医家王孟英说："猪肉补肾液，充胃汁，滋肝阴，润肌肤，止消渴。"《本草备要》亦载："猪肉，其味隽永，食之润肠胃，生精液，泽皮肤。"所以也适宜阴虚体质者食用。

④龟肉。性平，味甘咸，能滋阴补血，故阴虚者宜食之。《医林纂要》中就曾说它能"治骨蒸劳热，阴虚血热之症"。由乌龟壳加工而成的龟板或龟板胶，同样具有滋阴补血的功效，阴虚之人也宜服食。

⑤牛奶。性平，味甘，不仅营养丰富，更具有滋阴养液、生津润燥的功效。历代医家对牛奶的滋阴作用颇多赞誉，或称牛奶"润肌止渴""润皮肤""润大肠"，或曰"滋润五脏""滋润补液"。凡体质属阴虚者，宜常食之，裨益颇多。

⑥甲鱼。性平，味甘，有滋阴凉血的作用，为清补佳品，阴虚之人食之最宜。《本草备要》中说它能"凉血滋阴"。《随息居饮食谱》也认为甲鱼可以"滋肝肾之阴，清虚劳之热"。所以，甲鱼对阴虚血热或阴虚火旺、虚劳骨蒸者，更为适宜。甲鱼的背壳，又称鳖甲，也有滋阴补血作用，阴虚之人食之亦宜。

⑦蚌肉。含有丰富的蛋白质和维生素，有滋阴、清热、明目的功效。清代王孟英也认为蚌肉能"清热滋

阴，养肝凉血"。阴虚之人常用蚌肉煨汤食用，最为适宜。

⑧干贝。又称江珧柱、马甲柱，为一种海鲜食品。性平，味甘咸，能滋阴补肾。《本草求真》说它能"滋真阴"。《本草从新》称它"疗消渴"。干贝肉质细嫩，味道鲜美，属高蛋白食品，故阴虚之人宜常用干贝炖汤，最为有益。

⑨燕窝。性平，味甘，有补气阴的功用，尤其能益肺阴，为清补佳品。凡阴虚体质，尤其是肺阴虚者，如肺结核病、支气管扩张、肺痿、老年慢性支气管炎，最宜食之。清代医家张璐说它能"调补虚劳，治咳吐红痰"。吴仪洛说："燕窝大养肺阴，补而能清。"《本草再新》中也有"大补元气，润肺滋阴"的记载。

⑩银耳。性平，味甘淡，有滋阴养胃、生津润燥的作用。银耳含有丰富的胶质、多种维生素和17种氨基酸、银耳多糖和蛋白质等营养物质，为民间最常用的清补食品，尤其是对肺阴虚和胃阴虚者，最为适宜。

⑪西洋参。性凉，味甘微苦，能益气养阴，对气阴两伤之人最宜。《本草从新》说："虚而有火者相宜。"《药性考》亦云："西洋参补阴退热。"《增订伪药条辨》还说："西洋参滋阴降火。"所以，阴虚或兼气虚，兼肺虚，或阴虚火旺者，食之最宜。阴虚之人忌吃人参，这是因为人参性温，有助火之弊，若改用西洋参，清补气阴，最为合拍。正如《医学衷中参西录》所说："西洋参，性凉而补，凡欲用人参而不受人参之温补者，皆可以此代之。"

⑫海参。属补阴食品，有滋肾益精、养血润燥的作用。《本草求原》中就说它"润五脏"。《随息居饮食谱》也认为海参"滋阴"。故凡阴虚体质者，食之颇宜。

⑬阿胶。性平，味甘，既能补血，又能滋阴。正如《本草纲目》所言："阿胶，大要只是补血与液。阴不足者，补之以味，阿胶之甘，以补阴血。"尤其是肺肾阴虚之人，食之尤宜。

此外，阴虚体质宜服食牡蛎肉、鲛鱼、马奶、羊奶、酸奶、蚬肉、淡菜、蛙肉、蹄筋、豆腐浆、菠菜、青菜、黄芽菜、山药、银耳、蘑菇、金针菇、草菇、平菇、西米、糯米、黑木耳、番茄、枸杞头、绿豆芽、甘蔗、酸梅汤、葡萄、百合、水煮花生、橘子、柑子、橙子、草莓、柚子、无花果、香蕉、西瓜、蜂蜜、蜂王浆、芝麻、南北沙参、地黄、何首乌、白芍等。

禁忌事项：①肉桂。大辛大热的调料食品，极易助火伤阴。凡阴虚体质以及阴虚之病，皆不宜吃。正如《本草经疏》所言："男女阴虚，法并忌之。"

②胡椒。为典型的辛辣刺激性食物。其味大辛，其性大热，极易助热动火，燥液耗阴。如《随息居饮食谱》中即说："多食动火烁液，耗气伤阴。"明代李时珍也认为，胡椒"大辛热，纯阳之物，动火伤气，阴受其害"。所以，凡阴虚之人，切勿多食。

此外，凡阴虚体质应忌吃或少吃狗肉、羊肉、雀肉、海马、海龙、獐肉、锅巴、炒花生、炒黄豆、炒瓜子、爆米花、荔枝、龙眼肉、佛手柑、杨梅、大蒜、韭菜、芥菜、辣椒、薤白、生姜、砂仁、荜茇、草豆蔻、花椒、白豆蔻、大茴香、小茴香、丁香、薄荷、白酒、香烟、红参、肉苁蓉、锁阳等。

·阳虚·

阳虚是指人体内的阳气不足，中国传统医学通常分为脾阳虚和肾阳虚，大多表现为畏寒肢冷、体温偏低、手足发凉，或腰背怕冷，或腰以下有冷感；大便经常稀薄不成形，小便清长，或小便频数，或溺后余沥，或阳痿；舌淡苔白，脉沉迟无力。

阳虚体质宜吃性属温热的食物，宜吃具有温阳散寒作用的食品，宜温补忌清补，宜食热量较高而富有营养的食品。忌吃性寒生冷之物，忌吃各种冷饮，忌吃各种生冷瓜果。

适宜类型：①荔枝。性温，味甘酸，为一种温补果品。《玉楸药解》说它"暖补脾精，温滋肝血。甘温滋润，最益脾肝精血，阳败血寒，最宜此味"。若阳虚又兼气血不足之人，宜经常吃些荔枝。

②肉桂。性热，味辛甘，是最常用的调味食品，有补元阳、暖脾胃、通血脉、散寒气的功用。李时珍认为："肉桂下行，益火之原。"《本草汇言》亦称："肉桂，治沉寒痼冷之药也。"

下行走里之物，壮命门之阳。"古代凡治疗阳虚之名方，如右归丸、金匮肾气丸，皆用肉桂为主药。肉桂甘辛大热，不仅能补阳气，还能散寒邪，故凡阳虚怕冷、四肢不温、腰膝冷痛之人，最宜食之。

③干姜。将生姜晒干或烘干后即为干姜。生姜偏于散寒，干姜更有温中回阳，尤其是有温暖脾阳的作用，著名古方理中汤即用之。《本草正》中曾说："下元虚冷，而为腹疼泻痢，专宜温补者，当以干姜炒黄用之。"凡阳虚怕冷、脘腹冷痛、四肢不温者皆宜用之。

④胡椒。性热，味辛。明代李时珍称其为"纯阳之物，暖肠胃"。《本草经疏》亦云："凡胃冷呕逆，心腹冷痛，大肠虚寒，四肢如冰等，诚为要品。"清代医家黄宫绣还说："胡椒比之蜀椒，其热更甚，凡因火衰寒入，治皆有效。"中医理论认为，火衰与寒入是有区别的，火衰指人体本身阳气衰少，而寒入指寒邪侵袭。胡椒散寒力强而温阳力逊，诚如黄宫绣所云："胡椒止有除寒散邪之力，非同桂、

附终有补火益元之妙。"然而，阳虚之人，寒邪易犯，故食之亦宜。

⑤茴香。性温，味甘辛。有大茴香与小茴香之分，两者均有温阳补火与散寒理气的作用。阳虚火衰和寒凝气滞者，食之皆宜。元代医家李东垣认为："小茴香补命门之火。"《医林纂要》也认为："茴香，大补命门，命门火固，则诸寒皆散。"茴香辛甘温，作为调味品，阳虚体质宜少量常食之，确有补阳散寒的效果。

⑥狗肉。性温，味咸，能温补阳气，无论脾阳虚或是肾阳虚，皆宜食之。民间早有"阳虚怕冷，常吃狗肉"的习俗。对平素四肢欠温、腰膝冷痛者，每年入冬以后，经常食狗肉，最为适宜。

⑦羊肉。性温，味甘，为温补佳品，有温中暖下、益气补虚的作用。阳虚之人宜在秋冬以后常食之，可以起到助元阳、补精血、益虚劳的温补强壮效果。

此外，阳虚体质宜吃羊骨、牛鞭、狗鞭、海虾、淡菜、韭菜、鲜生姜、大葱、丁香、豆蔻、荜澄茄、锁阳、桂圆、黄芪、紫河车、白酒等。

禁忌食物：①鸭肉。性凉之物，易伤人之阳气。《饮食须知》曾说："鸭肉味甘性寒，滑中发冷气。"《随息居饮食谱》亦云："凡阳虚脾弱……皆恩之。"因此，阳气虚弱体质之人，尤其是脾肾阳虚者，当忌食。

②兔肉。性凉，能凉血，易损阳气。正如清代食医王孟英所说："兔肉甘冷，凉血，多食损元阳。阳虚者尤忌。"所以，阳气不足之人当忌食之。

③甜瓜。其性大凉，易伤人之阳气。如《本草衍义》中早有告诫："甜瓜，多食未有不下痢者，为其消损阳气故也。"因此，凡平素阳气不足，尤其是脾肾阳虚之人，切勿多食之。

④獭肉。俗称水狗肉。性大凉，能伤人之阳气，故阳虚之人不宜多食。《本草图经》中早有告诫："獭肉，消阳气，宜少食。"

此外，阳虚之人应忌吃或少吃鸭血、鸭蛋、阿胶、牛奶、酸奶、甲鱼、螃蟹、田螺、螺蛳、蚌肉、蚬肉、柿子、柿饼、柚子、柑、香蕉、无花果、西瓜、青苦瓜、地瓜、菜瓜、生藕、生萝卜、丝瓜、冬瓜、紫菜、地耳、金针菇、草菇、落葵、莼菜、发菜、菾莛菜、罗汉果、荸荠、菊花脑、薄荷、金银花、菊花、槐花等。

第三章　日常饮食禁忌

一　禽蛋

·鸡蛋忌吃得过多·

鸡蛋是营养丰富的食品，每天吃1～2个鸡蛋对健康是有利的，但吃得过多，则对身体有害。因为鸡蛋中含有碳、氯、氢等多种化学元素和丰富的蛋白质，但氯和蛋白质过多时，肾脏就无法把它们完全排掉，长期沉积于肾脏，日久就会影响肾脏的血液循环，不仅影响肾功能，还可能会引起心脏病及其他疾病。

·鸡蛋忌生吃·

有人喜欢吃生鸡蛋，认为生的比熟的营养好，还有人认为吞生鸡蛋能润喉、清嗓子。事实上并非如此。首先，生鸡蛋中的蛋白质不易被消化吸收，而且由于生鸡蛋含有抗胰蛋白酶，蛋中绝大部分蛋白质不能被吸收，其他营养也只能吸收一半左右。鸡蛋加热后，抗胰蛋白酶失活，蛋白结构变化才易于消化吸收。其次，在生鸡蛋的蛋清中含有一种对人体有害的碱性蛋白质——抗生物素蛋白，它在肠内与生物素紧密结合为一种牢固的复合体，没有活性，人体无法吸收，最终可引起人体生物素缺乏症，表现为全身乏力，食欲不振，恶心、呕吐、感觉过敏、皮屑性皮炎，以及嘴唇脱皮、脱眉等症状。鸡蛋加热处理后，这种抗生物素蛋白即被破坏。再次，鸡蛋生下后，常有病原体侵入，加热后可以杀灭这些病原菌，而生吃则可能引起疾病。最后，吃生鸡蛋还会增加肝脏的负担，因大量没被吸收的蛋白质在大肠内腐败，产生大量有毒物质，吸收后要经肝脏解毒。肝功能不好者，则可能发生氨中毒，出现肝性脑病。可见生吃鸡蛋是十分有害的。

·鸡蛋忌冲吃·

用热水、热豆浆、热牛奶等冲生鸡蛋，并不可取。因为带有沙门氏菌的鸡蛋用热水、热豆浆、热牛奶冲是不能把细菌全部杀死的，沙门氏菌必须在持续煮沸15分钟后才能被完全杀死。同样，生蛋清中的抗生物素和抗胰蛋白酶也没有完全被破坏，影响蛋白质的消化与吸收。

·鸡蛋忌油炸吃·

油炸鸡蛋（含煎荷包蛋）烹调简便，色、香、味俱全，但由于温度过高，使部分蛋白焦煳，损失营养，影响消化和吸收。另外，水溶性维生素如硫胺素、核黄素、烟酸等部分被破坏，从营养角度看，这种吃法不如煮、蒸、炒等。

·忌食半熟的鸭蛋·

鸭蛋和鸡蛋不同，鸭蛋不管怎么吃，都必须熟透才能吃，半熟的鸭蛋绝对不能吃。因为鸭子容易得沙门氏病，这种病菌在鸭子体内能渗入正在形成的鸭蛋内，因而鸭蛋中也往往含有大量沙门氏菌，只有经过一定时间的高温处理，才能杀死这种细菌。鸭蛋一般要煮开15分钟才能食用。煮鸭蛋时，煮熟后不要立即取出，而应留在开水中，让其冷却后取出。为保险起见，鸭蛋一般不用来炒着吃，更不作水浦蛋吃。一般是将其加工成咸鸭蛋或松花蛋，腌好的鸭蛋也要煮熟后才能吃。

另外，有人喜欢吃"溏心蛋"，从外表看，蛋白是凝固的，但里面的蛋黄还是稀溜溜的，细菌仍然是活的。煎鸡蛋或鸭蛋时也要煎透，吃了半熟的蛋会生病。

·早餐忌只吃鸡蛋·

由于早晨时间比较紧迫，有的人不能坐下来好好吃早餐，往往只吃 1～2 个鸡蛋了事，便匆匆赶着上班。这样做，是不符合卫生标准的。一方面因为 2 个鸡蛋所提供的热量，不能满足身体需要。据专家研究，早餐应提供全天身体所需热量的 25%～30%，而2 个鸡蛋所提供的热量只占应摄入量的

18.4% ~ 22%（只吃 1 个鸡蛋的话，热量就更少了）。另一方面，早晨起床后，身体迫切需要补充水分，只吃鸡蛋不能补充水分，这会使身体更加缺水，随之而来的是使尿液浓度更高，不利于废物及有毒物质及时排出体外。长此以往，无疑对身体是有害的。

·忌过多吃松花蛋·

松花蛋，又称皮蛋，由于加工时用了石灰等多种作料，每个松花蛋中平均的含铅量达 0.8 毫克左右，比腌制的鸭蛋高出一倍以上。成人对铅的吸收较少，而儿童则吸收较多，长期食用含铅量较高的松花蛋，会影响孩子的生长发育。尤其是松花蛋蛋壳破裂，更容易引起铅的污染。所以，在食用前应检查松花蛋是否早已在生产中破裂。检查的方法是，不要过早敲开蛋壳，应先轻轻地剥离外面的泥糠，剥完后，用水洗干净，看看蛋壳上是否有裂缝。若有裂缝，就说明早已破裂，不要再食用。目前有无铅蛋，制作时用氧化锌、氧化铜来取代氧化铅。这种无铅松花蛋吃起来就没有任何顾虑了。

二　调味品

·忌偏食植物油·

众所周知，偏食动物油易导致动脉硬化与冠心病。近几年，营养学家通过研究又发现，偏食植物油同样可引起多种疾病，如糖尿病。

日本国立营养研究所山口贤次做了一个极有说服力的试验，他将 140 只鼠分成两组，一组喂动物脂肪，另一组喂植物脂肪。45 周后，前组死亡率只有 18%，后组死亡率高达 60%。只吃植物油的鼠群死亡率高，这是因为血管脆弱、多器官失血。

有人对可可油、豆油、葵花子油的分析也表明，这些油均含有大量的饱和脂肪酸成分，若长期偏食，也会引起心脏疾患。因此，营养学家认为，人们在食用油的选择上，不能从一个极端走向另一个极端，而应根据自身的需要，劳动强度大小和食用油来源情况，适当、合理地选择食用。根据专家们的研究，人体食用植物油与动物油的比例以 3 : 2 为最佳。

另外，植物油的种类不同对人体

的影响也不同。判断植物油的优劣，主要应看其不饱和脂肪酸的含量多少。一般说来，植物油中不饱和脂肪酸含量越丰富，对人体越有益。营养学家的研究表明，植物油以芝麻油、葵花子油、玉米油、大豆油为上乘油，其他油次之。

·忌过量食用大蒜·

大蒜是一种常用调料。生食时，香辣可口，开胃提神；加在肉食中，可以去腥除膻，添香增味。它含有蛋白质、脂肪、钙、磷、铁、维生素、挥发油等多种营养素，具有一定的营养价值。大蒜所含的大蒜素，有杀菌作用，味道辛辣，其性温和，有较高的医疗价值。研究表明，大蒜对葡萄球菌、大肠杆菌、伤寒杆菌、霍乱弧菌、炭疽杆菌和其他致病菌都有抑制和杀灭作用，因而被称为"天然的广谱抗生素"。近些年来，科学家研究发现，大蒜还有良好的防癌作用。经常吃些大蒜，对于身体健康大有裨益。但应该注意的是，食用大蒜也应适量。如果以为它是保健食品就不加节制地，过量食用，也是不适宜的。实践证明，过量食用大蒜，会使心脏病、高血压病、糖尿病、肥胖症等疾病加剧；长期大量吃大蒜，会使轻度胃炎或胃溃疡患者发生腹痛，还有损于人的肝脏和眼睛。

过量食用大蒜，会杀死寄生于肠内的有益细菌，破坏体内制造维生素 B2 和 B6 的"原料"，妨碍人体对 B 族维生素的吸收。因为大蒜含有阿利斯物质，会损伤红细胞中的血红蛋白，长期过量食用大蒜会导致贫血。

还应注意，腹泻时忌多食大蒜，否则不但起不到治疗效果，还会加重病情。这是因为日常生活中经常发生的腹泻，大多是因为患者受凉或吃了带有致病菌的食品后，引起肠内局部黏膜组织炎症，肠壁血管的通透性发生改变，以致酿成蛋白质、水盐代谢紊乱，使大量体液渗入肠腔而发生腹泻。患病期间，整个肠腔均处于紧张应激状态，如果再大量进食大蒜，在其产生抗菌消炎作用的同时，大蒜辣素亦会加重对肠壁的刺激，会使血管充血、水肿加重，导致更多的组织液流入肠内，从而使患者的腹泻症状加剧。

·忌吃醋过多·

醋是提味灭菌的最佳调料，它有很多优点和用途。醋具有浓醇香美的酸味、香味、鲜味，可增进食欲、促进消化；用醋调制凉拌菜，除可增鲜添味外，还可起到杀灭病原菌、预防肠道疾病的作用；醋还有较多的防病治病的医疗作用，如可降低血压、软化血管、治疗胆道蛔虫症；醋还有去腥、除秽、美容等功效。因此，经常吃醋是大有益处的。

但是，吃醋却不可过多。由于醋中含有较多具有腐蚀作用的醋酸，过多摄入醋酸，一方面会伤及脾胃，另一方面会损害牙齿和骨骼。因此，醋可常吃，但忌多吃。

·酱油忌多吃·

酱油是深受人们欢迎的食品佐料，但是吃得太多有损健康。科学家们发现，酱油中含有致突变和致癌变的物质。这是因为在发酵过程中，蛋白质腐败分解，产生大量的胺类物质，在亚硝酸存在的情况下，可以合成致癌性的亚硝胺。另外，如果生产酱油的厂家卫生条件差，容易受到霉菌的污染，会有大量致癌的黄曲霉素产生。现在已经从酱油中分离出来这些物质，可以引起实验的老鼠发生多种肿瘤。从预防癌症的角度来说，最好少吃或不吃酱油。

·忌吃牛油过多·

在各种油脂中，牛油是最坏的一种，它含有较高的饱和脂肪酸，能使人体血液中胆固醇含量增高，从而导致动脉硬化。然而几乎所有快餐厅都是用牛油来烹制食品的，所以我们不要为了方便经常吃快餐。一般来说，如果人们对任何饱和脂肪都无特殊需要，其摄入量最好降为零。

三 茶、酒、奶、饮料

·忌煮茶喝·

有些人喜欢煮茶喝，这是不好的饮茶习惯。在高温作用下，鞣酸过多的溶出，挥发油在煮的过程中散发，维生素 C 在高温中被破坏，不仅茶味苦涩，而且大大降低了茶叶的营养价值，如果长期饮用这种茶水，会危害健康。因此，切忌煮茶喝，即使泡茶，水温也忌过高，以 80℃左右为宜。

·忌喝头遍茶·

茶叶在生产、包装、运输、存放过程中，很容易受到霉菌的污染。另外，农药会在粗糙的茶叶表面残留。而为了尽可能多地保存维生素 C 及其他营养成分，现在提倡不用开水泡茶，这样霉菌就不容易被杀死。农药经水一泡，可以很快地溶到水中来，如果弃掉头遍茶，有利于去掉大部分农药和霉菌等有毒有害物质，以防对机体造成不利。

·忌用保温杯泡茶·

用保温杯泡茶，使茶叶长时间浸泡在高温、恒温的水中，会使茶中的维生素被大量破坏，芳香油大量挥发，鞣酸、茶碱大量浸出。不但大大降低了茶叶的营养价值，而且会使茶水无香味，茶味苦涩，有害物质增多。如果长期饮用这种茶水，就会危害健康，也可能引起某些疾病。所以最好不用保温杯泡茶。

·饮茶忌过浓·

浓茶中的咖啡因含量高，这对大脑中枢神经的刺激较大，兴奋性提高，人的精神活动也就显得十分活跃。尤其是在睡前喝浓茶，会影响睡眠，甚至造成失眠。浓茶中过多的鞣酸会与人体中的维生素 B 发生永久性结合，容易引起维生素 B 缺乏症。鞣酸还可以使胃黏膜收缩，蛋白质凝集沉淀，影响消化功能。浓茶还会减弱胃肠对食物中铁质的吸收，时间久了会引起贫血。因茶多酚对乳汁有收敛作用，所以浓茶还会导致哺乳期妇女乳汁分泌减少。特别需要指出的是，茶叶寒凉侵袭脾胃，年老体弱者若喝浓茶，时间长了，将会逐渐损耗元气，甚至诱发肠胃病。茶碱能增强胃酸分泌，消化性溃疡病患者忌喝浓茶，否则会加重病情。茶叶中的咖啡因会导致兴奋过度，所以浓茶易造成心动过速、心律不齐。有冠心病、肺心病、高血压的老年人，饮茶宜清淡，还要少饮。此外，饮浓茶还会引起便秘，这点老年人更应注意，因为患高血压病的老年人若经常便秘、排便难，易诱发脑中风。

·妇女忌喝浓茶·

饮茶好处很多，但妇女忌喝浓茶，特别是在经期、孕期、产期、哺乳期和更年期更是如此。

①月经期随经血失去大量铁，为补充铁，经期和经期后需吃富含铁的食品。茶叶中富含鞣酸，妨碍肠黏膜对铁质的吸收与利用，因在肠道中鞣酸极易与食物中的铁或补血药中的铁结合，发生沉淀，从而引起缺铁性贫血。有痛经史的妇女喝浓茶后会引起痛经症状，甚至加重。

②孕期喝浓茶，不仅易患缺铁性贫血，而且茶叶中咖啡因会加剧孕妇心跳，茶碱有利尿作用，使孕妇排尿增多，增加肾脏的负担，诱发妊娠中毒症等，不利于母体健康与胎儿发育。

③产期临产前饮茶，因咖啡因的兴奋作用致孕妇失眠，容易导致分娩时因睡眠不足而精疲力竭，阵缩无力，出现难产。

④在哺乳期，茶里高浓度的鞣酸，被肠黏膜吸收入血后，会产生收敛和抑制乳腺分泌的作用，使乳汁分泌不足而影响哺乳。此外，哺乳期喝茶，茶内的咖啡因通过母乳进入婴儿体内，婴儿易发生肠痉挛、肠激惹症状，会使婴儿忽然无缘无故地啼哭不止。

⑤女性45岁以后开始步入更年期，会出现头晕，乏力，心动过速，易感情冲动，烦躁，出汗、睡眠不足或失眠，月经功能紊乱等症状。若过量饮茶会加重上述症状，引起功能性疾病，不利于顺利渡过更年期。

·忌饭后饮茶·

有人喜欢在饭后立即饮茶，这样是不科学的。研究表明：茶叶中含有大量单宁酸，饭后马上饮茶，食物中的蛋白质、铁质与单宁酸极易发生凝集作用，老年人因肠胃功能下降，对这些凝固物很难消化吸收，势必减少人体对蛋白质和铁的吸收。如饭后饮用 15 克茶叶冲泡的茶水，食物中铁的吸收量至少会降低 50%。久之，不仅使营养水平降低，影响体内器官的多种生理功能，还容易患缺铁性贫血。

·忌吃羊肉后马上喝茶·

羊肉肉香味美，营养丰富，御寒能力强，在冬春寒冷之季多吃些羊肉是有好处的。但是，吃羊肉后，忌马上喝茶，否则对身体健康不利。

因为羊肉中含有丰富的蛋白质，而茶叶中含有比较多的鞣酸，如果吃完羊肉后马上喝茶，会使茶叶的鞣酸与羊肉中的蛋白质结合成一种叫鞣酸蛋白质的物质。这种物质具有一定的收敛作用，可使肠的蠕动减弱，大便中的水分减少，导致排便不畅，甚至发生便秘。这样，大便中的有毒物质就会因为在肠内停留时间过长而被人体吸收。所以，吃完羊肉后忌马上喝茶。

·不宜喝茶的人群·

①病后需静养的人及甲亢、结核病人。因为茶叶中的咖啡因能使人兴奋，引起基础代谢增高，从而使需要安静者以及甲亢、结核病人无法得到很好的休息和治疗。

②活动性胃溃疡、十二指肠溃疡患者。正常情况下，胃内有一种名叫磷酸二酯酶的物质，它能抑制胃壁细胞分泌胃酸，而茶叶中的茶碱能抑制磷酸二酯酶的活力。这样胃壁细胞就会分泌大量胃酸，会影响溃疡面的愈合，加重病情。

③习惯性便秘患者。这种病人忌多饮茶，因为茶叶中的鞣酸能减轻肠蠕动，从而使便秘加剧。

④贫血患者。铁是制造红细胞的原料之一，体内缺铁，将使红细胞的生成受阻，发生贫血。茶叶中的鞣酸会影响铁的吸收利用。长期饮茶的人会有不同程度的铁吸收障碍。当然，饮食正常的人还不至影响造血，因为人体所摄取的铁量远远多于体内的需要量，但是对贫血的人，或已经有较大量失血需要短时间恢复正常的人则会产生一定的影响。

·忌饭前饭后大量饮水·

在吃饭前或吃饭后，一口气喝下好多水，是不好的习惯，对身体没有任何好处。众所周知，食物在消化系统中是依靠胃酸、胆汁和消化酶等消化液被消化吸收的，而且这些消化液必须有一定浓度方可正常发挥作用。倘若在饭前饭后，消化系统开始履行职能时，饮入大量的水，由于水的稀释作用，胃酸、胆汁和消化酶等消化液将被冲淡，从而影响到消化系统的正常工作，进而会引起其他器官的一些不适。所以，饭前饭后大量饮水不是好习惯。

·忌酒后洗澡·

饮酒之后，心跳加快，代谢增高。如果此时去洗澡，特别是洗热水澡，会使体内的葡萄糖储备大大消耗，使血糖含量大幅度下降，体温也急剧下降。同时，酒精可抑制肝脏的正常活动，阻碍体内葡萄糖储存，以至发生虚脱或低血糖，严重的甚至有生命危险。因此，酒后马上洗澡不好，应该休息一会儿，待心跳基本恢复正常后再去洗澡。

·忌用酒催眠·

一些人睡不着觉，用喝酒来催眠，这样做对身体无益。酒的主要成分是乙醇，即酒精。乙醇有麻醉作用，人喝了酒以后，暂时抑制了中枢神经系统的活动，似乎能加快入睡，但这并不是真正的酣睡。喝酒引起的睡眠与生理性睡眠不一样。脑电图显示，酒后上半夜人睡眠的图形与人清醒时相同，下半夜脑活动比平时还活跃。所以人在酒后醒来仍有昏昏沉沉的宿醉感和头晕不适等症状，这是因为大脑并未得到真正的休息。而且长期用酒催眠，容易引起酒精中毒性精神病、多发性神经炎等。由此可见，有失眠和神经衰弱的人不可用酒催眠。

·忌饮过量的牛奶·

牛奶中的乳糖，靠乳糖酶分解，消化吸收。如果饮过量的牛奶，牛奶中的乳糖不能被完全分解，滞留在大肠内的乳糖发酵分解，会引起腹胀、腹痛、腹泻等症状。体内乳糖酶活性较低的人，尤其应该引起注意。

·喝牛奶忌多放糖·

有人以为，喝牛奶时多加些糖，既压住了牛奶特有的"奶味"，使之更甜更好喝，又增加了营养，对人更有益。其实，这种认识和做法是错误的。因为在牛奶中加糖过多，会造成高渗奶液，人饮用了这种奶液后，会引起不良反应。特别是婴幼儿，若长时间喝这种多糖的高渗奶液，会导致体重增长缓慢，抵抗力下降，易诱发呼吸道感染和出血性肠炎。因此，喝牛奶时加糖忌过量，一般加糖以不超过奶量的 5% 为宜。

·忌喝有沉淀物的牛奶·

牛奶变质后，奶中的乳酸菌繁殖很快，它们把奶中的乳糖分解成乳酸，牛奶中的干酪素就和乳酸起反应，生成乳酸钙并游离出干酪素。干酪素沉淀析出后，就是人们所看到的白色沉淀物。有沉淀物的牛奶已经变质，营养成分已经发生了变化，营养价值也

已经降低，吃了之后还可能发生不良反应。因此，有沉淀物的牛奶不能喝，决不能因舍不得丢掉而食用。

·牛奶中忌加钙粉·

牛奶中的蛋白质，主要是酪蛋白、乳白蛋白和乳球蛋白，酪蛋白的含量最多，占牛奶蛋白的 83%，而酪蛋白又是由 OCK、K、β 和 γ 酪蛋白组成的。如果喝牛奶时加入钙粉，过多的钙离子，就会与 OCK 和 β 酪蛋白结合，使牛奶出现凝固现象。另外，钙还会和牛奶中的其他蛋白结合产生沉淀，特别在加热时，这种现象更加明显。因此，忌在牛奶中加钙粉。

·牛奶忌和药品同服·

牛奶及其奶制品中，均含有较多的钙、铁等离子，一般每升鲜牛奶中，含钙 1300 毫克，铁 0.4 毫克。这些离子和某些药物（如四环素类等）能生成稳定的络合物或难溶性的盐，使药物难以被胃肠道吸收，有些药物甚至被这些离子所破坏。如果用牛奶送服这些药物，就会大大降低药物在血液

中的浓度，影响治疗效果。所以，药品忌用牛奶送服。食用牛奶及其制品，应与服药时间相隔一个半小时为宜。

·鲜牛奶忌冰冻·

牛奶冰冻后，奶中的蛋白质、脂肪和乳糖等营养物质就会发生变化，出现明显不均匀的分层现象。通常上层为含脂肪较多的松软物质，中层是含大量蛋白质和乳糖的白色核心，下层则是乳固体物质和大部分蛋白质，而周围是紧密而透明的冰晶体。这种冰冻的牛奶，待解冻后，会出现凝固状沉淀物、上浮脂肪团，并出现异常气味等，营养价值也随之下降。因此，存放牛奶的温度，以0 ~ 3℃为宜。

·牛奶忌与巧克力同食·

有人喜欢把巧克力加入牛奶中同食，以去除牛奶中的怪味，事实上这是不科学的。牛奶含有丰富的蛋白质和钙，巧克力被称为能源食品。一起吃时，牛奶中的钙与巧克力中的草酸结合，形成不溶的草酸钙，不但无法吸收，时间长了还会出现头发干枯、

腹泻、缺钙和生长发育慢的现象。因此，忌同时喝牛奶和吃巧克力。

·牛奶忌空腹喝·

空腹喝牛奶，只能使牛奶代替淀粉类食物作为热量来消耗，这对含有丰富蛋白质和其他营养素的牛奶来讲，就太不经济了。科学的喝牛奶方法是在淀粉类食品作为热量来源的基础上饮用，或在早饭后1 ~ 2小时再喝牛奶，同时吃一些饼干、馒头类食品。这样，牛奶便能在胃里停留较长时间，与胃液发生充分的酶解作用，使奶中丰富的营养被完全吸收。

·牛奶忌生喝·

刚挤出的生奶含有溶菌酶，能抑制细菌的生长，但此种酶维持作用时间不长，在挤奶、贮存、运输等过程中，生奶很容易被外界微生物所污染，从而发生变质。同时结核病、布氏杆菌病是人畜共患病，乳牛患了这些病后，可以通过奶汁传给人。所以，从牛奶场或者私人那里买来的牛奶，没经消毒不能喝。

·忌喝牛奶后马上喝橘子汁·

用牛奶喂养婴儿，容易造成排便困难。为了解除孩子的排便痛苦，一些家长让宝宝常饮果汁露、橘子汁等，其实这样做是不科学的。牛奶中的蛋白质遇到这些弱酸性饮料会形成凝块，不利于牛奶的消化，也影响营养成分的吸收。所以最好应在喝牛奶后1小时，或者在牛奶中增加一些糖后再喝橘子汁，使肠道内的发酵反应增强，大便就会变软。

·忌用牛奶送服药物·

有些老年人在早晨或晚上喝牛奶时顺便把几种药物同时用牛奶冲服。小孩体质弱易患病，给孩子喂药就成了令许多家长头痛的事。药味苦，孩子哭闹不肯吃，家长只好想方设法哄孩子吃药，有的加糖加蜜，有的用牛奶喂药，这些做法都是很不科学的。牛奶含有较多的无机盐，例如钙的含量就很高，还有铁、磷等物质。这些物质可与某些药物发生反应，从而影响药物的吸收，降低药物疗效，如土霉素、四环素，就能与钙、铁等物质形成络合物，影响药物的疗效。此外，牛奶还含有脂肪、蛋白质等物质，对某些药物会产生影响。因此，不要用牛奶送服药物。

·酸奶忌加热后饮用·

酸奶是用新鲜牛奶加入活性乳酸菌经过发酵制成，它保存着鲜牛奶丰富的蛋白质、脂肪和钙等一切营养素。酸奶中的蛋白质由于受到乳酸菌的作用，成为微细的凝乳，变得更容易被消化吸收。酸奶中的钙在乳酸的作用下，形成乳酸钙，也更易为人体吸收。酸奶中的维生素含量比鲜奶高。有人担心酸奶太凉，怕吃了闹肚子，想煮后再吃，这是很不科学的。因为酸奶经过蒸煮后，物理性状就会发生变化，特有的风味就会消失，营养价值会下降，起特殊作用的乳酸菌也会全部被杀死。

·忌用开水冲蜂蜜·

蜂蜜亦称蜜糖，含有60%～80%果糖和葡萄糖，丰富的无机盐、有机酸、维生素和酶，是滋补佳品，可用于治疗习惯性便秘、痔疮等疾病。服用的正确方法是用温开水或凉开水冲调，水温不超过 60℃ 为宜。

用开水冲调蜂蜜是不好的，遇到较高的温度时，蜂蜜就不能保持原有的色香味，且营养成分也遭到破坏，从而减少或丧失原有的营养价值。试验表明，当蜂蜜加热到 60℃ ~ 70℃ 时，它所含有的糖化酶就会分解，其中某些营养成分消失，变得酸涩，很不好喝，而且喝后容易引起便秘，这就使蜂蜜失去了润肠通便的功能。因此，蜂蜜切忌用开水冲调。服食蜂蜜，以早晚空腹时服用最好。

·老年人忌多喝咖啡·

有人认为年纪大了，多喝些咖啡可以清醒头脑、振奋精神。但近年来医学家研究发现，老人嗜饮咖啡，是加快形成骨质疏松症的重要原因。因为咖啡不仅会增加钙的排泄，还会阻止胃对钙的吸收，使老年人缺钙日益严重，从而加速骨质疏松症的发生。医学专家曾对一个地区的老年人进行

统计分析表明：有喝咖啡习惯的人易在 55 岁之后发生各类骨折；喝咖啡越多，骨质疏松症的发病率越高，骨折的危险性亦越大。因此，老年人忌多喝咖啡，若要提神醒脑，还是喝清茶为好。同时，应从饮食中摄取钙，多吃蔬菜、牛奶、虾皮、海带、小鱼等含钙丰富的食品；注意补充蛋白质、维生素 D；多到户外散步，参加体操、太极拳和轻便的球类活动等；多晒太阳，以便促进钙的吸收，减少骨质疏松症的发生和骨折的发病率。即使要喝咖啡，也必须注意：少饮为宜，不要过浓，短时间内不要连续饮用，睡前忌饮用。

·忌喝生豆浆·

豆浆的营养价值相当于牛奶，是人们喜爱的食品之一。但有人喜欢喝生豆浆，这是不科学的。因为生豆浆中含有会使人中毒和难以消化吸收的皂毒素和抗胰蛋白酶，一般会在食后的 5 分钟内发生恶心、呕吐、头痛、腹泻等症状，重者还会使人全身虚弱、痉挛等。皂毒素和抗胰蛋白酶在 90℃

以上时才能逐渐分解破坏。因此，煮豆浆必须煮到100℃后再维持数分钟，把豆浆中的毒素全部破坏掉后，不要直接喝生豆浆。

·吃冷食的禁忌·

①冷食一次不要吃得过多。冷食能够消暑，解渴，但如果一次吃得太多，就会冲淡胃液和抑制胃酸分泌，减弱胃的杀菌能力，降低身体的抵抗力，使人容易生病。

②在天气炎热，出汗很多，或参加体力劳动和剧烈运动之后，不可马上吃冷食，更不应猛吃、猛喝，最好先喝点水，等一会再吃，以免体内冷热变化剧烈，对人体产生危害。

③年龄过大或太小，以及身体比较虚弱的人，最好不要吃冷食，这样的人可以多喝些温开水或淡茶水。患了腹泻的病人，在未恢复之前也不要吃冷食，以免病情加重。

④吃冷食时，不要边走边吃，特别是在刮大风的天气，尘土飞扬，在路上吃东西很不卫生。

·忌吃冰激凌的人群·

冰激凌具有寒凉的特性，并非人人都能吃。如患咽喉炎、支气管炎的人，受到过冷刺激会使炎症加重或咳嗽加剧；患肠胃炎的人吃了冰激凌，会增加疼痛，影响治愈；已经患腹泻的人吃了冰激凌，会使腹泻更厉害；有肝脏病、胆囊病的人吃了冰激凌，会因受冷的刺激，引起腹痛和肠道痉挛；高血压、动脉粥样硬化症、糖尿病人吃了冰激凌也有害处。

四　烹调

·炒菜时忌油温过高·

不少人为了把菜炒得脆嫩可口，就把油温烧得很高时才放菜。这种做法单纯从烹调的角度讲是不错的，但从营养和保健的角度看，是有害的。因为当食用油加热到200℃（冒烟）以上时，油中所含的脂溶性维生素就被破坏殆尽，其他各种维生素（特别是维生素C）也遭到大量破坏，人体所需的各种脂肪酸也遭到大量氧化，从而使油脂的营养价值大大降低。同时，油温过高，还会产生大量过氧化脂质，这种物质对人体极为有害：它不但会在胃肠内对食物中的维生素有很大的破坏作用，而且会阻碍人体对蛋白质和氨基酸的吸收。若长期食入这种过氧化脂质，使其在体内积聚，还会使人体的一些代谢酶系统受到损害，从而使人未老先衰。因此，炒菜时忌把油温烧得过高。

·炒菜忌放盐过早、过晚·

食盐是膳食中不可缺少的调味品，是五味之主、味中之王，无论是烹、调、炒、煎，要使做的菜有味道，都离不开食盐，特别是炒菜，放盐更是关键。根据烹调师傅们的经验，炒菜放盐一般可分为两种情况。

一是炒制脆嫩的蔬菜（如炒黄瓜、炒荷兰豆、炒白菜丝等）时，一般宜于早些放盐，不可放盐过晚。因为新鲜脆嫩蔬菜的细胞里含有很多水分，烹调加热时，水的体积容易发生膨胀而把细胞壁胀破，从而使菜容易烂熟。对这类蔬菜如果早些放盐，使生菜细胞里的水分较早渗透出来，加热时其细胞壁就不易破裂，这样，炒的时间可以短些，炒出来的菜也会脆嫩好吃。

二是焖炒软烂的蔬菜（如焖扁豆、焖炒蒜苗、焖炒茄子等）时，一般应晚些放盐。这类蔬菜如果放盐过早，会较早渗出大量水分，也不利于较快将其焖炒熟烂，所以宜在九分熟时再放盐为好。

·炒菜勾芡九忌·

①水粉忌调和不均：勾芡前，必须把淀粉用水调和均匀，否则勾芡时就会出现团粉小疙瘩，影响菜肴的口感。

②芡汁忌过稀过干：调制水淀粉时，用水应适量。用水过多，把淀粉汁调得过稀，勾出的芡汁容易混浊；反之，用水过少，淀粉汁过干，则会使芡汁黏稠不好勾芡。

③勾芡忌过早过迟：勾芡过早，菜肴还未熟，芡汁容易焦煳变味，原料中的水分也会因盐的腌渍而渗透出来，造成汤汁过大或脱芡。若勾芡过迟，菜已全熟，菜肴烧炒过度，就会失去

鲜嫩滑润或酥脆爽口的风味。

④汤水忌过多过少：勾芡前，锅中的汤水要放合适，不可过多过少。若汤水过多，会掩盖了主料，若汤水过少，又会包不过主料，这样都会影响勾芡后菜肴的口感。

⑤忌先勾芡后调味：凡是勾芡的菜，都要先放入盐、糖、醋等调料调好味道和色泽，再行勾芡。否则，先勾芡后调味，不但会使味道渗不进主料，而且勾出的芡汁也不明亮。

⑥忌芡汁乱用：菜肴是否应该勾芡，是有讲究的，不能所有的菜都勾芡。用清炒法、清烩法、清蒸法、干烧法、煨法、炖法等烹调方法烹调的菜肴，都忌勾芡，否则，将会弄巧成拙。

⑦忌冷汤勾芡：勾芡应掌握好火候，一定要在锅中的汤汁沸开的时候再勾芡。若汤汁不开时勾芡，就会使勾出的芡发污、发混。

⑧忌油量过大：如果炒菜用油过多，勾芡时将会使芡汁黏裹不到主料上，出现料汁分离的现象，这样炒出的菜肴口感也不好。

⑨忌勾芡后反复推搅：若勾芡后用勺或铲乱推乱搅，将会使勾出的菜汤汁发混，影响菜肴的质量。

·炒菜忌用微火·

大多懂得一些烹调知识的人都知道，炒制新鲜蔬菜时都是要急火爆炒的，但是也有的人担心急火、大火炒菜破坏蔬菜的营养，因而采取微火、小火慢炒的做法。大量实践和研究证明，炒菜时用微火、小火慢炒的做法是不当的，是欠科学的。

①急火爆炒可以在极短的时间内将菜炒好，这样就会大大减少营养素的破坏和损失。研究表明，蔬菜在加热过程中，所含的营养素是在不断遭到破坏的，加热时间越长，蔬菜的营养损失就越大；用急火爆炒的方法，在尽量短的时间内把菜炒好，这就大大降低了蔬菜营养的损失率。专家测定，绿色蔬菜急火爆炒，可使维生素C的保存率达到60%～80%，胡萝卜素的保存率达到76%～90%；而大白菜若在锅内煮制5分钟，维生素C的损失率可达45%。由此可见，炒菜的时间越短越好，微火慢炒是不可取的。

②急火爆炒可使蔬菜中的水分损失较少，而微火慢炒会使蔬菜中的水分大量渗出。我们知道，所有水溶性维生素和无机盐都是溶解在水里的。蔬菜中的水分跑出来了，水溶性维生素和对人体有重要作用的无机盐便也跑掉了。

③急火爆炒由于温度高、速度快、时间短、翻动勤，蔬菜受热均匀，炒出的菜不但营养丰富，而且色泽翠绿，鲜艳美观，吃起来质地脆嫩，口感较好。而微火慢炒炒出的蔬菜，由于长时间在锅内加热，温度低，往往贴近锅底的菜发煳炭化了，而上面的菜还不熟，这样做出的菜肴当然也就色不鲜、味不佳。

·忌烹调青菜时加醋·

有的人嗜醋成癖，不论烹调什么菜都要加醋。虽然食醋有很多益处，具有增进食欲、促进消化、防腐杀菌等重要功效，但是，烹调青菜时，是忌加醋的。因为青菜中的叶绿素在酸性条件下加热极不稳定，其分子中的镁离子可被酸中的氢离子取代，而生成一种暗淡无光的橄榄脱镁叶绿素，使其营养价值大大降低。因此，烹调青菜时，不但要大火快炒，而且忌放醋，以使其在中性条件下，既保持鲜绿的色彩，又不使营养遭受较大损失。

·忌焖煮绿叶蔬菜·

有些家庭在食用绿叶蔬菜时，也喜欢用焖煮的方法，较长时间把菜焖在菜锅里烹煮，这种做法是很不当的。因为绿叶蔬菜里都含有不同量的硝酸盐，焖煮时间过长，硝酸盐会还原为亚硝酸盐，食之可能引起中毒——亚硝酸盐进入血液后，会把低铁血红蛋白氧化成高铁血红蛋白，从而使其失去携氧和运送氧气的能力。轻者会使人感到周身不适、乏力气短，严重者会出现皮肤、黏膜青紫，甚至使局部组织因缺氧而"窒息"。因此，绿叶蔬菜应急火爆炒，而忌长时间焖煮。

·忌烧鱼时过早放生姜·

生姜，味辛，微温，含辛辣和芳香气味的挥发油，素有"植物味精"

的美称，也有"夏季多吃姜，少找医生开药方"的赞誉。生姜既可为菜，又可调味，更可为药，由于它有去腥增鲜的作用，因此烧鱼时必用。需要注意的是，烧鱼时放入生姜的时间忌太早。这是因为，过早地放入生姜，鱼体浸出液中的蛋白质会影响生姜，使生姜不能发挥去腥作用。鱼体的浸出液略偏酸性时（pH 值 5.5 左右），生姜的去腥效果最佳。因此，烧鱼时放入生姜的最佳时机是鱼的蛋白质浸出并凝固之后，才能最好地发挥其去腥增香的效果。

·忌用豆腐单独烧菜·

豆腐洁白如玉，柔软细嫩，清爽适口，是我国人民主要的素食品之一，历来受到人们的欢迎。它含有丰富的营养，却不含胆固醇，因此近年来被人们视为保健食品，更受人们青睐。豆腐的烹调方法有很多，能与很多荤素原料配菜，做出各种风味不同的菜肴。值得注意的是，豆腐是忌单独烧菜的。这是因为，豆腐虽含有丰富的蛋白质，但是却缺少一种人体必需的

氨基酸——蛋氨酸。如果用它单独烧菜，则蛋白质的利用率很低。如果把它和其他的肉类、蛋类食物搭配在一起，不仅丰富了菜肴的色、香、味，还大大提高了豆腐中蛋白质的营养利用率。因为在肉类和蛋类食品中，蛋氨酸含量较高，搭配食用，可以补充豆腐中所缺少的蛋氨酸。

·烹制火腿三忌·

①忌使用刺激性较强的调味品：因为火腿本身已经味厚馨香，醇正鲜美，如果再用辣油、咖喱等厚味品调制，会遮盖火腿本来的特色，使其风味尽失。

②忌干炒：一方面因为火腿本来含水分就少，再经干炒，会使其质地变得更加干硬，口感不佳；另一方面，干炒火腿的鲜味不易发挥出来。因此，炒制火腿应与有汤汁的菜肴一起下锅。

③忌用酱或酱油：一方面，用酱和酱油烹制火腿，会使其色泽变得黝黑难看；另一方面，会改变火腿原有的特殊风味，使其失去芳香和鲜味。

·忌用绞肉机绞肉馅·

有的家庭包饺子、做包子、吃馅饼等，为了节省时间做肉馅，常常从食品店里购买绞肉机绞好的肉馅，或者自己用家庭小型绞馅机绞肉馅。这样虽然节省了时间，但是从营养学的角度来看，却是不科学的。因为肉的鲜味主要存在于肌肉的细胞内，即存在于肉汁中。而用机器绞肉，由于肉在绞肉机中是被用强力撕拉、挤压碎的，很多肌肉细胞被破坏碎裂，这就使包含在细胞内的蛋白质和氨基酸大量流失，因此，这种肉馅的鲜味大大降低。而比较起来，用刀剁肉馅，由于肌肉纤维是被刀刃反复切割捣剁碎的，肌肉细胞受到的破坏较少，其肉汁流散损失也较少，因此，这样制作的肉馅鲜味就要比机器绞的肉馅强得多。

·忌用小火蒸鱼·

清蒸鱼是日常生活和各种宴席上一道颇受人欢迎的菜肴，但是要做好它，是需要掌握好火候的。做好清蒸鱼，最重要的是忌用小火。因为蒸鱼时用小火，温度低而加热慢，鱼肉中的蛋白质就会逐渐凝固，失水退嫩，使鲜味损失，肉质发硬。而如果用大火足气在短时间内把鱼蒸熟，则会使鱼肉鲜嫩，色白如玉，凝而不散，味道香美。

·忌用冷水冷却煮鸡蛋·

不少人喜欢把煮熟的鸡蛋放入冷水中冷却，以使蛋壳好剥离。这种做法是不妥当的。鸡蛋冷却的时候，可发生自然收缩，在蛋白与壳膜之间形成缝隙，会把冷水中的细菌吸入蛋内。

一种最为简单又十分有效的办法：煮鸡蛋时往锅内放少量食盐，这样煮出来的鸡蛋不需用冷水冷却，蛋壳也很好剥离。

·忌将鸡蛋与白糖同煮·

不少人喜欢吃糖水荷包蛋，并认为这是一种营养价值很高的食品。但是，这其实是一种不科学的吃法。这是因为鸡蛋和白糖同煮，会使蛋白质中的氨基酸形成果糖基鞍氨酸的结合物。这种物质不但不容易被人体消化吸收，而且会对人体产生不良影响。因此，忌将二者一起煮食。若在鸡蛋煮熟以后，再用点白糖调味，则是可行的。

·蒸蛋羹四忌·

①忌加入生水：要蒸好蛋羹，首先要讲究加水。不能加热开水，否则会把部分蛋液烫熟，蒸不成蛋羹；忌加生水，因为自来水中有空气，水被烧开后，空气排出，蛋羹会出现小蜂窝影响蛋羹的质量。蛋液里加凉开水，是蒸好蛋羹的关键。只有用凉开水蒸蛋羹，才能使蒸出的蛋羹表面光滑，软嫩如脑，口感宜人。

②忌猛搅蛋液：打好蛋液，加入凉开水后，只要轻微拌和，将水和蛋液融为一体即可，不能猛搅和长时间搅拌。猛搅会使蛋液起泡；长时间搅拌，则会把蛋液搅解了。

③忌先加调味品：蛋羹若在蒸熟前即加入调味品，会使蛋白质变性，蒸出的蛋羹不软嫩，失去特有的风味。

因此，蛋羹应在蒸熟后再调味。调味的方法：先用刀在蒸好的蛋羹上划几刀，加入少许酱油或盐水，再滴几滴香油就可以了。

④蒸制时间忌过长，蒸气忌太大：由于蛋液含蛋白质极为丰富，加热到85℃左右时就会逐渐凝固成块，如果蒸制时间过长，会使蛋羹变硬；如果蒸气太大，则会使蛋羹出现蜂窝，鲜味降低。因此，蒸蛋羹时以用放气法为好。即蒸蛋羹时，锅盖不要盖严，留出一点空隙，一边蒸一边跑点气，这样蒸出的蛋羹就不会有蜂窝了。

·忌久煮骨头汤·

不少人有爱喝骨头汤的习惯，而且认为熬汤时间越长越好，不但味道好，而且更滋补身体。其实不然，动物骨骼中所含的钙质是不易分解的，不论是多高的温度，也不会将骨骼内的钙质溶化，反而会破坏骨头中的蛋白质。因此，熬骨头汤的时间太长，不但无益，反而有害。肉类含脂肪高，而骨头上总会带点肉，故而长时间熬制，熬出的汤中会含脂肪很高。较好的熬骨头汤的方法是，用压力锅熬至骨头酥软即可。这样，熬的时间不太长，汤中的维生素等营养成分损失不多，骨髓中所含的磷等微量元素也易被人体吸收。

·忌用文火煮牛奶·

有的人煮牛奶时怕牛奶外溢，便采取用文火慢慢煮的方法，把奶锅放在炉灶上，很长时间也不开锅；即使开锅了，也是微微沸翻，不会外溢。这种做法是不当的。因为用文火煮牛奶，会使煮奶的时间大大延长，虽然可以缓解溢奶的顾虑，但会使奶中的维生素等营养物质受到较多的损失和破坏，营养价值大为降低。因此，文火煮奶的做法是不可取的。

正确的做法：用旺火煮奶，奶开后离火；止沸后，再放在旺火上煮。如此反复三四次即可。这样既可减少煮奶时间，使奶保持原有的营养成分，又可有效杀死奶中的细菌。

·煮牛奶时忌放糖过早·

很多人在煮牛奶时有过早放糖的习惯：有的在一开始就把糖加入牛奶中，有的在奶锅将开不开时放糖，有的虽在牛奶煮开后放糖，但是加糖后往往还要煮很长时间。这些做法都是不当的。

正确的煮牛奶加糖的方法是：在牛奶煮开锅后再放糖，然后将奶锅撤离火炉，不可再加热熬煮。因为鲜牛奶中含有一种蛋白质的分解产物——赖氨酸，它是儿童发育不可缺少的物质；白糖中含有丰富的果糖。这两种物质在高温加热下，会结合成一种新的成分，叫果糖基赖氨酸，这种物质一旦形成，不但不能被人体吸收，而且会破坏蛋白质的营养价值。因此，煮牛奶时忌放糖过早，一旦放糖即不可再煮。

·牛奶忌与豆浆同煮·

牛奶和豆浆都是营养价值较高的食物。有人认为，牛奶和豆浆混合煮后饮用，可以起到互补作用，提高营养价值。其实，这并不科学。因为豆浆中含有的胰蛋白酶抑制因子，能刺激胃肠和抑制胰蛋白酶的活性。这种物质，需在100℃的环境中，经数分钟才能被破坏。否则，未经充分煮沸的豆浆，食后易使人中毒。牛奶若在高温中持续煮沸，则会破坏奶中的蛋白质和维生素，降低牛奶的营养价值，所以牛奶和豆浆忌同煮。

·忌用搪瓷制品盛煮食物·

在日常生活中，经常可以见到有的人用搪瓷盆、缸盛放食品或者烧煮食物。这种做法是不科学的，是对人体健康有害的。因为各种搪瓷制品都是在铁制品的外表再镀上一层珐琅制成的。而珐琅里含有珐琅铅等铅化物，是一种对人体十分有害的物质。用搪瓷制品盛食物，由于食物中含有酸、碱、盐等成分，这些成分极易与搪瓷制品中的铅化物起化学反应，同时，也极易与搪瓷制品表面涂的釉彩起化学反应，从而使大量有毒物质铅、镉等进入食物之中。人若经常食用这种含有铅、镉等有毒物质的食物，就会引起人体慢性中毒。因此，平时就应注意，不要用搪瓷制品盛放食物，更不要用搪瓷制品烧煮食物。

·忌用蒸锅水熬米汤煮饭·

有人喜欢用蒸锅水来熬米汤、煮饭。这是不科学的。因蒸饭时，水在沸腾的过程中不断汽化，原先溶于水中的矿物质及重金属等有害物质的浓度会相对增加，特别是水中的硝酸盐还原成毒性很强的亚硝酸盐。它能使人的血压下降，严重时可虚脱；还能使人体血液中的血红蛋白变成高铁血红蛋白，导致血液不能与氧结合，从而造成缺氧，会出现头晕、头痛、嗜睡、恶心、呕吐、腹痛、发热等症状。所以蒸锅水应该弃掉，不要用来熬米汤、煮饭或者喝，以免对身体造成不利。

·炒胡萝卜忌放醋·

胡萝卜中含有非常丰富的胡萝卜素。胡萝卜素在体内转变为维生素A，而维生素A是一种很重要的营养素，具有多种生理功能，可促进生长发育，维持上皮的完整性，保护视觉功能，还可以抗癌防癌。人体若缺乏维生素A，就会患夜盲症和皮肤粗糙等病症。胡萝卜素不耐酸，因此，在炒胡萝卜时，最好别放醋，以保护胡萝卜的营养价值。

· 酸碱食品忌加味精 ·

酸性食品加入味精同时加热，会使味精变成有毒的焦谷氨酸，可能使人出现头痛、心跳加快、心慌、恶心，甚至呕吐等不适情况。所以酸性食品中最好不要加味精，即使加味精，也要待食品出锅后，冷却片刻，再加入味精，以避免焦谷氨酸的生成。碱性食物中加味精，会使味精的鲜味下降。因在碱性的条件下，味精会因消旋作用的发生而改变结构，失去增鲜的功能。

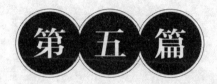

第五篇

保健养生

第一章　按摩保健

·按摩眼睛养精补肾·

想要养精补肾，最重要的是掌握一个穴位——风池穴。这个穴位是人体非常重要的穴位，虽然它的补益作用并不强，但是对眼睛的保护是很关键的。由于风是对人体伤害最大的一种东西，风池的寓意就是这个穴位像一个小水池一样，不一定很深，但是风会从这个地方渗透，当然通过这个地方也能避风。

风池穴位于人的脑后，如果先按摩眼睛周围，再按摩风池穴，眼睛会感到特别舒服。这是因为按摩眼周既可以刺激到眼周的穴位，又能放松双眼，再通过风池穴进行按摩，就完成了对整个眼睛的保护。长时间按摩风池穴有利于养精调血，也会使肾脏受到补益的作用。当然，一些其他的补肾方法只要是合理科学的，都可以作为养眼的方法。

·按摩胆经治头痛·

足少阳胆经走在人体头部的侧面，正好经过偏头痛的位置，所以敲胆经可以使胆经的经络通畅，气血调和，这样可以缓解偏头痛的症状，长期坚持就可以治愈。

揉穴位：每天清晨醒来后和晚上临睡前，先推神庭穴，用双拇指交替进行，从头发尖过神庭穴，直至入发际1寸，用力推10次；然后推太阳穴，双拇指分别用力按住太阳穴，用力推到耳尖为止，推10次；最后推头维穴，双拇指分别用力推头维穴10次。连续数日，偏头痛可大为减轻。

·按摩膀胱经和肾经防治眉毛脱落·

要是眉毛脱落了该怎么办呢？可以选择种植眉毛，但是这种方法的缺点是价格昂贵；可以选择用化妆品掩饰，但是这种方法的缺点是不能解决根本问题；可以选择吃药，但是这种方法的缺点是可能会对身体造成其他伤害。有没有一种既经济，又简便，还有效的方法呢？回答是肯定的。我们的老祖宗早就把方法总结出来了，即用按摩的方法来解决这个问题。

按摩的时候，可以用双手食指指腹面置于两眉中间的印堂穴上，然后向两侧推去，从眉头推向眉尾，进行10～20次；也可以用双手食指或中指腹分别在眉间印堂、眉头的攒竹、眉中间的鱼腰、眉梢的丝竹空和太阳等穴位，作轻柔和缓的揉动，每个穴位揉10～20次。这两种方法都有一定的养眉、护眉和美眉的作用，只要坚持按摩，一定会发现眉毛越来越浓密乌黑。

· 按摩涌泉穴减轻流鼻血的症状 ·

经常流鼻血可以用蒜泥外敷涌泉穴止血。涌泉穴就是人足底的前脚心位置，使用时最好用独头蒜。如果是右侧流鼻血就贴在左侧足底的涌泉穴；左侧流鼻血，就贴在右侧足底的涌泉穴。这种方法重要的是要引血下行，会很快止住鼻血，如果感到足底有刺痛的感觉就可以揭下来。

用蒜泥外敷的方法是一种比较偏急性的处理方法。如果频繁流鼻血，一方面，要及时去医院治疗；另一方面，可以通过足部的反射区，找到鼻子和肺的反射区，再加上肝、脾的反射区一起刺激，这样就会减轻流鼻血的症状。

· 足底按摩治疗口腔溃疡 ·

治疗口腔溃疡最简单有效的方法就是加强脾的作用，可以通过反射区的作用，每天晚上进行足部按摩；也可以推按腿部的经络，通过穴位的刺激来增强脾的功能。实际上，只要能每晚用热水泡脚，泡半个小时后用按摩棒按揉左脚的脾反射区，口腔溃疡就会很快不疼了。

除了采用上面说的方法外，还要每天坚持敲打小腿的胃反射区100下，之后按揉脾经上的血海、三阴交两穴以及脾经上的穴位痛点各两分钟，就能让口腔溃疡很快地愈合。这种方法作用的原理非常明确，所以效果是一定会有的，不会像吃维生素那样时好时坏，而是要强很多倍。

· 按摩反射区治痤疮 ·

脸上有痤疮，按脚上面部反射区的痛点。长在右侧脸上的痤疮，按左脚反射区的痛点；长在左侧脸上的痤疮，则按右脚反射区的痛点。如果面部痤疮比较多，那就双脚反射区的痛点同时按。严重的痤疮，反复不愈的，就要再加上耳穴等其他反射区的刺激。根据全息理论，人体的面部与手背、脚背是互相对应、互相关联的。在治疗时就可以多在脚背上找，发现了明显疼痛的反射点就把它记下来，重点按压。按压耳穴时的反射点一般会选用脾、神门、热穴、肾上腺、肺、枕、面颊。这些是最基本治疗痤疮的方法。

· 按摩可以益气固表止汗 ·

气虚是自汗的常见原因，但不是唯一原因。还有一种引起自汗的原因叫作"营卫不和"，表现为多汗、怕风、周身酸楚、时冷时热，也可能就是身体局部出汗，一般年老体弱的人多见。

这种情况在治疗时要调和营卫，主要是取膀胱经和督脉的穴位，比如肺俞、风池、风府、大椎、脾俞这些穴位来按摩。

捏脊法也可以用来治疗自汗。这是因为捏脊法能调节人体的脏腑功能，使阴阳保持平衡，自然也就可以益气固表止汗。

如果病得比较久，已经出现神疲乏力的症状，说明气虚已经很明显，这时就应该增加一些具有补益作用的穴位，如足三里、三阴交等，促进身体恢复。

· 按摩减轻膝关节疼痛 ·

膝关节疼痛时，首选的穴位应该是膝眼。膝眼穴就在膝关节处，在按摩的时候，把大拇指和食指先圈成一个圈，就像牛鼻子上的那个环一样，然后把手心放在膝盖上，同时用手指揉髌骨的两侧，有很好的治疗膝关节疼痛的效果。当然，这也可以作为一种保健的方法，在平时经常按揉。膝关节的工作负担很重，很容易出现退化，按揉膝眼，就可以增加关节的润滑度，防止膝关节老化。

膝关节疼还可以求助于委中穴。委中穴在膝关节的背面，这里有个横着的皮肤皱褶，叫作腘横纹，腘横纹的中点就是委中穴的所在。按摩的时候，把下肢伸直，用手指在这里来回摩擦，可以适当用力，直至局部有热感为宜。

足三里穴位对膝关节疼痛也有很好的治疗作用。大家都知道这个穴位有强壮身体的作用，可以增强身体的抵抗力，驱赶外邪。按摩的时候可以用手指按揉100次左右，每天早晚各一次，以局部有酸麻胀痛的感觉为宜。

·按摩巧治腰痛·

但凡腰部的疾病，都可以在双手和双膝上寻找治疗的穴位。比如，腰椎病可以在双臂肘后侧部和双腿弯后中部各取一个点进行按压。但不管是什么原因引起的腰痛，都可以用同一种方法选取人体的反射区来调治。不通则痛，腰痛最直接的原因就是腰部气血出现阻滞，所以在按压反射区的时候，要边按压边揉动，这是一般性

腰椎病的取穴治疗方法。如果是肾虚或腰肌劳损引起的慢性腰病，则选择在四、五手指和脚趾后，相当于手背与脚背二分之一交界处的中点。如果是急性腰扭伤，就在双手手背和双脚脚背的中间部位上取穴，以压痛感最强处为准。肾在腰部，与之相对应的肘部和膝部的穴位大多能养肾。如肺经上的尺泽就是补肾要穴，按压尺泽穴当然也可以治疗腰痛。

手部按摩对腰椎是大有裨益的。其中，手背上有合谷、后溪等穴位，还有对应腰的反射区，手掌上则是内合谷、内后溪、腰点的反射区。这两组完全是里外对应的，所以组合起来使用，用一只手的拇指和食指去捏另一只手的内外两个穴。按捏的次序按照合谷与内合谷、后溪与内后溪、腰的反射区。按捏的时间可以适当长一些，力度以有酸痛感为宜。这样按捏过后，手会发红发热。最后，十指交叉，第二指关节相交，这样就是在按压手指上的整个头部的反射区了。因为刺激大脑就是在刺激脊髓，所以按压可以增强脑髓、脊髓和骨髓的活性，

能健脑强腰。

·按摩治疗手脚麻木和冰凉·

据说，女性每两个人中就有一个是手脚冰凉的受害者，有的甚至因手脚冰冷格外严重而患失眠症，还有很多女性连夏天也离不开厚厚的衣服或袜子。手脚冰凉很容易引起月经不调或生理痛，甚至会成为不孕的原因。手脚冰冷的原因有低血压或贫血等，不过最多的仍然是自律神经失调。因而调整自律神经的穴道疗法，对手脚冰冷者的疗效是最佳的，结合穴位和反射区的综合方法则是针对女性再合适不过的方法了，比如按摩涌泉穴和气冲穴。

·常见按摩手法调理月经病·

1. 手部反射疗法

手部按摩治疗月经不调，重点在于调经。通过加强肝脏的疏泄功能，脾脏的统血功能，肾脏的温煦功能，协调冲任，从而使月经周期以及经血量恢复正常。经穴可以选择合谷、内关、神门、后溪等。反射区选取下丘脑、

脑垂体、肾上腺、甲状腺、甲状旁腺、卵巢、子宫、阴道、腹腔神经丛、肝、脾、头部、腹股沟、腰椎、骶椎、尾骨反射区，做点按或者推按。每天进行1次。

2. 足部反射疗法

足部穴位可以选择涌泉、太溪、照海、行间、厉兑等。足部反射区重点按压或者推按肾、输尿管、心脏、子宫、卵巢、骶椎、髋、骨盆、甲状旁腺、肾上腺、腹腔神经丛、下腹部反射区。

另外，在足部按摩之前可以配合泡脚方：选取藕节200克，白酒100毫升。将藕节加入适量清水中，浸泡20分钟，然后煮沸。煮沸后调入白酒，与1500毫升开水同倒入脚盆中，趁热熏蒸脐下，等水降到适宜的温度时泡脚，每天2次，每次40分钟，15天为1个疗程。

3. 耳压疗法

选择子宫、内分泌、卵巢、脑点、肝、肾，同时可以根据伴随症状，适当增减反射区（点）。比如食欲不好，月经量少且色淡的，可以加脾点。要是心慌、睡不着觉，可以加神门、心等。

4.经穴按摩疗法

取穴气海、关元、八髎、归来、三阴交、血海。一般从月经来之前一周就开始按摩，月经来时则停止。按摩时可以用力较大，但是要以患者能耐受为度。每个穴位按 3 分钟左右，每天进行 1 次。

·按摩缓解妊娠呕吐·

怀孕后身体会发生很多变化，体内激素的变化等会导致妊娠呕吐的发生。妊娠呕吐多在怀孕 6 周开始发生，一般不会超过 3 个月。平时孕妇可以自己按揉脚上的冲阳、太白、内庭、厉兑、隐白等穴位，缓解呕吐症状。症状严重的，还可以加上食指旁边的商阳穴。按摩的时候，每个穴位按 5 分钟左右，每天 1～3 次。当然，如果呕吐剧烈应到医院就诊，不要擅自服用止吐药。

·足部按摩治疗遗精·

1.足部按摩法

足部按摩对遗精有非常好的疗效，按摩肾、输尿管、膀胱、肾上腺、前列腺、生殖器、腹腔神经丛反射区、大脑（头部）、小脑及脑干、下腹部等反射区。用轻度或中度手法刺激上述反射区 15 分钟，每天 1 次。

2.足部药浴法

用五倍子 20 克，煅龙骨 30 克，益智仁 15 克，菟丝子 30 克。加清水适量，煮沸，取药液倒入盆中，待水温合适后浸泡双足，每日 1 次，15 天为 1 个疗程。此法对体虚滑精者有一定的疗效，可根据个人情况适当调整使用。

3.经穴按摩法

反复按揉太冲、太溪、然谷、公孙、至阴、三阴交穴位处各 5 分钟，稍感局部酸痛为宜。遗精频繁者可以加强对涌泉穴的按摩刺激，用力稍重。

·按摩足部与手部调理阳痿·

调理阳痿的方法有很多，足部按摩、手部按摩疗效都非常好。

1.足部按摩法

（1）足部相关穴位和按摩手法。反复按揉涌泉、太溪、太冲、三阴交穴位处各 5 分钟，以局部有酸胀感为宜。可重点加强点按涌泉穴，时间次数不拘。

（2）足部相关反射区和按摩手法。相关反射区：肾、输尿管、膀胱、肾上腺、生殖器、前列腺、尿道及阴道、腹股沟、腹腔神经丛、脑垂体、心、肝、脾反射区。用轻到中度手法刺激上述反射区15分钟，每日1次。

2. 手部按摩法

（1）手部相关穴位和按摩手法。点按神门、内关、外关、少府、劳宫各50次。

（2）手部反射区和按摩手法。肾、肾上腺、肝、心脏、输尿管、膀胱、肺、垂体、睾丸、阴茎、脾、胃、腹股沟、腹腔神经丛、脊柱各区等反射区。推按或点按上述反射区各100次。每天按摩1次，1个月为1个疗程。

（3）全息穴和按摩手法。掐按生殖穴、肾穴、肝胆穴、心肺穴各300次。

3. 经穴按摩治疗

可取中极、关元、曲骨、次髎、阴廉、大敦、神阙、三阴交、复溜等穴位，每个穴位按揉或点压100次左右，每天按摩2次。

· 按摩保护孩子的扁桃体 ·

治疗扁桃体炎的基本手法：常例包括开天门、推坎宫、推太阳、按总筋、分阴阳。清肺经300次，清天河水200次，用大拇指按揉合谷穴150次。掌擦孩子双侧大鱼际处，反复操作300次。以大拇指从腕关节外侧缘向虎口直线推动100次。孩子仰卧，家长以大拇指、食指的指腹分别置于咽喉部两侧，由上向下轻轻推擦200次。以手掌直线推动脊柱两侧的肌肉，以透热为度；以手指直擦腰骶部，以透热为度。点按太溪、涌泉穴各100次。

· 按摩治疗孩子腮腺炎 ·

治疗腮腺炎的基本手法：常例包括开天门、推坎宫、推太阳、按总筋、分阴阳。点揉两侧风池穴100次，按揉合谷穴100次，按揉翳风穴10次，指推擦双侧外劳宫穴100次，捏挤大椎穴20次，用全掌横擦双侧肩胛骨内侧缘的部分100次。

如果孩子伴有睾丸一侧或双侧肿胀疼痛，必须马上送孩子去医院检查、治疗，这是腮腺炎需要注意的地方。另外，家长可以配合孩子推拿，使用基本手法再加清肝经400次，按揉阳陵泉穴2分钟；按揉肝俞、胆俞、小肠俞、心俞穴，每个穴位各1分钟；掐揉三阴交穴1分钟。

如果患腮腺炎已经比较长的时间，这时的症状有高热头痛、烦躁口渴、精神倦怠的，孩子在发病1～2天内即出现腮腺肿大，肿胀部位以耳垂为中心漫肿，边缘不清，有弹性感，局部有些发硬、疼痛或压痛，张口咀嚼时疼痛加剧，整个病程约1～2周。治疗腮腺炎除了基本的手法外，还要加推六腑500次，清天河水300次；沿脊柱两旁直擦腰脊部，以热为度；点按双侧曲池穴各100次，按揉足三里穴150次。

·按摩治疗孩子厌食·

孩子在初期的时候，仅仅出现不想吃饭的症状，其他精神状态一般无异常，大小便均基本正常。稍微严重点的孩子会面色缺少光泽，不想进食，或食而无味，形体偏瘦，精神状态和大小便无异常。这时只要补脾经300次，清肝经250次，补肺经150次，补肾经200次，揉中脘、揉足三里各100次，捏脊5～6遍，按肩井2～3次。如果大便干结加推下七节，揉龟尾；久热不退加揉按涌泉。

当孩子比较偏食辛辣油腻的时候，不易消化的食物慢慢淤积于脾胃，以致脾胃受损，吸收和消化功能受到影响也会导致孩子厌食。这时孩子就会拒绝进食，或食而无味，皮肤缺少光泽，形体消瘦，口干口渴，掌心热，容易出汗，大便多干结，口唇干红。治疗要先清脾经400次，再补脾经100次，清肝经300次，清心经200次，补肺经150次，补肾经350次，清大肠150次，推六腑120次，揉按足三里100次，掐揉四横纹4～5遍，运土入水20次，揉中脘、肚脐各100次，捏脊5～6遍，按肩井2～3次。

很长时间的厌食会造成孩子比较虚弱，精神不振，面色发黄，少量进食后大便中有不消化的残渣，或者是大便不成形。此时要采用补脾经400次，补心经150次，补肺经200次，补肾经 100 次，揉外劳宫 200 次，掐四横纹 4 ~ 5 遍，按揉足三里 60 次，揉中脘 200 次，摩腹 100 次，揉脐 100 次，揉丹田 200 次，揉龟尾 80 次，捏脊 5 ~ 6 遍，按肩井 2 ~ 3 次。

· 按摩太白穴治疗老人肌肉酸痛 ·

脚上有一个非常有名的穴位——太白穴。太白穴是脾经的原穴，也就是说，脾经是从太白穴开始显现出来经气的作用的。太白穴就在足的内侧，在大脚趾的脚趾关节后下方，如果不容易找到，那么就找第一个脚趾高高突起的地方，像一座小山一样，后边皮肤比较白，那就是太白穴。

老年人的肌肉酸痛有时并不仅仅是腿部的肌肉，也可能是身体其他的部位。这样的问题太白穴能够解决吗？当然能，因为太白穴是脾经的重要穴位，脾脏的功能就包括调节身体四肢的不适，所以太白穴能综合调理全身的肌肉酸痛。每次在劳累时，都可以按摩一下太白穴。睡觉前浸泡双脚，一边按摩足底的反射区，一边按摩太白穴，就是最好的缓解疲劳的方法。

· 按摩防治老人心脏病 ·

1. 手部按摩治疗法

按揉内关、大陵、神门、少海、曲泽等穴位，每穴 100 次；按揉或推按肾、输尿管、膀胱、肺、心、胸部淋巴结、胸腔呼吸器官区、胸椎、心点、胸痛点、心悸点、心肺穴各 200 ~ 300 次。

要是仅仅有心慌的感觉，而无明显心脏病的迹象，只需重点按揉心反射区及内关穴即可。心脏病人如果是自己做手部按摩，不要选穴过多。坚持每天按摩 1 次或隔天 1 次即可，按摩时手法不要太重。

2. 足部按摩治疗法

取心、肺、胸部淋巴结、内肋骨、肾、肝、上身淋巴结反射区进行重点刺激。其中，心、胸部淋巴结、内肋骨、上身淋巴结反射区用拇指点按 30 ~ 40 次，按揉 1 分钟左右，以局部酸胀微痛为度。肺、肝反射区用拇指推法，由外向内，推 10 ~ 20 次；肾反射区用拇指推法，由上至下，推 10 ~ 20 次。在治疗前后，要注意对足部进行放松活动。

3. 耳部疗法

先在心、神门这两个反射区（点）施以点掐手法，反复 10 次，力度以患者可以耐受为度。继而在耳尖、内分泌反射区（点）施以点按手法，可持续 5 ~ 6 分钟，反复 3 ~ 4 次，至双耳红润为度。

也可以用王不留行籽在上述区域贴压，每日按压即可。

4. 经穴按摩法

选择肺俞、心俞、膈俞、厥阴俞、屋翳、渊腋、脾俞、胃俞、肾俞、内关、足三里、太溪等穴位进行按摩。心俞、肺俞等背部的腧穴需要别人的帮忙才能完成，自己可以按揉其他穴位。按摩时，每个穴位按 1 ~ 2 分钟即可。

心脏病发作期间，应以药物治疗为主，以手部按摩为辅。治疗过程中要时刻注意病人的表情和反应，以免发生危险。

· 按摩防治老人腹泻 ·

1. 一指禅推法

患者仰卧位，施术者以一指禅推法，由中脘穴开始，缓慢向下，移至气海、关元等穴，须沉着缓慢，反复操作 3 ~ 5 分钟。

2. 背部摩擦法

患者俯卧位，术者沿脊柱两旁滚揉腰背部肌肉，重点按揉脾俞、胃俞、大肠腧、长强等穴，6 ~ 10 分钟。再在左侧背部用擦法治疗，以透热为度，约 6 ~ 10 分钟。

3. 摩腹法

用双手掌（或叠手）绕肚脐摩腹，逆时针，中度力道，摩 50 周，然后再用手掌横擦小腹 50 次。

4. 点揉法

点揉足三里、阴陵泉、三阴交等穴，各 1 分钟。

5. 腹部提拿法

病人仰卧，术者用双手提拿腹肌，力量缓和，但须达于深层，8 ~ 10 分钟。

此外，脾胃虚弱者加在气海、关元、足三里穴按揉，每穴各 2 分钟，同时配合胃脘部震颤法，3 ~ 5 分钟。脾肾阳虚者加擦摩背部督脉，横擦腰部肾输、命门穴及骶骨部八髎穴，6 ~ 8 分钟。肝脾炽盛者加揉章门、期门穴，各 2 分钟。湿邪侵袭者加揉神阙、气海穴,以腹内热胀感为度,按压足三里、内关穴,各2分钟。

·按摩治疗老人失眠·

头部的印堂、太阳、睛明、天柱、百会、风府、风池等穴,是治疗失眠的主要穴位,背部取心俞、胆俞、脾俞、肾俞,胸腹部取膻中、期门、章门,上肢取内关、曲池,下肢取血海、三阴交、行间、足三里等穴。这些穴位综合在一起就形成了治疗失眠的穴位配方,以头部为主,选择其他穴位进行辅助,多进行按摩和刺激,失眠的现象就会逐渐得到改善。

·按摩告别黑眼圈·

1.眼部三大穴位按摩

(1)攒竹穴,在眉头之间稍浅的凹陷的地方,用大拇指按住两边的穴位,按摩手法有点像把两个穴位向一起推。

(2)丝竹穴,在眉尾部分稍稍凹陷的部位,用中指或者食指慢慢地、轻轻地向内侧推揉。

(3)太阳穴,在眉梢和外眼线连线处向外1厘米处,用中指按住穴位轻轻地向脸部中央推揉。还可在眼周围皮肤上涂上眼部按摩霜或眼部营养霜,用无名指按压眼尾处、眼球后(下眼眶中外1/3处)、四白(下眼眶中内1/3处)、睛明(内眦角内上方)、鱼腰(眉正中)、迎香(鼻翼外侧),每个穴位按压3~5秒后放松,连续做10次。将中指放在上眼睑,无名指放在下眼睑,轻轻地由内眼角向外眼角轻拉按摩,连续10次,再用食指、中指和无名指指尖轻弹眼周3~5圈。

2.肝俞和膈俞,调控肝脏的中枢

肝俞和膈俞是膀胱经上的两个穴位,其中膈俞又被称作"血会",二者正是调肝养血的关键之处。由于两个穴位都位于背部,按摩时需要旁人的辅助,先在膈俞上用力按压3分钟,然后向下推按至肝俞穴,再用力按压3分钟,可以在每晚睡觉之前进行,能取得很好的效果。如果黑眼圈比较严重,可以适当增加一些肾经的穴位对肝加强调补,例如三阴交穴,它是足三条阴经的交会穴,能够同时调理肝、脾、肾三个脏器,使肝血得到更明显

的补充，让黑眼圈迅速消失。

3. 按摩水分穴，让体内多余的水湿不再滞留

眼袋明显的最主要原因就是身体的水分不能够得到正常的运化，停滞在体内，通常意味着脾脏的功能受到影响，不能让新陈代谢有效地循环起来，使水湿容易在体内驻扎。《景岳全书》中记载"水唯畏土，故其制在脾"。最重要的健脾利湿的穴位就是水分穴，它是人体任脉上的穴位，位于脐上一横指的位置，顾名思义它可以调理水分的代谢。只要每日用艾条在水分穴处进行灸法的刺激，就可以得到消除眼袋的效果，坚持下去还能够让眼部皮肤紧绷且富有弹性。

4. 指压眶骨边四周

眼眶的四周分布着不同的穴位，但是对普通女性来讲，先要达到消除眼袋的目的，不用去了解这些穴位，只要能用手指均匀地按压眼眶四周即可。

需要注意的是，左右两边的眼眶骨边都要指压。用力和间隔都要保持尽量均匀，按压的时候尽可能缓慢而

有力量。所以指压眼眶不能很快地一带而过，可以保持1厘米左右按压1下，循环在眼部周围按摩。

· 七大穴位，改善胸部和乳房 ·

先来了解一下对女性改善胸部和乳房最有好处的几个穴位。

1. 膻中穴

穴位：胸骨正中线上，与第四、第五根肋骨交界的地方，两乳头正中间。

按摩方法：以手指指腹或指节向下按压，并做圆周按摩。

2. 乳根穴

穴位：下缘，胸部两侧，第五与第六肋骨之间左右距胸中行（即乳中穴下）各10厘米（两倍于三指宽度）外侧处。

按摩方法：以手指指腹或指节向下按压，并做圈状按摩。

3. 大包穴

穴位：腋窝下，距腋下约14厘米处（两倍于四指宽度）。

按摩方法：以手指指腹或指节向下按压，并做圆周按摩。

4. 期门穴

穴位：左右乳头正下方第六肋间内端处。

按摩方法：以手指指腹或指节向下按压，并做圆周按摩。

5. 乳中穴

穴位：身体平躺，位于乳头的中央。

按摩方法：以手指指腹做圆周按摩。

其他功效：改善性欲低下，调理月经。

6. 神封穴

穴位：胸口两侧，介于胸口正中与乳头之间，距胸中行各5厘米处（约三指宽度）。

按摩方法：以手指指腹或指节向下按压，并做圆周按摩。

其他功效：母乳分泌不足、心脏病、胸闷咳嗽。

7. 少泽穴

穴位：小指指甲根部外侧的地方。

按摩方法：以手指指腹或指面向下按压，并做圆周按摩。

其他功效：改善产后乳汁过少、乳腺炎。

平时通过对上述穴位的按压，可以轻松解决乳房问题。按摩时，以拇指或中指按压穴位处，每次停留10秒钟，力度要有深透感，反复按压10次。不必每次所有穴位都按摩到，可根据自己的时间灵活掌握。如果有时间，最好能把所有的穴位都按摩到；如果没有时间，最好优先选择乳房周围的穴位。

· 按摩腰部，美化曲线 ·

要想减掉腹部赘肉，按摩的主要穴位有哪些呢？

1. 合谷

位置：拇指与食指界凹陷处。多从手背方向取穴。

效果：促进全身血液循环，提神醒脑，改善头晕头痛等症状。

2. 天枢

位置：肚脐两侧两寸（约三指宽）处。

效果：促进腹部代谢，帮助消化，进而帮助小腹平坦。

3. 气海（丹田）

位置：肚脐正下方一寸半（约食指和中指合并的指幅宽度）处。

效果：帮助消化，改善腹部肿胀，

可以预防小腹突出。

4. 关元

位置：肚脐正下方三寸（约四指并拢的宽度）。

效果：降低食欲，促进消化。

5. 肾俞

位置：背部正对肚脐后方，腰椎两侧一寸半（约食指与中指并拢的宽度）。

效果：美化腰部曲线。

6. 三阴交

位置：脚踝内侧，上方三寸（约四指并拢的宽度）。

效果：帮助消化，促进血液循环，消水肿，改善生理痛。

7. 水分穴

位置：肚脐正上方一寸（拇指关节宽度）。

效果：排除多余水分，改善水肿。

第二章　运动保健

·日常生活小技巧·

（1）梳头时，尽量将胳膊肘向上拉。

（2）收拾床铺时，尽量拉伸背、腰、腿部的肌肉和韧带。

（3）上下楼梯时，尽量挺直腰板，踮起前脚掌。上楼快跑，不乘电梯。

（4）从书桌下层抽屉里取物时，应蹲下来，两脚后跟莫离地，并挺直腰背。

（5）乘车时站着，并不断调整站姿。

（6）坐椅子双膝并拢，勿架二郎腿。

（7）刷牙时，手不动而头摆动。

（8）喝水时，先漱口活动面肌。

（9）接电话时，伸展身体和手臂。

（10）开罐头时，罐头不动人动。

·有益身心的小运动·

（1）梳头：用手指代替梳子，从前额的发际处向后梳到枕部，然后弧形梳到耳上及耳后。可改善大脑血液供应，健脑爽神，降低血压。

（2）弹脑：端坐椅上，两手掌心分别按两侧耳朵，用食指、中指、无名指轻轻弹击后脑部，自己可听到咚咚声响。每日弹 10 ～ 20 下，有解除疲劳、防头晕、治耳鸣的作用。

（3）练眼：在从事视力集中的工作时，每隔半小时，应远望窗外 1 分钟，再以紧眨双眼数次的方式休息片刻，也可做转眼珠运动。这样有利于放松眼部肌肉，促进眼部血液循环。

·简单实用的运动方法·

（1）以步当车：这是一种步行代车的锻炼，上街外出时，用较快的速度行走，或者早晨起床后，空气清新，走路锻炼约 10 ～ 20 分钟，再吃早餐上班或外出。

（2）饭后百步走：饭后暂休 20 分钟之后开始散步，速度宜慢，一般多在晚饭后进行，这样有益于对食物的消化吸收和安眠，还可观赏自然景色，使人心旷神怡，乏意尽消。

（3）楼梯当跑道：眼下城市楼房多向高层发展，上下楼梯作为锻炼健身的方式已然成为一种时兴的健身法。根据个人体力，尽量加快上楼步伐；下楼时较省力，可顺势使全身受到功能性锻炼。

（4）循序渐进步行：走路，选择适当运动量，循序渐进，以不感到疲劳为度，还可在步行的基础上增加竞走、快慢步结合、慢跑等项目，量力而行，坚持不懈。

·方便快捷的运动保健·

（1）爬行：爬行是很好的水平运动，即四肢着地于柔软的地毯或绿茵草坪上，爬行 20 ～ 30 分钟，非常有利于健康。可以因地制宜，因为这种方法非常简便易行。

（2）平卧：每天在工作、学习 2 ～ 3 个小时以后平卧 5 ～ 10 分钟。这些体位的改变，对改善血液循环、缓解脏器垂悬状态的紧张都十分有益。

·预防衰老的运动窍门·

（1）搓手：双手先对搓手背 50 下，然后再对搓手掌 50 下。经常搓手可以促进大脑和全身的兴奋枢纽，增加双手的灵活性、柔韧性和抗寒性，还可以延缓双手的衰老。

（2）搓鼻：用双手食指搓鼻梁的两侧。经常搓鼻可以使鼻腔畅通，并起到防治感冒和鼻炎的作用。

（3）搓肋：先左手后右手在两肋中间胸腺穴位轮流各搓 50 下，经常搓肋能起到安抚心脏的作用。

（4）搓腹：先左手后右手地轮流搓腹部各 50 下，可促进消化，防止积食和便秘。

（5）搓腰：左右手掌在腰部搓 50 下，可补肾壮腰和加固元气，还可以防治腰酸。

做上述"五搓"时，搓手时的手

法不要很重，而在搓鼻、肋、腹和腰时手法可重些。

·做做运动收获健康·

（1）手掌拍击：坐在椅上，双手掌心相对，十指张开，手掌反方向绷紧，在使劲绷紧的同时，掌心相对进行节奏性击打。反复做此动作能有效预防鼠标手。

（2）腿部伸拉：坐在椅子上，右腿伸直，勾脚尖，双手扶双膝，身体慢慢靠近伸直的腿，感觉腿部后侧韧带充分伸展。稍停后，换腿再做。久坐伏案，最闲着的部位应该就是腿部了，做做腿部拉伸运动可以避免腿部肌肉萎缩。

（3）收腹运动：久坐最容易导致腹部脂肪堆积，做做收腹运动能避免肚子变大。坐在椅子上，双手扶椅两侧，身体挺直，双腿向前伸展，屈体收腹，低头含胸，伸展背部，稍停后还原。

·消除脚疲劳有三招·

走路过多脚会产生疲劳感，这时不能躺下休息，而要依一定方法轮换着活动，使大脑里出现兴奋和抑制现象的交替，以消除疲劳。

（1）一边活动脚趾，一边踮起脚尖走路，靠两脚外侧的支撑，慢慢地走一段路。

（2）脚后跟着地，脚趾尽量张开，再走一段路。腿、脚并拢，脚尖着地起立，然后再用脚跟着地起立，连续做数次。

（3）坐势，伸直两腿，抬起两脚，用脚趾在地上左右划圈；坐势，两脚伸直，脚趾先尽量张开，然后五趾并拢，如抓住某件东西。

·脚部保健多活动·

中医对外因致病总结出"六气"，即风、寒、暑、湿、燥、火。其中湿邪常从脚心（即涌泉穴）侵入人体，使人得病。那么，怎样预防湿气引起的肌表经络之病呢？搓脚心是一种预防湿邪侵入的简易方法。

睡觉前，脱掉鞋袜，先用热水泡脚。擦干后，一手握着脚趾，一手搓脚心，觉得脚心发热后，便将脚踝活动一下，感到疲倦时就稍微休息一下。老年人免疫力较差，若能长期坚持搓脚心可以预防湿气伤人。

· 健身的实用技法 ·

（1）椅子健身法：找一把木制或者硬塑料的椅子，上身保持正直，双手扶在椅子两侧，一只脚着地，另一只脚抬起并且脚尖绷紧，用大腿以及腹部的肌肉带动腿部做上下摆动的运动。练习时，注意双膝不要弯曲，重心应一直保持在椅子的中心位置，以免椅子歪倒。此方法每组做 15 ~ 18 次，做 2 ~ 3 组，可锻炼腿部肌肉以及腹肌，同时可增强身体的平衡能力。

（2）柜子健身法：练习时，面向柜子站立，双腿分开与肩同宽，双手伸直贴在柜子上，脚跟抬起，脚尖着地，全身处于一种微动状态。当脚跟达到最高点时缓缓放下，然后再次抬起。每组 15 ~ 18 次，每天可以做 2 ~ 3 组。做的时候，要保持身体平衡，重心应落于前脚掌上，而不应将身体压在柜子上。此方法可有效缓解踝关节肌肉的酸痛，还能预防走路时扭脚。

利用家具健身时应避免使用镶有玻璃的家具，并远离电视、冰箱等电器，以免在运动时触碰到这些电器而发生危险。

· 旋转方法可健身 ·

（1）转头：站在地上或坐在椅子上，收腹挺胸，头微下低，按顺、逆时针方向各旋转 10 圈。经常练习可防治神经性头痛、失眠、颈椎骨质增生、颈肩综合征等。

（2）转腿：站在地上，双脚并拢，身体略向下蹲，双手扶两腿膝盖，将两腿按顺、逆时针方向各旋转 10 圈。经常练习可增强膝关节和腿部肌肉的力量，还可以防治下肢静脉曲张、坐骨神经痛、膝关节炎、小腿抽筋等疾病。

· 体操保健有五招 ·

（1）全神贯注地站着，左手紧紧握拳，左腕用力，弯臂，慢慢地上举，然后慢慢地弯曲上举的手臂，回到原来的姿势，重复 8 次。

（2）仰卧，左腿伸直上抬，将上抬的腿倒向左侧，但不能碰到床，相反的顺序回到原来的姿势，重复 8 次。

（3）保持直立姿势，左臂向左侧平举，将左臂上举，头不动，以相反的顺序回到原来的姿势，重复8次。

（4）身体从直立姿势向左侧倾倒，以左手和右脚尖支撑身体，左臂伸直支撑，身体倾斜，笔直侧卧，弯左膝以起身，回到原来的姿势，重复8次。

（5）俯卧，跷起脚尖，像"俯卧撑"那样，用腕和脚尖支撑身体，重复8次。

·增进健康健身操·

1. 手部运动

（1）将十指环环相扣，静心宁神，深深呼一口气。将手臂向外伸直，吐气，向外用力，重复3～4次。

（2）左手掌心向下，右手拇指按住左手腕，用其余四指将左手拇指往下压，吐气，重复做几次，然后换手再来。

（3）左手掌心朝上，手指伸直，将小指往下压，吐气，转动手腕，顺时针与逆时针方向各转动5～10次。

2. 颈部与肩部运动

（1）十指交握放在脑后，重量置于手和手臂，将头往下压，脖子伸直，深呼吸5次。

（2）将右手置于左耳，轻轻勾住，让头倾向右方，做深呼吸5次，重复数次，换左手练习。

（3）将肩膀提高，吐气并放下，重复4～5次。

（4）脸向右转看右下方，重复3～5次，再反方向进行。

·懒人健身小绝招·

（1）50个仰卧起坐，放松全身，准备下一个动作。

（2）5个半蹲动作，每次半蹲状态维持30秒钟。

（3）举两个2.27千克重的哑铃，左、右臂各25次。

第三章 食疗、茶疗保健

一 食疗

·鲤鱼汤巧治肾病·

活鲤鱼（去鳞及内脏）250克，砂仁、蔻仁各3克，放入葱、姜少许。再加水500～600毫升，不放盐，清蒸半小时，喝汤并食鱼肉，可治疗肾病综合征。待尿蛋白转阴后，仍应依照此方继续食用多次，直至症状完全消失。

·竹节草巧治病·

农历五月节前（平时也可）采摘竹节草，去根洗净，带叶剪成1寸段，阴干或晒干，抓一大把煎汁，去渣饮汁，15～20天见效，可治疗憋不住尿和零撒尿病。

竹节草又称"节节草"，各地均有，以河北最多，河边、山坡、路旁、野地都生长。病情重者应多喝几天。

·水煎葵花盘治三叉神经痛·

准备干燥的葵花盘数块，在药锅中煎熬20分钟即可。重者1天2次，早、晚各服1次；一般患者1天1次，晚上服用。用时可适当放少许白糖。服用时最好停用其他药物。一般患者服用1个月后，疼痛即可完全消失。

·花生壳巧治高血压·

将平日吃花生时所剩下的花生壳洗净，放入茶杯（占茶杯1/2）中，将烧开的水倒满茶杯浸泡片刻后饮用，既可降血压又可调整血中胆固醇含量，对患高血压及血脂不正常的冠心病患者有疗效。

·鲜藕巧治高血压·

将鲜藕1250克，切成条或片状；生芝麻500克，压碎后放入藕条（片）

中，加入冰糖 500 克，上锅蒸熟后分成 5 份，凉后食用即可。每天 1 份，一般服用 1 副（5 份）即愈。

·韭菜根治头痛·

鲜韭菜根 150 克、白糖 50 克。将韭菜根置于砂锅中用文火熬煮，水宜多放，汁要少剩（约盛 1 杯），出汁前 5 分钟将白糖放入锅内。每晚睡觉前半小时温服，每天 1 次，次日另换新韭菜根，连服 3 ～ 5 次。可治失眠引起的头痛、慢性头痛。此种偏方既可治头痛，又可起到安眠的作用，无副作用。

·烧萝卜巧治咳嗽·

将萝卜切成约 5 厘米厚的条状或片状，放入炉灶内烧（煤气灶可用锅烤），烧至半生不熟的程度，从炉灶里取出让患者趁热食用，咳嗽症状即可消。

·冰糖杏仁治咳喘·

甜杏仁约 20 克，用 60℃热水将皮泡软，去皮后砸碎，与大米（50 ～ 100 克）加水同煮，开锅后放入 10 克冰糖，熬成稠状即可。此方应经常食用，可治疗咳喘。

·冰糖香蕉巧止咳·

冰糖约 5 克，香蕉 2 ～ 4 根，一起置于碗内，开锅后用文火蒸 15 分钟即可食用，止咳效果很好。

·烤橘巧治感冒·

将整只带皮橘子置于铁火钳上，距火焰一定距离，不时翻动，待橘子冒有橘香气味时，即可取食。吃时去皮，不要剥去经络。此方法对秋冬感冒效果极佳。

·黄花冰糖巧发汗·

将 10 余根黄花用温水泡发，去掉硬梗后切成小段。在锅内放两杯凉水烧，再放入黄花，加入适量冰糖稍煮片刻，趁热把黄花连汤一同服下，蒙被入睡，一会儿便可出汗，风寒感冒即可痊愈。

·食醋巧治伤风·

在刚刚患了伤风流清鼻涕的时候，

用棉签蘸食醋（最好用食醋），然后将棉签向鼻孔中擦抹，最好使鼻孔各处都抹擦到，症状即可缓解。

·生姜巧治水疱·

如果吃东西时，口腔内起了水疱，切几片生姜入口细嚼，可使水疱慢慢消除。

·大蒜巧治水疱·

如果口腔内出现了水疱，只要生嚼 1 ~ 2 瓣大蒜，水疱即可渐渐萎缩，直至消除。

·绿豆鸡蛋治口疮·

将 1 个鸡蛋磕入碗中打散待用；将绿豆置于砂锅中（忌铁锅），用冷水浸泡 10 ~ 20 分钟，再煮沸 3 ~ 5 分钟，然后将煮沸的绿豆水冲入鸡蛋糊中调成蛋花汤饮用。每日早、晚各饮 1 次，一般 3 天口疮即可痊愈。

·酒椒治"火牙"·

先去掉 2 个干辣椒的辣椒籽，然后将白酒倒在小杯中没过辣椒芯，浸泡 10 分钟后，将浸过辣椒的酒含在口中，保持 5 ~ 10 分钟即可去除风火牙痛。

·桃仁巧治"倒牙"·

过量食用酸性食物，牙会感觉发酸，俗称"倒牙"。此时，只要吃两个核桃仁，即可使牙恢复正常。

·藕巧治喉痛·

将藕洗净后用榨汁机榨取其汁当茶喝，有鼻黏膜发炎、咽喉发炎、声音沙哑、说话发不出音，早晨起来吐痰有血丝等症状者坚持常喝藕汁，可不治而愈，且不复发。

·油糖鸡蛋治嘶哑·

将一个新鲜的生鸡蛋磕入碗中，加入适量香油及白糖，一起打散，用沸水冲熟喝下。每日早、晚各喝 1 次，即可治疗噪音嘶哑。

·红果巧治腿痛·

腿部酸痛无力者，可用 500 克红果（去核），加 500 克红糖，加入适量清水熬煮成糊状，趁热服用，以出汗为宜，并用棉被盖住双腿，连服3～5次即可见效。如果效果不明显，可照此方多服几次。

· 核桃仁巧祛风湿 ·

风湿病会给患者的作息带来极大的不便。其实，每天空腹吃5～6个核桃，3个月下来，四肢关节硬肿便会消失，伸屈会自如，疼痛自然也会消失。

· 川芎治脚跟骨刺 ·

将川芎研成细末分装在用薄布缝制的布袋中，每袋15克左右，将药袋置于鞋里，直接与痛处接触，每次用药1袋，每天换药1次，药袋交替使用，换下的药袋可晒干后再用。一般7天后疼痛可有明显的缓解。

· 韭菜巧治腿伤 ·

不幸因扭伤、跌倒而瘀血的人，可以利用温热的酒加糖喝，有助于血液循环；用韭菜外敷，可使腿伤不药而愈。将韭菜捣碎后，加入适量面粉

搅拌成糊状，于每日睡前洗澡后，按摩、指压患部，再将韭菜糊敷于患处，用纱布绑起来，第二日一早将所敷韭菜糊拿掉。每晚坚持做此治疗，直至患部完全恢复为止。

· 红糖烧酒治胃痛 ·

在酒盅内放入少许红糖，倒入适量白酒，点燃后用筷子调匀，趁热喝下即可。

· 莲子心汤治肚子痛 ·

取莲子心100粒左右，放在锅里煮10分钟，倒在容器中，分2次服用，剩下的莲子心再用开水冲1次饮用即可。每天凌晨空腹喝下。用同一方法，连煮3锅分9次服用后，肚子痛会基本消失，此后用同样方法煮一锅或两锅即可。

· 大蒜治痢疾肠炎 ·

患了痢疾、肠炎时，用紫皮蒜3～4瓣捣成蒜泥，敷在肚脐眼上，外面贴上纱布，再用胶布固定好，1～2天便可见效。每人体质不同，须掌握用

量。皮肤过敏者，要垫一块干净的纱布。

· 枣茶汤巧治痢疾 ·

取大枣 5 粒、绿茶 3 ~ 5 克、红糖适量。先将绿茶、大枣一同置于锅中，加入 200 毫升清水煎沸 5 分钟，再加入适量红糖搅匀，分 4 次温热饮服，每隔 6 小时 1 次。此法对久泻难止者有良效。

· 柿蒂巧导吐 ·

如果吃了不干净的东西，胃里翻滚难受吐不出来，或食物中毒后急需导吐时，使用柿蒂可获良效。取备用的十几个柿蒂置于锅中，加入适量清水煎煮，开锅后再用小火煮 10 余分钟，取汁液 1 杯，喝下去一会儿便可吐出来。

· 菠菜根巧治便秘 ·

把菠菜根洗干净切碎，加入 20 克蜂蜜同煎，煮熟连吃带喝，连续用此方，经过两周，就可以彻底治好便秘的顽症。患有糖尿病者，可以仅煮菠菜根。

· 南瓜巧治便秘 ·

将黄色的老南瓜去籽，带皮洗干净后切成段，上屉蒸熟，放凉后食用，12 小时之内就能使便秘者大便通畅。

· 燕麦片巧治便秘 ·

每天早饭时用 10 克左右的燕麦片与牛奶或豆浆一起煮熟后喝，对治疗便秘效果非常好。

· 大萝卜巧治痔疮 ·

将大萝卜切成厚片，用水煮烂后将萝卜捞出，趁热熏洗患处，煮 1 次水可用 5 天，用前加热即可。5 天为 1 个疗程，约 4 个疗程可除根。

· 马齿苋巧治痔疮 ·

取适量马齿苋用水煎煮，稍凉后熏洗患处，一般几次即可见效。

· 鸡蛋黄巧治痔疮 ·

取红皮鸡蛋 2 个（最好是农村非

鸡场养的鸡下的蛋），煮熟后，留下蛋黄掰碎在干锅里烧烤，直到蛋黄全部化为黑油后，装入干净的小瓶中备用。痔疮犯时，每日可用棉签蘸蛋黄油涂抹肛门 3 次，连续将蛋黄油用完为止。一般 2 个蛋黄就可将痔疮治愈，严重者 4 个蛋黄即可。

· 海螺巧治痔疮 ·

选大海螺 1 ~ 2 个，去掉螺口小盖，取出其中黏液，加入一些冰片，用鸡翅膀上的硬毛调匀后涂在肛门处，每天涂 3 ~ 4 次，大约半个月可痊愈，且经久不犯。

· 臭椿枝巧治痔漏 ·

折一把鲜臭椿枝，去掉叶子置于铁锅中煮沸，然后捞出树枝，将水倒入盆中，蹲在上面用热气熏，待水温能用手摸时，用药棉或干净的白布、毛巾蘸水清洗肛门即可。此法对痔漏十分有效。

· 花椒盐水治脚气 ·

将 10 克花椒、20 克盐，加入适量清水煮沸，待温度不致烫脚时即可泡洗，每晚泡洗 20 分钟，连续泡洗 1 周即可痊愈。用过的花椒盐水，第二天经加温可连续使用。患处已溃疡感染者慎用。

· 葱心巧治脚垫 ·

用大葱里的嫩心贴于患处，然后用伤湿止痛膏贴牢固，第二天早上剪去外面已软化的厚皮即可。基本上能保持 2 个月，坚持做下去，脚垫便不易复发。

· 韭菜巧治脚癣 ·

将 500 克新鲜韭菜捣成泥状置于洗脚盆中，加入开水（一般以淹没患处为宜），再用盖子将脚盆盖紧，约 10 分钟后，待水稍凉，将双脚浸泡在韭菜水中 30 分钟左右即可。这样浸泡 1 ~ 2 次即可见效。

· 花生米巧催奶 ·

将当年的生花生米晒干后碾碎成末，用开水冲后饮用，冲泡不宜太浓，连续喝 2 ~ 3 次即可。

·辣椒根巧治偏头痛·

将辣椒根洗净后切成小段，用水煎后加糖服用，每日 2 次，对治疗偏头痛有很好的效果。

·鸽肉巧治神经衰弱·

乳鸽肉质细嫩，富含蛋白质和多种维生素，有滋阴壮阳、养血补气的功用。对用脑过度引起的神经衰弱有一定的疗效，对高血压、血管硬化等也有较好的防治作用。常吃鸽肉，对身体有益。食时最好以煮粥或蒸炖为宜。

·巧克力巧防心脏病·

饮用葡萄酒可预防心脏病已被大量实验证实，这是由于葡萄酒中含有大量的苯酚，这种物质可防止血液中的脂蛋白发生氧化而沉积在血管壁上，因而可预防心脏病。

现在研究人员发现巧克力中也含有大量的苯酚。每 41 克奶油巧克力含有苯酚 210 毫克，相当于一标准玻璃杯红葡萄酒所含的量。纯巧克力所含

的苯酚比例更高。因此，合理地食用巧克力可预防心脏病。

·鲶鱼利尿消肿·

取 1 条活鲶鱼（约 500 克）去内脏，再将 50 克香菜放入鱼腹中，加入少许香油，上锅炖熟，连吃数日，可治疗小便不利及水肿。

·田螺治小便不通·

将田螺（大小不论）连壳捣烂拌食盐涂于肚脐上，或摊在纸上，将纸贴于脚心，即可通尿。尿通后立即除去脚底的纸，否则直尿不止。

·河蟹的食疗与妙用·

河蟹不仅美味可口，还具有食疗作用。既能补骨髓，滋肝阴，充胃液，养筋活血，治疳疗核，又能主散诸热，治胃气，理筋脉，消食。醋食之，利肢节，主五脏中烦闷之气。民间将其焙干研成细粉，调入麻油，外敷患处，可治冻疮、疳癣等症。蟹壳中提取甲壳质，经化学处理为几丁胺，有抑制胆固醇的功效，可以作为心血管患者

的良药。

·杨梅酒治拉肚子·

杨梅浸在白酒中，因寒而拉肚子者，可食5~7颗酒浸的杨梅加饮适量酒汁。服1~2次即可痊愈。

·生黄瓜妙用·

人上了年纪或缺少某种维生素，在吃饭时经常会出现牙咬嘴唇或舌头的现象。怎么办呢？一个非常简便的办法是生吃黄瓜，即可很容易地治愈牙咬嘴唇或舌头的问题。

·猕猴桃巧治病·

中医认为，猕猴桃性味甘酸而寒，具有解热止渴、利尿通淋、和胃降逆等功效。

（1）取猕猴桃干果100克，加入适量清水煎服。每日早、晚分2次服用，可以治疗食欲不振和消化不良。

（2）取猕猴桃9个，每日分3次食用，可辅助治疗尿路结石。

（3）高热烦渴、胸腹胀闷者，每次可食用猕猴桃2~3个，每日3~

4次。

（4）取猕猴桃30~60克洗净捣烂，用1杯凉开水浸泡1~2小时，然后频频饮服，可以治疗坏血病烦渴。

（5）取猕猴桃根白皮加酒捣烂，烧热外敷，同时取根60克，加入适量清水煎服，可以治疗跌打损伤和疖肿。

（6）取猕猴桃根15克加入适量清水煎服，可以治疗水肿。

（7）取猕猴桃根120克、红枣12粒，加入适量清水煎服代茶饮，可以治疗急性肝炎。

（8）取猕猴桃根60克，加入适量清水煎取，可治产妇奶少。

·巧用蘑菇治病·

（1）取粳米50克煮粥，半熟时加入洗净切成丝的蘑菇10克，煮至粥熟时食之，可治胃热呕吐、肠热泻痢、食欲不振。

（2）取鲜蘑菇6克、活鲫鱼1条，用适量清水煎煮，不加盐，熟后食鱼喝汤，可治小儿麻疹。

（3）取蘑菇10克，用水煎汤，日服1次，可治慢性支气管炎、咳痰。

（4）取蘑菇焙干研为细末，用温开水送服，每次服 3 克，日服 2 次，可治子宫功能性出血、肠风下血、痔疮出血等。

（5）蘑菇中含有干扰素诱导剂，能诱发干扰素的产生，因而对水泡性口炎病毒、脑炎病毒等有较好的疗效。

（6）蘑菇中含有一种具有抗癌作用的多糖，对乳腺癌、皮肤癌、肺癌均有一定的疗效。

（7）鲜蘑菇水煎浸膏片可治疗迁延性或慢性肝炎，因此，肝脏病人宜食用蘑菇。

此外，蘑菇还具有降低血液胆固醇的作用，蘑菇中的解朊酶、酪氨酸酶具有降血压的功能，因而，蘑菇是高血压和心血管病人理想的保健食品。同时，蘑菇具有一定的降血糖作用，糖尿病患者消化不良时宜食用蘑菇，因其含有胰蛋白酶等多种酶类，能分解蛋白质及消化脂肪。药理研究表明，蘑菇培养液还具有抑制金黄色葡萄球菌、伤寒杆菌、大肠杆菌生长的作用。

·花椒巧治病·

患蛔虫性肠梗阻，可将麻油 120 克加入锅内加热，再取无杂质的花椒 9 克倒入煎熬，至微焦时停火，待凉后滤除花椒，将花椒麻油 1 次顿服。服后 2 小时腹痛明显减轻，不再出现呕吐，半天后即可自动排虫。

·醋治腮腺炎三秘诀·

（1）老陈醋加入陈石灰少许，调匀涂患处。

（2）取大蒜 10 克、米醋 10 毫升。将大蒜剥去皮，加入米醋同捣成泥，敷患处，每日 2 次，随捣随敷，至肿消退为止。

（3）取云南白药粉末适量，调食醋或白糖涂擦患处，2～3 天即可见效。

·槟榔戒烟法·

将槟榔两个尖端磨平，顺缝中间钻一小孔，滴入烟袋油子封好。然后浸入淘米水中泡 1 周，取出洗净晾干，戒烟者想吸烟时，就在小孔上吸几口，会感觉气味香甜，闻烟味时则感味道苦臭，不想再吸烟（如果没有烟袋油子，用几支烟与槟榔泡也可）。

二　茶疗

·乌龙茶·

节食减肥，吃得少，肠道容易干燥而便秘。

原料：乌龙茶

做法：用开水冲泡

功效：助消化、解油腻毒素、消脂。

·薏仁茶·

想要去除体内多余的水分，减少浮肿，可以试试薏仁茶。

原料：炒薏仁 10 克、鲜荷叶 5 克、山楂 5 克。

做法：以热水煮开，即可饮用。

功效：清热、利湿、治水肿。

·荷叶茶·

觉得情绪低落、精神压力太大而产生便秘时，可试试荷叶茶。

原料：荷叶 3 克、炒决明子 6 克、玫瑰花 3 朵。

做法：用开水冲泡即可。

功效：清暑利湿、治水气浮肿。

·决明子茶·

肠蠕动功能不好或是节食者容易有便秘的情形，可以试喝决明子茶。

原料：决明子。

做法：热水冲泡。

功效：清肝明目、利水通便。

·柠檬茶·

有消脂、去油腻的双重功效，还能美白肌肤，女性可以多喝。

原料：柠檬一颗。

做法：将柠檬榨出汁后用温水冲调，加入适量蜂蜜，然后放入一两片柠檬切片在茶中浸泡。

功效：消脂、助消化、美白肌肤。

·普洱茶·

可帮助消化胃部的积食，使脂肪、糖分正常消耗。

原料：普洱茶叶、干菊花 5 朵。

做法：热水冲泡。

功效：帮助消化油脂。

·玫瑰花茶·

可以冲茶泡酒，有保胃调经的功效。

原料：干燥玫瑰花5克。

做法：温开水冲泡。

功效：治肝胃气痛、调经。

·菊花茶·

清火、减肥最方便的饮品。

原料：若干朵干菊花。

做法：以热水冲泡。

功效：清暑退热解毒、消脂肪、降血压。

·陈皮茶·

吃完油腻的食物，可以来一壶陈皮茶去油腻。

原料：陈皮4克。

做法：用热水冲泡。

功效：调气、疏肝健脾。

第四章 各类人群的日常保健

一 小儿健康保健

·为孩子建立健康档案·

（1）胎儿一出生，就应建立预防接种卡，妥善保管，定期接种疫苗。

（2）记录各种疾病史，收集保管每次的门诊病历卡、检查单、住院病历等各种疾病历史的原始资料，对今后的诊治大有好处。

（3）将各种过敏史，如食物、药物、接触等记入档案，并及时提醒本人或医生，尽量避免接触过敏源。

（4）定期测量发育中儿童的身高、体重、胸围、头围等，并与该年龄组儿童的平均值比较，观察其发育是否正常。将每次检查、比较的结果记入档案。

（5）家长应及时观察，掌握子女青春期的转折。如女孩乳房发育、初次月经，男孩首次遗精，嗓音改变、长出胡子等，以便进行正确的性知识教育。

·孩子体重的推算·

小儿的裸体重量，是衡量生长发育和营养情况的重要标志。

（1）出生体重：足月新生儿，平均3千克。

（2）1岁内体重：前半年增加速度最快，平均每月增长0.6千克，计算方法：

体重（千克）＝月龄 × 0.6 + 出生时体重。

后半年平均每月增长0.5千克，计算方法：

体重（千克）＝ 6 × 0.6 +（月龄 － 15）× 0.5 + 出生时体重。

（3）1 ~ 12岁体重：1 ~ 2岁约增加4千克；2岁时体重约为出生时的4倍（12千克）；2 ~ 12岁，平均增加 2 千克 / 年。计算方法：

体重（千克）=（年龄 –2）× 2+12。

简化为：体重（千克）= 年龄 × 2+8。

（4）青春期体重：小儿 12 岁左右进入青春期，体重增长很快。男孩 14 ~ 16 岁时，接近成人体重；女孩 10 ~ 12 岁时，接近成人体重。

注意：①同龄，不同性别、地区、种族的小儿，上下波动在 10% 范围内，视为正常。②测重应在早上空腹或排尿后进行，并准确地减去衣服、鞋帽的重量。

· 孩子身高的推算 ·

身高是指从头顶到足底的长度，也是反映小儿生长发育的一项重要标志。

身高的推算：

（1）出生时的平均身高：50 厘米；

（2）1 岁时平均身高：75 厘米；

（3）2 岁时平均身高：85 厘米；

（4）2 ~ 12 岁时，平均增长 5 厘米 / 年。

身高（厘米）=（年龄 –2）× 5 + 85。

简化为：身高（厘米）= 年龄 × 5 + 75。

注意：①身高低于以上标准 30% 的，或半年内不增长者，视为异常，应找医生查明原因；② 12 岁以上的，不能用此公式。

· 如何让孩子长高些 ·

身高与遗传因素关系密切，但后天因素也起着很大作用。儿童时期注意四点可以长高。

（1）睡足、熟睡。儿童熟睡后脑垂体分泌生长激素多，易长高，否则便分泌得不足。生长激素在儿童生长中起关键作用。

（2）早睡。生长激素分泌的高峰期是在熟睡 1 小时以后。通常在 22 时至凌晨 1 时，此时的分泌量占总分泌量的 20% ~ 40%。因此，务必让孩子早睡觉，最晚不得超过 21 时。

（3）不挑食、偏食，以保证营养。因为骨骼是吸收蛋白质、磷、钙等长成的，它们使骨骼坚硬而又富有弹性，其吸收又与维生素 D 有关。因此儿童时期，应多食富含维生素 D 的食物，如口服鱼肝油。营养过剩，也会导致肥胖，抑制生长激素分泌。

（4）加强锻炼，尤其进行游泳、跑步等。多到室外活动，呼吸新鲜空气，接受阳光照射，以促进骨骼、肌肉生长。

·有助于身体长高的食品·

（1）牛奶，被誉为"全能食品"，对骨骼生长极为重要。

（2）沙丁鱼，是"蛋白质的宝库"，也可吃鱿鱼、鲤鱼、鲫鱼或鱼松。

（3）菠菜，是"维生素的宝库"。

（4）胡萝卜，每天吃100克。

（5）柑橘中维生素A、维生素B、维生素C和钙的含量比苹果多得多，每天吃2个，大有好处。还有小米、荞麦、脱脂奶粉、鹌鹑蛋、毛豆、扁豆、蚕豆、南瓜子、核桃、芝麻、花生、油菜、青椒、韭菜、西红柿、芹菜、草莓、金橘、柿子、葡萄、淡红小虾、牡蛎、鳝鱼、肝、肉鸡、羊肉、海带、紫菜、酵母、蜂王精、蜂蜜等。

·头多大才算正常·

（1）头围：指眉心经枕骨结节绕头一周的长度。它反映出脑和颅骨的发育情况。

①出生时头围为34厘米。

②半岁时为42厘米。

③1岁时为46厘米。

④2岁时为48厘米，以后增长较慢。

⑤5岁时为50厘米。

⑥8岁时为51厘米。

⑦15岁时为53～54厘米。

（2）头高，按占身长的比例估计：新生儿占1/4；2岁占1/5；6岁占1/6；12岁占1/7。

·小儿需要多少水·

每天需要的水分：婴儿为100～200毫升/千克体重，1～3岁为120毫升/千克体重。

·小儿体温的测量·

（1）儿童正常体温：36℃～37℃之间。一天之内，体温波动范围在0.6℃左右。

（2）测体温前，把腋下的汗擦净，将体温表紧夹在腋窝中央5～10分钟。

（3）体温的高低受测量体温的时

间、部位、年龄等因素的影响。如刚喝完开水、吃过热饭、做过剧烈运动，都可使体温升高，此时不宜测体温。

·小儿呼吸的测量·

（1）在安静时观察小儿胸部或腹部的起伏，一吸一呼为1次。计数1分钟呼吸次数，并观察节律、深浅度，有无呼吸困难或呻吟情况。

（2）当危重患儿气息微弱难以观察时，可用少许棉花置于小儿鼻孔前，观察棉花吹动情况并计1分钟呼吸次数。

（3）小儿呼吸次数，受激动、哭闹、活动等因素影响，因而应在安静时观察。

·根据哭声辨别小儿毛病·

（1）哭声无力，微弱，表明胎儿在母体内缺氧，发育不良，可能在头部留有血肿或产瘤，应细心查看。

（2）哭声无力，口腔发阻、呛奶、呕吐、呼吸急促，可能是肺炎及心力衰竭。

（3）有规律的哭声，且由弱渐强，

则提示饿了，该喂奶。

（4）光哭不食，只要进食就哭，说明患口腔疾病，如舌炎、口腔溃疡。

（5）哭声突然发作，尖锐洪亮，多为疼痛疾病，如肠绞痛。若伴有面色苍白，出冷汗，苹果酱样稀便，则可能是急腹症。

（6）突然大哭，可能是尖锐物品刺扎，或蚊虫叮咬。

（7）夜间睡眠不安，啼哭、多汗、易惊，说明缺钙、磷，应补充钙、鱼肝油。

（8）阵发性啼哭，忽缓忽急，声音尖锐，多为腹泻。哭声嘶哑，多为脾胃不佳，消化不良。微弱无力，多为腹泻脱水。

（9）母亲怀中啼哭，伴有抓耳动作，多为中耳炎或耳疖肿痛。

（10）声调高、尖、发热、呕吐、抽搐等，多为脑及神经系统疾病。

·儿童食欲增强激发法·

（1）儿童要按时吃饭，不要多食零食，以免破坏正常的食欲。

（2）让儿童经常参加跑步、跳绳、

骑车等运动，适当增加活动量，能促进食欲。

（3）要常换儿童饭菜的花样，形状新奇、颜色鲜明、香味诱人，可以刺激食欲。

（4）轻松活泼的音乐旋律，能调节儿童自主神经功能，促进消化，使食欲大增。

（5）孩子吃剩的食物，不要勉强他吃完。

（6）不要乞求孩子吃饭，不说"吃完饭，给……"之类的话。

（7）不要用威胁的语言，催促孩子吃饭，吃得少也不必着急。

（8）不要过于限定饭量，偶尔多食一点，也不必强行阻止。

（9）纠正挑食习惯，鼓励孩子吃多种食物。

（10）夏季防暑，但冷饮不要喝得太多。学习负担过重、家长要求过严等造成的心情忧郁，要及时开导，解除思想负担。

（11）要及时断奶，不然会对母乳产生依赖，只想吃奶，不想吃饭。

（12）配合中西药治疗，以调整胃肠功能。

· 小儿穿戴十不宜 ·

（1）春秋季节不宜穿戴过多。因孩子户外活动出汗多，室内温度比室外低，进屋后易受凉。这是春秋季节感冒多的重要原因。

（2）不宜穿开裆裤。因它不保护外阴清洁，易造成尿道炎、外阴炎等。

（3）儿童不宜戴戒指。影响手指的血液循环和生长发育。

（4）儿童不宜穿松紧带裤子。因橡皮筋长期束缚着腰部，尤其是拉力较大的橡皮筋，久而久之，会使儿童胸部畸形。

（5）不宜戴有色眼镜。会加重眼球的调色负担，引起神经疲劳，影响小儿视力。

（6）围巾不能当口罩。围巾上黏满的尘埃、细菌、病毒、掉毛、化纤等，被人吸入，容易生病。

（7）小儿不宜穿小鞋和硬皮鞋。脚趾骨会因发育不良而变形。

（8）小儿衣服不宜用樟脑球防蛀。所含化学药品量，若被皮肤吸收会中毒。

（9）内衣不宜用粗布和易掉色的布料。新衣服应先洗再穿，旧布料做的内衣，要先用开水烫，在阳光下晒干再穿，不然会摩擦和污染柔嫩的皮肤，造成过敏或皮炎。

（10）小儿衣服不宜用别针。少用纽扣，以带子系结为优。

· 婴幼儿茶枕制作法 ·

枕头的选用，直接关系到孩子的健康和头形的美观。用棉布缝制成一个约30厘米长，高度适宜，两侧为椭圆形的枕套，以晾干的残茶叶作为枕芯，做成枕头。这种茶枕松软且挺实，吸水、透气、舒适，婴幼儿使用，能形成好的头形，睡眠好，且不长痱子。

· 儿童良好的居住环境 ·

（1）居室向阳，有充足的阳光和新鲜的空气，地面干燥、清洁。随时消灭蚊、蝇、老鼠和蟑螂。

（2）新生儿体温调节能力差，室温应保持在20℃～24℃，湿度在55%～65%，空气流通。夏季应有降温措施，冬季有保暖设备。

（3）孩子天真好动，夏天喜欢赤脚在室内外玩耍。因此，要注意两点。

①室内外清扫干净，避免铁片、铁钉、杂草、粪便等的刺伤和污染。

②不要让孩子随便赤脚。

（4）桌、椅尽可能靠近墙角，让孩子有较大的活动空间。避免桌角、热水瓶、家用电器等给孩子造成碰伤、烫伤、触电等伤害。

（5）消毒剂、洗涤剂、杀虫剂等要妥善保管，以防小儿误食中毒。

· 少带小儿逛街 ·

（1）街道上由于人多、车多，空气中飘浮着很多病菌。特别是肺结核、肝炎等传染性的病毒，均随行人尤其是带菌者带到空气中。

（2）机动车尾气中含有多种微生物甚至致癌物，污染空气，有害健康。

（3）由于地球吸引力的作用，飘浮在空气中的病毒、细菌、微生物小颗粒，在地面以上1米左右的空间积聚最多、四处漂流。婴幼儿在童车上，正好置于这种环境。

（4）行人的走动和机动车的奔驰，掀起的灰尘及发出的各种噪声，会对小孩的健康造成很大的威胁。

（5）公共场所最容易染上各种流行性传染病，如麻疹、流行性感冒、流行性脑膜炎。

（6）小儿天真、活泼、好动、好奇，渴望接触外界世界，常在外面走走是好事，但最好选在郊外河畔、树林间、田间小道等地，更有利于孩子的健康。

二　中青年保健

·中年的生理年龄·

幼年、青年、中年、老年，这一人生的轨迹谁都要经历。有些人到了中年，还觉得年轻；有些人刚过而立之年，已然觉得老了。按生理年龄划分，35～65岁是中年。这30年，对大多数人来讲，是人生中年龄段最长、时间跨度最大的30年，也是人生最重要的30年。对社会来讲，中年是社会劳动生产力的主体，是社会奉献的主要年龄层，是家庭的主要成员和责任人，是社会的中坚力量。

·中年，人生赢得辉煌和经受考验的时期·

中年，是人生赢得辉煌的时期。人到中年才真正成熟，你已经选定自己的事业，正在为之努力，或已取得令人羡慕的成绩；已经有了各种成功的经验和失败的教训，能面对现实、适应环境、把握住自己；知识、经历、对社会的责任更能使人发挥自己的智慧和才能，去实现年轻时的梦想。

中年，也是人生经受考验的时期。中年人要承受更大的压力，面临更多的挑战。社会发展和变革的压力、事业和工作的压力、生活的压力、赡养老人教育子女的压力、复杂人际关系的压力、同行竞争的压力、众多繁杂的变故和压力，负担太重让你感到紧张。于是，你不再关心自己从出生到现在生活了多少年，而是开始留意自己的生命还剩多少年。种种压力和困扰日渐逼近中年群体。

· 危害中年人健康的主要疾病 ·

1. 癌症

近年来，我国癌症死亡率一直呈持续增长趋势。有数据显示，从20世纪70年代到现在，我国每年死于癌症的人数正逐年攀升。现在癌症已位居各类死因的第一位，其中8种癌症的死亡率占我国癌症总死亡率的80%以上，依次排序为：肺癌、肝癌、胃癌、食管癌、结（直）肠癌、宫颈癌、乳腺癌和鼻咽癌。值得注意的是，以肺癌、结（直）肠癌及乳腺癌上升速度最快，肺癌尤为明显。此外，肝癌是中国的第二大癌症，约70%的肝癌与乙肝感染有关。癌症青睐中年人，中年是癌症的高发年龄段。目前，癌症的发生正呈年轻化态势，如乳腺癌、直肠癌发病高峰年龄提前了10岁左右。数年前，上海市肿瘤研究部门报告，该市乳腺癌发病率已跃居女性所患癌症之首位，发病高峰年龄也提前了10岁。美国有资料表明，死于癌症的中年人占美国中年人死亡总数的1/3，主要是肺癌、肠癌和乳腺癌。还有人称，50岁以上的人中，1/5 ~ 1/10的人所患疾病是癌症。可以这么说，癌症是中年人健康的头号杀手。

2. 心脑血管疾病

心脑血管疾病主要是心脏病和脑卒中（也称中风）。我国心脑血管患病人数呈逐年上升趋势，发病年龄呈年轻化。脑卒中有两种情况：一种是脑梗死（即脑血管栓塞），约占脑卒中的3/4 ~ 4/5；一种是脑出血（即脑血管破裂出血），约占1/5 ~ 1/4。受工作节奏快、压力大、频繁应酬、不合理饮食、高血压、高血脂等因素的影响，脑卒中在中年人群中发病率的升高格外令人关注。有人对一组脑卒中病人的年龄构成进行分析，其中45 ~ 64岁占42%。有一项由全国36家医院共同完成的调查证实，10名脑卒中病人中就有1名是45岁以下的，其中40 ~ 45岁的占60%，男性人数是女性人数的7倍。脑卒中死亡率高，幸存者中也有75%的人不同程度地丧失了劳动力，重度致残者占40%以上，这是除癌症以外中年健康的又一大杀手。心脏病侵袭中年人的威胁也在增加，如现在北京中年人心脏病死亡率是 10 年前的 1 ~ 2 倍。中青年突发心肌梗死的死亡情况有增无减，心脏病已成为 40 岁以上人群的主要死因。

3. 糖尿病

糖尿病在不知不觉中迅速增长，当其对人类健康构成严重威胁时，才引起了人们的惊慌。预计到 2025 年，全球糖尿病病人将突破 3 亿，我国将接近 1 亿，成为世界上糖尿病病人人数仅次于印度的第二大国。专家特别强调，除了饮食结构不合理等因素外，糖尿病的发病率随收入的增加而增加，这意味着糖尿病正逐步逼近日渐富裕的中国，将在先富裕的人群中高发流行。有数据统计显示，在我国大城市糖尿病的发病率已形成每 5 年翻一番的增长态势。糖尿病不仅可以引起死亡，它的并发症更是危害极大，30% 的肾功能衰竭、40% ~ 50% 的失明、50% 的心脑血管病、60% 的截肢是由于糖尿病引起的。糖尿病的严重性还在于糖尿病病人的诊断率低，糖尿病得到有效控制者仅为 1/3。糖尿病病人的年龄多在 45 ~ 64 岁之间，多发生在中年，并且中年发病的比例还在增长，这对中年人的健康造成严重威胁。

·中年是肥胖的重灾区·

为什么肥胖症多发生在中年呢？一是因为人到中年基础代谢率（即在休息时机体消耗的热量）逐年下降；二是因为中年人的活动量往往比青少年的活动量大为减少，体能消耗降低，而饮食摄入量并不减少。这样，身体总热量就会剩余，在体内转化成脂肪，日积月累造成肥胖。调查发现，无论是男性还是女性，60 岁以前的中青年人，随着年龄的增长，肥胖及超重的患病率均有逐渐上升趋势，50 ~ 60 岁达到高峰，而 60 岁以后，肥胖及超重的患病率有下降趋势。所以，中年是肥胖的"重灾区"。

·中年人进行脑力劳动·

中年人在进行脑力劳动时，应注意几点。

（1）避免过劳。中年人由于耐力有所下降，因此要避免持续性的高强度脑力劳动。

（2）宜担任主要为逻辑思维的工作，而不宜担任需要记忆力的工作。

（3）要有充足的休息和睡眠时间。中午应有休息，工作不宜连续，中间应有间断，这对提高工作效率有帮助。

（4）脑力劳动的完全中止并不好。长期少用脑，会造成脑力的"失用性萎缩"。因此，适当地使用和训练脑力，激活自己的智力功能是很重要的。

（5）适当的户外活动。中年人经常到空气新鲜的户外环境中活动，随着心脏血液输出量的增加，对脑的血液循环和供氧有好处，这样可以改善脑力劳动的卫生条件。

中年人的不良习惯恰恰是不利于延年益寿的。

（1）把大量食用高营养、高蛋白的精细食品当作养生之道，这样易导致冠心病、高血压病。

（2）不积极参加体育锻炼，这样会降低身体素质和机体抵抗力。

（3）把服药当作维护健康的手段，而药物是有副作用的。

（4）长年抽烟和过量饮酒，损害肺脏和肝脏，甚至导致肺癌和肝癌。

（5）爱吃零食，影响了正常进餐，使机体营养失衡。

（6）每天长时间坐在电视机前，影响了脑部血液循环的畅通。

（7）迷恋于打麻将、玩牌，很少参加正常的社会活动和体育锻炼。

中年人保健一定要克服这些不良习惯，才有利于健康长寿。

· 中年人对付亚健康 ·

中年是人生中重要的一个阶段。人到中年，虽然在生理上，各个器官、系统已经完全发育成熟，并处于鼎盛时期，但是在竞争激烈的今天，每个中年人的肩上都有工作、家庭、社会三座"新的大山"。

在三座"新的大山"的压力下，身体短时间的透支所引起的负面影响还不足以立即显现出来，但长期的透支就会形成一种耗竭，终究使中年人精力丧失、能量耗尽。

众所周知，大多数疾病不是在一瞬间发生的。在疾病出现之前的一段时间里，身体会出现多种信号，如乏力、疲劳、失眠、消瘦、食欲不振、肌肉酸痛、胸闷心慌、易激动、易烦躁、没精神或感觉生活没有意义等，但多项医学检查尚不能发现具体的疾病。这一状态称作亚健康状态。不少人将此现象归咎于工作压力大、人事关系紧张或家庭关系不好等，因而忽略了就医。有些人虽然曾经到医院就医，经过医院全面检查，未能做出某种具体疾病的诊断，因而放松警惕；有些人由于主观症状较多，认定自己有病，反复到多家医院就医，花费了大量时间、精力、巨额钱财仍未得到自己"满意"的答案和治疗，精神十分痛苦。这三种对待亚健康状态的态度均是不正确的。

处在亚健康状态的人群，应该采取正确的态度来对待这一时期所出现的各种问题。对付亚健康要用"三把利剑"。

（1）有不适症状应及时就医——重视自己。

（2）相信正规大医院和有经验医生的检查结果与结论，应遵医嘱进行治疗——珍惜自己。

（3）努力适应社会的变化——相信自己。

如果自我调整力所不能及，或虽然经调整但是结果不如意，应及时寻找具有心理学知识的专科医生就医，尤其是坚信"自己有病"的患者，接受心理指导和药物治疗是十分必要的。

· 中年需维护身体平衡 ·

（1）食欲是身体的晴雨表。当你食欲突减、食量下降时，一定要请医生查清原因，对症治疗。当然，食欲陡然亢进也是异常表现，同样要查清原因。

（2）人的体重可以反映健康状况。体重迅速增加或急剧下降，都对健康不利。所以，维护你的体重平衡，将增重控制在规定范围内尤为重要。

（3）每个人都有自己的"生物钟"。如果一个人长时间改变自己的生活节奏，就会改变内分泌，导致神经紊乱。因此，要尽可能地保证起居定时、睡眠充足，做到与人体生物节奏相吻合。

（4）要经常注意大、小便的颜色。不同质量的饮食，排出的粪便会呈不同颜色。若便中混杂血液、黏液或胶泻不止时，说明胃肠道出了毛病；若大便呈沥青般黑黏稠状时，说明消化道出血；若大便呈白色，可能是患了胆道疾病。

（5）若经常无端地发脾气，可能由疾病所致。一般来讲，高血压、胃病、肝炎等都会引起人的烦躁不安，容易发脾气。

此外，平时要多观察自己的呼吸、体温、血压是否正常。

·人到中年需注意·

（1）注意防止生活无规律。工作、家务应忙而有序，分出轻重缓急，合理利用时间，提高办事效率，这才是科学可取的办法。依靠加班加点使身体疲劳到极点，只会严重危害身体健康。

（2）注意不要暴饮暴食。B超显示，经常豪饮的人多患有脂肪肝。中年时期，一方面，应戒除暴饮暴食；另一方面，应制订科学的营养食谱。要多食菠菜、水果等高纤维素食品，适量进食动物蛋白。油炸、腌制、熏烤的食物及动物内脏、罐头、香肠等均被营养学家列为致癌和导致血管硬化的

危险食品，应尽量少食，及早戒除嗜食某种危险食品的习惯。

（3）注意不要产生焦虑情绪。每个人都不可能将各个环节处理得面面俱到、尽善尽美。但是，一旦期望值过高，与现实出现矛盾，心中就会产生压抑感，即人的焦虑意识。适当的焦虑可以催人奋进，是一种良性刺激，但长期处于焦虑状态中，则可能出现心理障碍甚至心理疾病。中年人应学会一些自我排解的方法来缓解焦虑感。

·中年人应注意调整情绪变化·

中年人往往工作、家务、经济负担很重，还会受到不顺心的事情的干扰，产生不良情绪，导致精神倦怠、面容憔悴、形体消瘦，影响身体健康。为此，中年人必须学会自我对付情绪波动的办法。

（1）要学会制怒和解愁。遇到不快乐的事情，向领导、挚友、亲人一吐为快，听取他人的意见；当心情不愉快时，要分散注意力，自找乐趣，如参加体育活动或观看影片、戏剧。有些愿望明知无法实现时，应正视现

实，学会"想得开"，才能豁达乐观。

（2）要调节家庭生活。夫妻之间要互敬、互爱、互信、互让，还要协调性生活。对老人要尊重、孝顺，对孩子要关心、爱护。

（3）要注意劳逸结合，防止积劳成疾，重视强身保健。

·中年人需做好肾脏保健·

中年人的肾功能逐渐衰退，影响代谢废物及有毒物质的及时排出。因此，中年人特别要注意肾脏的自我保护。

（1）水具有很强的生理活性。中年人除一日三餐外，要注意补充水分，每天补水不少于 1000 ～ 1500 毫升，夏天还要多些，以利于机体在新陈代谢中排出废物，降低肾脏中有毒物质的浓度，使肾脏免遭损害。

（2）减少食盐的摄入量。中国的人均食盐摄入量普遍较高，中年人应尽量清淡饮食，以免血液中钠离子过高，增加肾脏负担，特别是高血压患者要少摄入食盐。

（3）多数药物有不同程度的副作用，这些产生副作用的物质排泄时会损伤肾脏。所以，中年人切不可乱服药物。

（4）注意腰部保温，以保证肾组织的血液循环状况良好。

三　老人保健

·老年人应加强锻炼·

运动对健康有很大好处，对老年人而言尤为重要。因为老年人随着机体的老化衰退，日常活动减少，身体的新陈代谢能力会下降，如果不加强活动，又会进一步导致机体功能衰退，加速老化。据统计，健康长寿者约有 75% ～ 80% 都是长期坚持体力劳动或体育锻炼的。因为运动可以促进新陈代谢，增进细胞活力，改善各器官组织的功能，提高机体对外界的应激能力。这就是说，生命在于运动，活动着的物体是不易被破坏的。所以，老年人需要坚持适度的体力劳动和体育锻炼，这不仅能使身体功能状态得到改善，还能使人的精神愉快，生活充满乐趣，这样才能保持健康，延年益寿。

老年人的运动要根据个人的具体情况，选择合适的活动项目，适当地做些家务劳动，栽花、散步、练简易太极拳等，都是对健康有益的。但是，老年人一定要避免过于强烈和时间过长的运动项目。老年人的运动应合理安排时间，一般以清晨为宜，因为晚上运动会引起兴奋而影响睡眠，运动时间也不宜过长，一般以半小时左右为宜。总之，老年人的体力劳动和体育锻炼既要贵在坚持，又要防止过度，以免发生意外。特别是患有疾病者，必须在医生的指导下进行运动。

关于老年人参加体育锻炼，应掌握五大注意事项。

（1）循序渐进。

（2）运动前准备活动适当长些。

（3）不宜参加竞赛。

（4）避免做较长时间的低头、憋气、下蹲、弯腰等动作，最好不做倒立、翻筋斗等运动。

（5）注意掌握运动量，应以运动时或运动后即刻不感心慌、胸闷、气促或其他不适为度。

· 老年环 ·

在乌黑眼珠的周围，似有一圈灰白色的绶带，深如白玉，浅如浮云，正好黑白相映，极像一副小小的天然眼镜。人们常因既无痛痒，又无异感而不以为意。其实，这恰恰是脑动脉硬化的信号。这种情况的发生以老年人居多，在未老先衰的中年人中偶尔有之，所以在医学上统称为老年环。

老年环的形成原因可能鲜为人知。研究证明，在黑眼珠上的角膜是没有血管分布的，因此它需要的营养物质都是依赖于眼白（巩膜）边际的血管网供应。当脑动脉发生硬化时，常为血脂偏高，致使角膜难以吸收，便沉积在黑眼珠与眼白之间的边缘上面，从而出现老年环。由于老年环公认为是脑动脉硬化的特征，所以已经出现老年环的人应当定期延医诊治。

· 老年腹泻 ·

腹泻是指大便次数增加，大便呈稀水样或稀糊状，有时带有黏液或脓血，或伴有腹痛。

若腹泻持续或剧烈，使体内大量水分、电解质和营养物质丧失，可危害人体健康，甚至使人丧失生命。老年人由于胃肠功能低下，对外来的致病因子抵抗力下降，较易发生腹泻。

1. 老年腹泻的原因

急性腹泻常见原因如下。

（1）细菌及肠毒素：如沙门氏菌、痢疾杆菌、致病性大肠杆菌、金黄色葡萄球菌、变形杆菌、霍乱或副霍乱弧菌等。吃了不洁食物或腐败变质的鱼肉、水果等，多有细菌污染而致腹泻。

（2）非细菌感染因子：寄生虫如阿米巴、血吸虫急性感染、腺病毒感染等。

（3）药物和化学毒物：药物和泻剂、胆碱能药物及洋地黄类等，误服化学毒物如砷、磷、汞、铝，有毒食物如有毒蕈菌、发芽的马铃薯、河豚等。

（4）变态反应或过敏性疾病：对含有某些蛋白质的食物过敏，鱼、虾、蟹、牛乳等常可引起腹泻，大便呈水样。

（5）老年人饮食不当或过量、消化不良或受凉均易引起腹泻。

慢性腹泻常见原因如下。

（1）胃源性：慢性萎缩性胃炎、恶性贫血、胃手术后及胃癌等，由于胃酸缺乏，食物在胃内停留时间较短，食物消化受影响而引起腹泻，粪便中可见到较多未消化的食物。

（2）肠本身病变：肠道慢性感染如慢性菌痢肠结核、肠寄生虫病、肠道霉菌病和病毒感染等，炎症性肠病如非特异性结肠炎、肠道易激综合征以及结肠过敏等均可导致腹泻。

（3）其他疾病：如慢性胆囊炎、胰腺炎或其他胰腺疾病，可因脂肪消化不良而导致脂肪泻，大便恶臭，有泡沫和脂肪油滴。

2. 老年腹泻的预防和治疗

（1）防止进食腐败、不新鲜、不洁的食物。

（2）急性腹泻脱水者，应送急诊，住院治疗。

（3）慢性腹泻应接受检查，明确诊断，去除病因。

（4）老年人饮食量以七至八成饱为宜，或少量多餐，要吃清淡、易消化吸收、富有营养的食物，避免暴饮暴食或过寒、过凉的食物，腹部要注意防止受凉。

·老年便秘·

便秘是常见的症状，尤其是老年人，由于肠蠕动功能相应减弱，腹部肌肉松弛无力，容易发生便秘。便秘指排便习惯改变，频率减少，粪便量减少或粪质变干硬，排便困难，不易排出。

1. 便秘的常见原因

（1）老年人肠道肌肉能力降低，蠕动减弱，出现便秘较多。

（2）肠道炎症、溃疡等引起肠腔痉挛或疤痕狭窄，或者肠腔内外肿瘤引起肠腔狭窄，使排便受阻，也可因腹腔炎症引起肠麻痹，或甲状腺功能减退，肠道蠕动力量减弱而便秘。

（3）进食过少或食物中所含纤维质太少，或者摄入液体过少，或者肠道吸收水分过多，使粪便量少，对肠壁刺激少而排便困难。

（4）由于肛裂、痔疮引起肛门括约肌痉挛，排便过程障碍，情绪抑郁或过度紧张，排便反射减弱，也会导致便秘。

2. 便秘的危害性

便秘可引起腹胀、食欲不振、头昏、无力。腹胀的结果可使横膈上抬运动障碍，进而影响呼吸。此外，便秘还可引起以下危害。

（1）结肠或直肠肿瘤。由于肠道内的有毒物质不能按时排出，长期刺激肠壁而引起。

（2）肛裂及痔。大便秘结必然引起大便用力而引起肛裂，由于粪团压迫，黏膜静脉回流不畅引起痔核（痔疮）。

（3）有心脏病、高血压的人常常由于便秘用力排便引起心脏病加重或导致心衰，高血压病人可能出现脑溢血等。

（4）长期便秘可诱发胆囊炎及胆石症。

3. 便秘的治疗及预防

首先要养成每天大便一次的习惯，使直肠的排便运动产生条件反射。平时做增强腹肌运动的锻炼，使腹肌有力，对排便有帮助。多吃含纤维较多的食物（蔬菜水果等），因植物纤维能吸附水分，增加粪量，可刺激肠道蠕动。每日多饮水或食用一定量的蜂蜜（30毫升左右）。若采用以上措施仍有便秘者，可适当采用导泻剂，如脾约麻仁丸，但不宜应用过久，以避免药物产生副作用或造成依赖性。

·老年人皮肤瘙痒症·

1. 老年人为什么容易患皮肤瘙痒症

皮肤瘙痒症不仅仅发生在老年人身上，在青年人当中也较常见，但老年人患皮肤瘙痒症的机会更多。据统计，老人中因皮肤瘙痒症而就诊的占皮肤科病人的15.9%。老年人为什么容易患皮肤瘙痒症呢？这与人到老年后皮肤生理功能发生了变化有关。老年人的肥脂腺和汗腺处于低下状态，由于皮脂和汗液量少，不能有效地滋润皮肤而使其处于干燥状态。另外，老年人的皮肤处于退行性改变过程，在这种情况下，皮肤对外界刺激的耐受能力就明显减弱，在外界的一些物理因素或化学因素的刺激下，如气候骤变、气温过冷或过热、局部使用刺激性肥皂、接触对皮肤有刺激性的物质、穿着对皮肤有刺激性的衣服等，都可引起皮肤瘙痒。除此以外，一些全身内在性因素，如患有糖尿病、肝病、神经衰弱，或吃了某些药物，或吃了辛辣刺激性食物等，也可引起皮肤瘙痒。局限性皮肤瘙痒症除了上述原因外，常与局部刺激有关，如肛门蛲虫感染、痔疮、大便刺激、潮湿摩擦可引起肛门瘙痒症；女性白带过多、阴道滴虫也可引起女阴瘙痒症；股癣、潮湿摩擦可引起阴囊瘙痒症；头部脂溢性皮炎，皮屑和油脂分泌过多，未能及时清洗可引起头皮瘙痒症等。

皮肤瘙痒症可以是全身性的，也可以是局部性的，主要症状是痒。痒的程度可轻可重，轻者症状轻微，持续时间较短；重者奇痒难忍，持续时间较长，皮肤常因极度搔抓而引起许多丘疹、抓痕、破溃和血痂，还可因皮肤抓破引起继发感染，如毛囊炎、疖、淋巴管炎和淋巴结炎，剧烈瘙痒可使患者烦躁不安、食欲减退、睡眠不佳、精神忧郁等。

2. 如何防治皮肤瘙痒症

首先要查明引起皮肤瘙痒症的原因，并力求消除这些不利因素。例如，若瘙痒与饮酒或食用辛辣食物有关时，最好戒酒和忌食辛辣食物。如果是药物引起的，最好停服该种药物。如果证明皮肤瘙痒症与全身疾病有关，那么应该积极治疗全身性疾病。如果是因为局部潮湿、分泌物刺激引起者，应经常清洗局部，保持清洁和干燥。此外，饮食清淡、纠正习惯性便秘、避免过度搔抓及热水烫洗，避免使用刺激性肥皂也是有好处的。

3. 如何治疗皮肤瘙痒症

可口服苯海拉明、氯苯那敏（扑尔敏），局部可涂氟轻松、曲安西龙（去炎松），一些作用缓和的保护性油膏、炉甘石洗剂等也有止痒效果。皮肤干燥的话，可涂甘油和冷霜，以滋润皮肤。作水疗（如糠浴、淀粉浴）或光疗（如小剂量紫外光照射）对皮肤瘙痒症也有一定的好处。

·老年人食用牛奶要注意·

对老人来说，牛奶是一种很好的食品，不应排除在食谱以外，可以采用少量多次的食用方式，1瓶牛奶分2~3次喝，以减轻不适症状。最好不要清晨空腹喝牛奶。此外，可以选食发酵乳制品，就不会引起乳糖不耐症的症状。

·调整膳食可防老年性痴呆·

科学家证明，维生素 B12 是一种与人体健康休戚相关的维生素。维生素 B12 有降低发生老年痴呆病危险的作用。加利福尼亚大学医学中心玛丽安教授及其同事研究证明，患病组血转铜醇酶、红细胞叶酸盐和维生素 B12 水平普遍低于对照组，其中以维生素 B12 降低最明显。现代医学研究表明，缺乏维生素 B12 会使体内转钴胺素Ⅱ结构和功能改变，进而导致免疫球蛋白生成衰竭，抗病力减弱，甚至可引起神经细胞不可逆的损害。玛丽安强调，60岁以上的老年人，即使没有贫血，也应该经常补充维生素 B12，防止发生维生素 B12 缺乏症，避免不可逆的神经细胞损害，从而减少老年痴呆病的发病率。

营养生物学研究证实，只有微生物才能合成维生素 B12。维生素 B12 溶于水并在中性或弱酸溶液中较稳定，主要在人体回肠中被吸收，功用是促进红细胞成熟。当体内缺乏维生素 B12 时，将出现有核巨细胞性贫血（恶性贫血）、脊髓变性、神经和周围神经退化、粒细胞缺乏、血小板减少、肠绒毛萎缩以及舌、口腔和消化道黏膜发炎。其中，恶性贫血为常见的维生素 B12 代谢障碍。科学家研究表明，孕妇膳食中如果缺乏维生素 B12，胎儿的神经系统畸形发生率会显著增加，这已引起营养优生学家的普遍关注。

德国营养学家研究证实，动物性食品是人类维生素 B12 营养的最佳来源，维生素 B12 在动物的肝脏和肾脏含量最为丰富。对新陈代谢日渐衰退的中老年人来说，时常进食动物性食品对健康大有裨益。值得注意的是，除非迫不得已，我们最好避免借助药物类维生素 B12 维持肌体代谢，否则势必导致偏弊不适。另外，发酵的豆制食品中维生素 B12 含量也很丰富，且含有多种优质氨基酸、维生素 B1、维生素 B2 和较多抗衰老的矿物质钙、锌等。因此，它应是中老年人补充维生素 B12 的重要天然来源，诸如臭豆腐、红腐乳、豆豉等。德国营养学家研究分析，那些最严格的素食者，每日膳食仅摄入极小量的维生素 B12，他们血液中维生素 B12 含量极低，往往有维生素 B12 缺乏症的表现，这就亟须增补维生素 B12 摄取量，否则会增加患老年痴呆病的危险。

· 老年人骨折与骨质疏松症 ·

老年人易发生骨折，这是临床常见的现象，与老年人骨质疏松密切相关。

人体骨包括两种不同的形态，即密质骨与松质骨。以大腿骨为例，（医学上称股骨），呈管状，管壁很厚且坚固，它主要是由密质骨组成，而在大腿骨的上下端，表面是一层薄的密质骨，内部为松质骨，松质骨由许多骨小梁排列而成。当人老了，密质骨逐渐变薄，松质骨的骨小梁逐渐变细变少。这在医学上称为老年性骨质疏松症。

老年人容易发生骨质疏松的原因还不十分清楚，但与下列因素有密切关系。

内分泌因素：年纪大了，性腺的

功能衰退，性激素水平下降，使骨质变得疏松，女性更是明显，叫作绝经后骨质疏松症。

营养因素：蛋白质是骨组织的基本物质，而老年人食欲减退，每天进食不多，肠道的吸收能力也差了一些。因此，蛋白质、维生素 C、维生素 D 等营养物质供应不足，造成骨质疏松。

活动减少：经常不断的肢体活动和肌肉收缩，可以促进骨的生长与钙在骨内存留。老年人一般喜欢安静，长期在屋内闲居，缺乏活动，因而造成骨质疏松。

身体接受阳光照射不足，阳光中的紫外线照射皮肤，可使人体产生维生素 D，而维生素 D 有利于钙在骨内留存。如果整天在屋内不外出活动，得不到阳光照射，就容易发生骨质疏松。

骨质疏松使骨头的结构变得脆弱，承受外力的能力差，所以不需要很大的外力就可以导致骨折，这是老年人容易发生骨折的内在原因。

因此，老年人平时应坚持锻炼身体，增加活动量，如长距离散步、慢跑、打太极拳等，使血液中的钙更多地在骨骼内留存。老年人应多在户外活动，多晒太阳。

在饮食方面，老年人要多吃富含蛋白质与维生素的食物，如牛奶、蔬菜等，必要时服钙片、维生素 D，并可适当地服用男性激素或女性激素。

·老年人肩臂痛需防肺癌·

肩周炎是最常见的老年性疾病，主要症状是肩痛而手不能举，大多数都能自愈，少数人也可因严重失治产生失用性萎缩，影响手的活动功能。老年人若有突然出现的肩臂痛或逐渐加重的肩臂痛，伴有呼吸道症状，经治疗无效者，则不能轻易诊断为肩周炎或其他一般性疾患，而要警惕有无肺癌的可能性。有文献记载，老年人的肺癌合并肩臂痛的发生率达 7.2%。由肺癌产生的肩臂痛症状有以下特点。

（1）初起肩臂轻度酸胀，之后以痛为主，剧烈时则呈放电样，止痛药只能暂时缓解疼痛，不能阻止疼痛进行性加重。

（2）多伴有肢体乏力或麻木，手不能抬举、持物。

（3）大部分患者在癌肿的同侧肩臂产生疼痛，少数为双侧痛。

（4）常伴有颈部或锁骨上淋巴结肿大，甚至出现脸部浮肿、颈粗、上胸臂静脉怒张等现象。

（5）多数伴有呼吸道症状，如咳嗽、血痰。

若发现以上特点的肩臂痛，就应及时就医，以便早期发现肺癌，并及时治疗。

· 常引起老人胸痛的肋间神经痛 ·

肋间神经痛是指一根或几根肋间神经支配区的经常性疼痛。它是老年人常见的胸痛原因之一。

肋间神经共有 12 对，由胸髓发出后经前根和后根联合组成。胸神经分为前支、后支、脊膜支和交通支。前支位于肋间内、外侧肌之间，叫作肋间神经，走行在肋间动脉的下面。临床上通常见到的是继发性肋间神经痛，而原发性肋间神经痛较少见。继发性肋间神经痛是由邻近器官和组织的病变引起的，如胸腔器官的病变（胸膜炎、慢性肺部炎症、主动脉瘤等），脊柱

和肋骨的损伤，老年性脊椎骨性关节炎，胸椎段脊柱的畸形，胸椎段脊髓肿瘤，特别是髓外瘤，常压迫神经根而有肋间神经痛的症状。还有一种带状疱疹病毒引起的肋间神经炎，也可出现肋间神经痛。

肋间神经痛主要为一个或几个肋间的经常性疼痛，时有发作性加剧，有时被呼吸动作激发，咳嗽、喷嚏时疼痛加重。疼痛剧烈时可放射至同侧的肩部或背部，有时呈带状分布。检查时可发现，相应皮肤区的感觉过敏和相应肋骨边缘压痛，于肋间神经穿出椎间孔后，在背部、胸侧壁、前胸穿出处尤为显著。

有些病人可发现各种原发病变的相应症状和体征。

另外，带状疱疹病毒性神经炎引起的肋间神经痛是指疱疹病毒侵犯皮肤及背根神经节，在其神经支配区的皮肤上产生成群的水疱和丘疹，以水疱为多见，按肋间神经分布排列呈带状，同时伴有一个或几个邻近肋间神经分布区的神经痛。发病时有低热、疲倦、食欲不振等前驱症状，继而局

部出现感觉过敏、烧灼感或程度不等的胸腹壁深部疼痛。

继发性肋间神经痛的治疗须视病因而定。原发性肋间神经痛可按神经痛的一般疗法治疗，如各种止痛剂的使用、理疗等。无效时可考虑肋间神经根部封闭。

对带状疱疹的皮肤损害，可对外用保护干燥剂，如樟脑扑粉、炉甘石洗剂或甲紫（龙胆紫）溶液，5%雄黄酊外用也有消炎止痛作用，适当使用维生素 B1、维生素 B12 和肾上腺皮质激素常有良好效果。

·老年人秋季怎样养生·

立秋之后，天气渐凉，气候干燥。人们在夏季过多的发泄之后，各组织均感水分不足，如受风寒，易引起头痛、流泪、咽干、鼻塞、咳嗽、胃痛、关节痛等一系列症状，甚至使旧病复发或诱发新病，医学上称之为"秋燥综合征"。老年人对秋天气候的变化适应性和抵抗力较差，更要重视养生和保健。

（1）饮食调养，"清润"为宜。秋季易伤津液，平时要适当多饮些开水、淡茶、豆浆、牛奶等，还应多吃些萝卜、番茄、豆腐、银耳、梨、柿子、香蕉等，这些食物具有润肺生津、养阴清燥的功效。同时，要禁烟、酒，以及辣椒等燥热之品。暮秋时节，人们的精气开始封藏，进食滋补食品较易被机体消化、吸收和藏纳，有利于改善脏器的功能，增强人体素质，对体弱多病的老年人，更有康复、祛病和延年的功效。这时，可适当多吃些鸡、鸭、牛肉、猪肝、鱼虾、莲子、大枣等食品。唐代医学家孙思邈在《千金翼方》中说："秋冬间，暖里腹。"因此，在饮食上还应注意暖腹，禁食生冷。

（2）勤习吐纳，防燥保健。中医素有"肾液为唾"之说，认为唾液的盈亏与肾的盛衰息息相关。因此，老年人应常做漱泉术，即每日清晨洗漱完毕，于静室内闭目静坐片刻，先叩齿 36 下，然后用舌在口中搅动，待口中唾液满，漱炼数遍，分 3 次咽下，并用意关至丹田，再缓缓将气从口中呼出，呼气时口唇微张，但不要出声，如此反复 36 次，稍停片刻，两手握拳，左右各做 3 次。若按此法早晚各做 1 次，对预防秋躁大有裨益。另外，老年人在起居上应做到早卧早起，使意志安逸宁静，这样可以收敛神气，从而保持肺的清肃功能，有效抵制燥邪的侵袭。

（3）加强锻炼，适应"秋冻"。民谚有云："一场秋雨一场寒，十场秋雨要穿棉。"秋天的气候变化较大，早晚温差悬殊，体质较好的老年人衣着以轻装薄素为宜，不可顿增厚衣，应适当受些寒凉，以逐步增强机体的抗寒能力。所以，在我国民间素有"春捂秋冻"和"耐寒锻炼从秋始"的说法。抵抗力较弱的老年人，此时容易旧病复发或增患新病，宜逐渐增衣，切不可顿增顿减，以防寒气侵袭，诱发新病。另外，不同体质、不同年龄的老年人还应根据各人的爱好和兴趣，在力所能及的情况下，选择适宜的锻炼项目，如散步、慢跑、做操、练拳、打球、郊游，强度因人而异，以舒适为宜。通过锻炼，可提高肺的功能和机体的耐受能力，以便更有效地抵御秋燥肃杀之气的侵袭。

·老年人应重视春季保暖·

立春，我国传统习惯视为一年开始的节气。立春之后，气温回升，自然界充满生机勃勃的景象，是最能唤起老年人童心的季节。但气候往往变化无常，或阳光普照，和风送暖，或阴雨连绵，寒气袭人。

老年人因耐受性差，抵抗力弱，稍不注意，便会引起旧病复发或诱发新病，危害健康甚至危及生命。因此，老年人应顺应骤变，重视保健。

（1）注意防风保健。春季乍暖还寒，温差悬殊，"风性善行数变"，老年人切不可过早地脱掉棉衣。否则，寒气会乘虚而入，导致伤风感冒，稍不注意，还会导致四肢沉重，慢性支气管炎、肺心病等也容易复发。因此，老年人应遵循"春捂秋冻"的规律，注意随天气变化和体质状况及时增减衣服，以防风保暖，顺应骤变。

（2）合理调摄饮食。《千金要方》记载，春季饮食宜"省酸增甘，以养脾气"，故老年人的饮食应以性味甘平、饭菜温热、容易消化、品种多样为主。

多些鸡、鲑、肉、蛋、豆制品，以及新鲜蔬菜、野菜、水果、干果等高蛋白、高维生素、高微量元素、高糖和易消化吸收的食物，以增强体质，提高抗病能力。对脾胃虚弱的老年人来说，应注意吃点生姜、蜂蜜水，以润燥、止咳、镇喘；慢性支气管炎患者应禁食或少食辛辣、高盐食物，还应忌烟戒酒。

（3）注意起居有时。春光明媚、风和日暖之际是运动养生的好时节。老年人应早卧早起、广步于庭，在保证8小时睡眠的情况下，到室外活动，晒晒太阳，呼吸新鲜空气。根据体质情况和天气情况，老年人还可结伴春游，不但能增添生活乐趣，增强身体素质，而且能提高大脑神经的调节功能和对气候变化的适应能力，以抵抗和减弱"春困"等不适。

（4）加强体育锻炼。春天阳气升发，日丽气新，尤其是树林里、江河畔、湖水边的空气里，富含一种被医学家称为"长寿素"的带负电荷的负氧离子，有镇静、镇痛、止咳、催眠、降压、消除疲劳、调节神经等功效。老年人应走出家门，到这些地方散步、打拳、做操、垂钓等，可以改善代谢循环、呼吸、睡眠状态，达到舒展筋骨、畅通气血、强身健体的目的。

·老年人防寒先防足·

人的双脚离心脑较远，血液供应少，而双脚表面的脂肪层较薄，保温能力差，老年人的皮肤萎缩，保暖功能下降，由此造成了"身冷脚先凉"的情况。脚与上呼吸道黏膜间存在着密切的联系，如果脚掌受凉，便可反射性地引起呼吸道黏膜内的毛细血管收缩，纤毛摆动减慢，导致抵抗力明显下降，细菌和病毒就会乘虚而入，引发感冒和其他疾病。所以老年人在冬季应重视足部的保暖御寒。

老年人每晚睡前须用热水泡脚并适当按摩。独睡的老年人，脚部最好放一个热水袋或预先温热，并适当扎紧，防止热能散发。

四　两性健康

·男性按摩腰椎、食指、脚心·

第一，经常按压第四腰椎；第二，

摩压手指，右手大拇指、食指和中指抓住左手中指，由指根部往指尖部拉伸，直到皮肤红赤为止，或用右手的三个手指按压左手无名指和小指指尖的骨头处，使皮肤呈现红赤即可；第三，揉按脚踝后内外凹陷窝偏下处。

·男性多做提肛运动·

每日 300 次，10 次 1 组（可变更），每次收缩 10 秒钟，可同时进行波浪冥想，可在休息时做，以消除枯燥感。原因：阴茎根部的骨盆肌被称为男性的性交肌肉，其中耻骨尾骨肌（也称 PC 肌）起主要作用。

·踮脚法·

特别是小便时，多垫脚尖。方法是双足并拢着地，用力踮起脚跟，然后放松，每日 5 ~ 6 次。另外，坐久，踮脚走路，可以锻炼屈肌，疏通足三阴经，使下肢血液回流顺畅。效果：益肾壮阳。

·每天练习"兜肾功"·

两手搓热，一手兜睾丸，另一手小指侧放在小腹毛际处，然后双手齐用力向上擦兜睾丸、阴茎等 100 次左右。然后换手，同样擦兜 100 次左右。两手搓热，然后来回适当用力搓揉睾丸、阴茎 100 次左右。两手掌挟持睾丸和阴茎用力向上、下各拉 3 ~ 5 次。用手指揉搓睾丸，两手交替进行，然后揉小腹几十下。注意：冥想和每日练习此法，用力的强度和次数要循序渐进。初练时，用力要轻，次数可酌减，练后以不感疼痛和不适为度。但练到一定程度后，用力要尽可能大，次数可增加到几百次。原因：首先可改善睾丸的血液循环，增强睾丸功能，同时可降低敏感度。

·冷热水交替浴·

让阴部施加冷热水，各 3 分钟。使阴茎、阴囊收缩，反复 3 ~ 5 次。效果：使中年以后的男性精力充沛，性功能增强，减轻疲劳感。注意：每日坚持，方有效果。

·刺激腹股沟管部·

刺激位于阴茎根部两侧的腹股沟

管也能大大提高性功能。按摩腹股沟管的方法是分别用两个手指按压阴茎根部两侧，从上向下抚摩，刺激血液流向睾丸的通路。每日按摩 1 次，可在每晚入睡前自己在床上按摩。原因：腹股沟是向睾丸输送血液和连接神经的通路。

·蹲马步·

男性蹲马步，能使腰腹部肌肉的力量得到加强，有助于性生活时支撑体位，且不易感到疲劳。男性骨盆肌肉若得到锻炼，可增加整个骨盆和阴茎的血液供应量，促进勃起，并改善自身对射精的控制。方法：每天蹲 15 分钟的马步，能取得明显效果。

·阴茎指压法强化性能力·

方法：反复用手指抓捏阴茎。这就如同人在寒冷时反复搓手或握拳可改善手指的血液循环，使手指发红变暖一样。反复用手抓捏阴茎会引起阴茎勃起，阴茎勃起时不必介意，可继续进行按摩。效果：可增强阴茎神经和血管等的活性化。

·滋补药物·

（1）白果：取银杏果 10 枚，带壳炒熟后取仁食用，每日 2 次，连服 2 周，可治遗精过多。

（2）红枣：红枣有补血壮神的功能，食用红枣能起到补血的作用，对早泄和阳痿患者有很好的食疗效果。

（3）三文鱼：含有刺激情欲的脂肪酸和油。

（4）木瓜：取木瓜 250 克，切片后放入 1000 克米酒或低度白酒中，浸泡 2 周后饮用，每次饮用 15 毫升，每日 2 次，连服 2 周，能治肾虚阳举不坚和早泄。

（5）荔枝：用荔枝核 15 ~ 20 颗，砸碎后加水煎服，能治睾丸肿痛。

（6）莲子：取新鲜莲子（莲子中央的绿色小芽芯不要剥去）15 克，水煎服，连同莲子一起服用，治梦遗过多，也可取新鲜莲子 10 克（带莲心），放在饭面上蒸熟后嚼服，每日 2 次，连服 2 日。

（7）葡萄：取新鲜葡萄 250 克，去皮、核捣烂后，加适量温开水饮服，每日 1 ~ 2 次，连服 2 周，可治前列腺炎和小便短赤涩痛。

（8）猕猴桃：新鲜猕猴桃 50 克，捣烂加温开水 250 毫升（约 1 茶杯），调匀后饮服，能治前列腺炎后小便涩痛。

（9）草莓：据称单是它的香味，已可增加流向阴茎的血液。

（10）红酒：含有肉豆蔻（一种温和的幻觉剂）和肉桂（具有行血作用）。

（11）朱古力：直接增加脑部的 5- 羟色胺（一种产生飘飘然感觉的荷尔蒙）。

（12）菌类：特别是块菌，发出的香味可挑起情欲。

（13）核桃：每日吃 2 ~ 4 个，可起到健肾补血等作用，还能辅助治疗肾结石和尿路结石，并能延缓衰老。

（14）芒果：取芒果核 10 克，打烂后水煎服，每日 2 次，连服 2 周，能治睾丸炎和睾丸肿痛。

· 体型与性保健 ·

体型是与性健康、性快感相关的因素之一。比如，上身长得较为丰满的妇女，性反应区主要集中在上身，而不是骨盆部位；乳房较大的妇女需要多做乳房保健操，以促进局部血液循环等。

瘦高型：体型较瘦，四肢较长，肩胛高耸，髋部较窄，皮肤薄嫩。此类型女性在进行自我捋捏和按摩后，性反应快，性能量释放也较迅速，但容易处于肌紧张增高的状态。

肌肉发达型：肩、髋部宽厚，腰粗，骨骼和关节结实，充满活力。此类型女性能承受较大的精神压力，较少出现不自主的肌紧张状态。一旦出现紧张，则比瘦高型女性需要做更长时间较剧烈的性保健操，如蹲下动作、仿弓形动作，以增强局部血液循环，使厚实的肌肉放松。

匀称型：体型优美，胸部丰满，肩胛稍窄而高耸，腰细，臀部较宽，踝、腕部粗细适中，手足大小适中。此类型女性对自我捋捏、按摩反应良好，做操后会产生明显快感，但反应速度较慢。她们腰部柔软、关节灵活，喜欢游泳，较少进行激烈运动。

性保健操既能加速体内的新陈代谢，增加能量消耗，改善消化和吸收功能，使体型变得更健美，又能提高性反应能力，增强性功能。对瘦高型、容易处于紧张状态的女性来说，做性保健操可使体内被抑制的某些镇静因子得以释放，改善全身血液循环，增强消化吸收功能，从而使体重上升，大大提高健康水平。

· 乳房与性保健 ·

女人关心自己乳房的大小，男人则关心阴茎的大小。而乳房和阴茎的大小是无法改变的，解除顾虑的唯一方法是使身体各部分的功能协调一致，从而使性功能达到较完善的状态。

白人、黑人、棕色人种比黄种人的乳房大。若不同人种长期摄取同样的饮食，则乳房大小的差异减小。据统计，若将乳房分为较大、中等、较小和小4种，那么较大占25%，中等占50%，较小占15%，小占10%。

乳房的大小还受摄入液体和体内激素水平的影响。雌激素能促进乳腺的增生，雌激素水平较高者，乳房发育较大。妊娠期乳房会明显增大。有性生活与无性生活的同龄妇女相比，前者乳房较为健康。饮食也是重要的影响因素，吃动物脂肪为主者，乳房较坚实，吃植物油为主者，乳房较柔软。用按摩油按摩乳房可增进乳房健美。性保健操中关于乳房的练习，有利于增加局部血液循环，乳房较大者应坚持做，以保持坚挺优美的乳房造型。

通常体重略高的女性比控制饮食、身体过瘦的女性更健康。因为后者往往缺乏各种维生素和矿物质。要想使身体的各种功能正常，又不超重，那就要注意膳食平衡，并要坚持做性保健操和适当的运动。

· 痛经妇女的饮食 ·

痛经是妇科常见的疾病。此病除了要请医生找原因给予治疗外，饮食上也应注意。首先，要节制饮食，宜少食或不食生冷、酸辣等食物。经期更不宜吃酸、辣、冷的食物。因为经期子宫微张，宫体处于充血状态，一旦受到冷、辣刺激，会引起子宫和盆腔的血管收缩，从而造成行经不畅，加重痛经。痛经妇女宜吃清淡、含油脂不太高而富含营养的食物。例如，鸡蛋、瘦肉、菠菜、豆腐、淡水鱼。

· 降低乳腺增生病的主要措施 ·

（1）保持心情舒畅，情绪稳定。情绪不稳会抑制卵巢的排卵功能，导致黄体酮减少，雌激素相对增高，导致乳腺增生。

（2）避免使用含有雌激素的面霜和药物。有的妇女为了皮肤美容，长期使用含有雌激素的面霜，久之可诱发乳腺增生。

（3）妊娠、哺乳对乳腺功能是一种生理调节，因此，适时婚育、哺乳，对乳腺是有利的；相反，30岁以上未婚、未育或哺乳少的女性则易罹患乳腺增生。

（4）乳腺是性激素的靶器官，受内分泌环境的影响呈周期性的变化。当"性"的环境扩大及性刺激的机会增多时，则可促使"动情素"分泌，造成雌激素增多而黄体酮相对减少，从而发生乳腺增生。因此，保持夫妻生活和睦、生活规律，能够消除不利于乳腺健康的因素。半数以上妇科病人患有乳腺病，最常见于月经周期紊乱、附件炎患者，也发现子宫肌瘤患者乳腺增生的发生率很高。因此，积极防治妇科疾病，无疑是减少乳腺增生诱发因素的一个重要环节。

· 女性更年期综合征 ·

女性更年期是妇女性成熟至老年衰萎的过渡时期，以卵巢功能逐渐衰退至完全消失为标志。更年期的开始年龄因人而异，可始自40岁，历时20年左右。更年期分为绝经前期、绝经期和绝经后期3个阶段。

部分妇女在更年期间会出现一些与性激素减少有关的特殊症状，如早期的潮热、出汗、情绪不稳定、易激动等，晚期因泌尿生殖道萎缩而发生的外阴瘙痒、阴道干痛、尿频急、尿失禁、反复膀胱炎等，以及一些属于心理或精神方面的非特殊症状，如倦怠、头晕、头痛、抑郁、失眠等，称为更年期综合征。更年期综合征可以用中西医药物治疗，并应告诉病人正确对待这些症状。

（1）端正认识，解除顾虑，因为更年期是妇女一生中必经的生理阶段，经过一段时期后将逐渐适应而自愈。

（2）注意劳逸结合，睡眠必须充足。夜晚可服用安定或氯氮（利眠宁）等镇静剂助眠。

（3）适当参加娱乐、体育和社交活动，以陶冶心情、锻炼身体。

（4）性生活可照常，无须忌讳。

（5）服用雌激素制剂如尼尔雌醇等者，应遵医嘱定期检查，若出现子宫流血，必须及时就诊。

· 外阴瘙痒 ·

外阴瘙痒是一种症状，可由各种原因引起。局部原因有特殊感染（如霉菌性阴道炎、滴虫性阴道炎、阴虱、疥疮、蛲虫病）、慢性外阴营养不良、药物过敏或化学品刺激、不良卫生习惯、皮肤病等。糖尿病、黄疸、白血病、维生素 A 缺乏、维生素 B 缺乏等慢性病患者也常有外阴瘙痒的问题。部分患者无明显的局部或全身原因，可能与精神或心理因素有关。患有此病者应查明病因，对症下药。

（1）注意经期卫生，行经期间勤换卫生用品。

（2）保持外阴清洁干燥，不用热水烫洗，不用肥皂擦洗。

（3）忌乱用、滥用药物，忌抓搔及局部摩擦。

（4）忌酒及辛辣食物，不食海鲜等易引起过敏的药物。

（5）不穿紧身兜裆裤，内裤更须宽松、透气，并以棉制品为宜。

（6）局部如有破损、感染，可用 1 ∶ 5000 高锰酸钾液（在温开水内加入微量高锰酸钾粉末，使呈淡红色即可，不可过浓）浸洗，每天 2 次，每次 20 ～ 30 分钟。

（7）就医检查是否有霉菌或滴虫，若有应及时治疗，不要自己用"止痒水"治疗。

（8）久治不愈者应作血糖检查。

· 慢性宫颈炎 ·

慢性宫颈炎是常见的妇女疾病，多由急性宫颈炎转变而来，已婚、体虚的妇女更为多见。其病因是由于性生活或分娩时损伤宫颈，使细菌侵入而得病。

白带增多是其主要症状，通常呈黏稠或脓性黏液，有时带血或有性交出血，其次是外阴瘙痒、下腹部或腰骶部疼痛，每于性交、经期和排便时加重。以局部治疗为主，进行宫颈电烫、激光、冷冻、腐蚀剂（如铬酸、高锰酸钾）等治疗。

（1）治疗后 2 ~ 3 天，阴道会有较多量的血性样或黄水样分泌物排出，通常 3 周左右停止。

（2）阴道分泌物过多，刺激外阴局部不适时，可用温水或 1 : 5000 高锰酸钾溶液清洗外阴，早晚各 1 次。

（3）要穿着全棉织品的内裤，勤换洗，以保持外阴清洁。

（4）暂禁房事 1 ~ 2 个月。

（5）勿进游泳池游泳。

· 产后调养 ·

分娩以后，除乳房外，产妇全身各器官、各组织，尤其是生殖器官，都要恢复到妊娠前的状态。这种复原变化相当缓慢，需要 6 ~ 8 周才能完成，这一段时间就叫"产褥期"。产褥期虽然比妊娠期短得多，但它的重要性不亚于妊娠期。

产后康复得好不好，关系终生。所以应注意产后调养，促进康复。

（1）饮食方面，饭菜应多样化，粗细粮搭配，荤素菜夹杂，以富含蛋白质、维生素及矿物质（钙、镁）为主。

（2）卧室必须注意通风，保持室内空气新鲜，尤其夏天应慎防中暑。

（3）注意清洁卫生。冬季每隔 2 ~ 3 天揩身，夏天洗淋浴，不可盆浴。洗澡之外，勤洗外阴。

（4）产后恶露未净时，不可性交。会阴有伤口、产道有损伤的产妇，更须推迟。及早起床活动，坚持产后体操。

（5）产后 2 周以上，恶露依然血性或出血如月经量者，应马上就诊，不可拖延。

（6）注意乳房卫生，每次哺乳前用清水或 2% 硼酸水擦净乳头。定时喂奶，多余奶用吸乳器吸出或挤出。

不让小儿含着乳头睡觉，不然乳头浸软易破。若乳头破裂，涂以 50% 鱼肝油铋剂，吹干，在哺乳前洗去。若哺乳时疼痛厉害，可用玻璃奶罩，不让婴儿直接吮吸，或把乳汁挤出来喂。